トラウマ

センシティブ・

マインドフルネス

安全で変容的な癒しのために

Trauma-Sensitive Mindfulness:
Practices for Safe and Transformative Healing

デイビッド・A・トレリーヴェン David A. Treleaven

渋沢田鶴子｜海老原由佳：訳

金剛出版

TRAUMA-SENSITIVE MINDFULNESS

Practices for Safe and Transformative Healing
DAVID A. TRELEAVEN
Foreword by Willoughby Britton

Japanese translation rights arranged with
W. W. NORTON & COMPANY, INC.
through Japan UNI Agency, Inc., Tokyo

日本語版への序
—— デイビッド・A・トレリーヴェン

　「トラウマセンシティブ・マインドフルネス」日本語版の序文をここに記すことは、大変な光栄です。自らの著作が別の言語に翻訳されることは、最高の称賛にほかなりません。

　本書が出版された 2018 年当時、トラウマセンシティブな（または、トラウマの正しい知識に基づいた）瞑想は比較的新しいものでした。もちろんトラウマについては知られていましたが、瞑想と心的外傷性ストレスの微妙な関係を探るという試みは、斬新なものと受けとめられました。そのため、指導者としての私の役割の大部分は、瞑想を教えたり実践したりする際にトラウマを理解していることがなぜ重要なのか、という点について説明することでした。

　あれから状況は一変しました。世界的なパンデミックの中で多くの人が直面しているストレスや逆境、トラウマを考えれば、トラウマに関する条件は揃っていると言えます。いまや私のもとで学ぶ方々はトラウマの存在を強く認識しており、トラウマを抱えた人々を瞑想でサポートする方法を探しています。

　この本が日本語に翻訳されたことは、この流れの中で、もうひとつの大きな展開です。ご存知のように、日本でマインドフルネスの人気が高まったのは、この 10 年間の出来事です。もちろん、日本には西洋をはるかにしのぐ豊かな仏教の歴史があります。しかし、マインドフルネスに関する現代の教えは、日本に伝えられ始めたばかりです。マインドフルネスを日々の仕事に取り入れる講師や臨床家が日本でも増えており、この新しい分野は力強い発

展を遂げています。

　本書でお伝えしている通り、マインドフルネスはトラウマを抱える人を助けることも、苦しめることもあります。それゆえに、特別な配慮とともに実践する必要があるのです。この本で学ぶ知識とツールは、まさにそのためのガイドとなるものです。マインドフルネスを通じてトラウマと上手につき合っていくための方法を理解し、トラウマ・サバイバーをサポートする安全なアプローチを提供できるようになるでしょう。

　また本書では、トラウマが生起する社会的背景も、トラウマセンシティブな実践に関連していることを示しています。周知のように、日本では所得格差が拡大しており、貧困率は 15% に達し、アメリカの数字に迫りつつあります。また、労働力不足を補うために日本にやってきた外国人労働者の待遇が非常に悪いことも報告されています。私たちがマインドフルネスを伝える場の背景や、人々が経験するトラウマを理解すればするほど、より効果的でカスタマイズされた教え方ができるようになるのです。

　個人的な話になりますが、私は常に日本に対して深い愛情と敬意を抱いています。私の幼なじみは京都出身ですし、私が最も大切に感じている臨床スーパーバイザーの一人である石山一舟氏は日本人の心理学者・研究者でした。日本の文化は私の基本的な価値観と深く結びついており、私は長い間、日本で過ごすことを夢見てきました。一日も早くそれが実現することを願ってやみません。

　瞑想やヨガの講師、メンタルヘルスに携わる方、信仰の場や学校で教育に携わる方、あるいは単にこのテーマに興味のある方など、どんな立場であれ、この本を手に取ってくださった方々に感謝いたします。本書があなたやあなたの周りの人々の役に立ちますように。

デイビッド・A・トレリーヴェン

カリフォルニア州バークレー

2021 年 8 月

まえがき
—— ウィロビー・ブリトン

　2012年、私はミネソタ州ロチェスターのメイヨー・クリニックで、ダライ・ラマ法王の向かいに座っていました。マインドフルネスと瞑想に関する研究を発表するため、科学と瞑想の融合をめざす第24回「心と生命会議」（Mind & Life Dialogue）に参加したときのことです[1]。臨床神経科学者としての経験から、専門的知識の豊富な聴衆の前で話すことには慣れていますが、その日、私の胃の中では巨大な恐竜が暴れているようでした。好奇心に満ちた表情のダライ・ラマを前に、彼が私の発表にどう反応するか気が気ではなかったからです。

　私は瞑想の潜在的な悪影響を研究しています。過去20年間の研究の大部分は瞑想の臨床的利点に注目してきましたが、ここ10年は研究を拡大し、瞑想の実践のより難しい側面に目を向けています。2007年、私はブラウン大学の研究室を拠点に「瞑想的体験の多様性」と名づけた調査研究を開始しました[2]。このプロジェクトでは、100人以上の瞑想者と瞑想指導者に、実践中に体験した困難についてインタビューしています。この中でトラウマは主要なテーマとして浮上し、10日間のリトリートで身動きが取れなくなるほどのフラッシュバックを経験した大学院生から、トラウマに関連した解離で何年も苦しんだ経験豊富な瞑想講師まで、実にさまざまなケースがありました[3]。

　この研究以降、瞑想とトラウマの特異な関係は、私の悩みの種となりました。トラウマに関連する瞑想中の困難を経験した人々が私に支援を求めてきても、そのような体験はまれではないこと、また、そうした体験は彼らのせ

いではないことを伝え、少しでも安心してもらうことしかできなかったから
です。この間私は、どうしてそのような経験が起こったのか、どのように対
処すべきかについて包括的な説明を提供したい、もっと彼らの助けになりた
いと願い続けました。

「心と生命会議」でのプレゼンテーションからひと月がたった頃、マインド
フルネス瞑想とトラウマの関係性に関する博士論文の最終発表を記録した画
質の粗い映像をオンラインで見つけました。発表者であるデイビッド・トレ
リーヴェンの名は聞いたことがありませんでしたが、私の求めていた答えを
彼が的確に語る様子に思わず引き込まれました。それまで何年もの間、困難
を抱えた瞑想実践者や瞑想指導者、そして瞑想とマインドフルネスに関心の
ある研究者など、私のもとを訪れる人々に提供できるしっかりとしたフレー
ムワークを探していましたが、私は突然それを見つけたのです。それはまる
で、パズルのピースが次々と所定の位置にカチッとはまるような感覚でし
た。

それから私はたくさんの人にデイビッドを紹介しました。そして、デイ
ビッドとの共同作業と彼の提供するフレームワークは人生を大きく変えるも
のだったとの報告をたびたび耳にしました。彼らの話には説得力があり、ま
た彼らの進歩があまりに明らかだったため、私は自分自身で数年にわたるト
ラウマ・トレーニングを受けることにしたほどです。心理学者として、また
神経科学者として十分な訓練を受けたつもりでしたが、デイビッドの洞察を
通じて、日々の実践や研究で出会う問題に適切に対処するにはトラウマにつ
いてさらに学ぶ必要があると気づかされました。

デイビッドとその後も連絡を取り合っていた私が、今あなたが手にしてい
る本の草稿を読んだとき、これは素晴らしい贈り物だと感じました。これま
で私が出会った瞑想の指導者や研究者、マインドフルネスの実践者との会話
を振り返ってみても、この本が多くの人々にとって待ち望んでいた情報源と
なることは間違いありません。厳格なまでの綿密さや思いやりと深い洞察力
をもって、トラウマを経験した瞑想者が直面するかもしれない最も一般的
な、しかし最も無視されているいくつかの問題を紐解いてくれるからです。

読者の皆さんは既にご存知のように、マインドフルネスはいまや爆発的な
人気となりました。学校や診療所から刑務所、企業に至るまで、マインドフ
ルネスと瞑想は、現在さまざまな場面で実践されており、その利点を裏づけ

る数多くの研究が行われています。一方で、マインドフルネスや瞑想が、トラウマを含むあらゆる症状や問題のすべてを癒すという考えは、いくつかの意図しない結果をもたらしました。私たちの誰もが瞑想の利点について聞いたことがあり、習慣的に瞑想を実践する多くの人々にとって、そうした利点は現実のものになります。しかし、そのようなストーリーや道筋を共有せず、まったく異質な経験をした人々や、特にトラウマ経験のある人々が、しばしば羞恥心に苛まれることを私は知っています。彼らは往々にして、自分が瞑想に失敗したとか、何か間違ったことをしたとか、自分自身が修復不可能なほど壊れているなどと感じてしまうのです。

　本書は恥の問題に正面から切り込み、瞑想で困難を経験する人々には何かしらの欠陥があるとか良い瞑想者ではないといった考え方に異議を唱えます。私に連絡してくる瞑想者（多くの場合、瞑想講師）のほとんどは、自分を苦しめる手ごわい症状を克服できないことを恥じています。デイビッドは、トラウマ・サバイバーがマインドフルネスを実践する際の危険を指摘し、危険が存在する理由を説明するだけでなく、安全で変容的なトラウマセンシティブ・マインドフルネスをサポートする、根拠に裏打ちされた方法を紹介します。彼の実践はエビデンスに基づくと同時に臨床研究に根ざしており、新たな知見が得られた際には修正できるよう設計されています。それゆえに、本書は幅広いディスカッションを可能にするのです。

　この本はまた、トラウマを体系的に捉える視点を私たちに与えてくれます。デイビッド自身の認識の広がりにともない、個別の瞑想者やその個人の神経系の苦しみに注目するだけでなく、トラウマを生み出したり永続化したりする社会的、文化的、政治的領域にまでマインドフルネスの射程距離を広げています。人々が深く相互に関連し、互いに影響し合っているという相互依存の考え方は、マインドフルネス・コミュニティにとって目新しいものではありません。こうした思想は、望ましい社会行動を推奨し、連帯を促す一種の抽象的な処方箋とされることが多い一方で、社会における対立や矛盾への深い洞察を個人に求めません。彼自身の社会的正義運動との関わりを通して、デイビッドは私たちが気づきもしない構造的要因に光を当て、「そこにあるフレームワークを批判的に精査し、自らの関与について自覚的であること」を私たちに要求します。

　本書『トラウマセンシティブ・マインドフルネス』は、マインドフルネス

と瞑想に関するより丁寧な対話が切実に求められる今、世に送り出されました。私はこれまで自分の学術的キャリアの大部分を費やし、教鞭をとる教室や研究室、学会、マインドフルネスに基づく介入の講師養成トレーニングなどにおいて、また、マインドフルネスの利点に関するキャッチーなフレーズを探しているジャーナリストに対して、対話を働きかけてきました[4]。しかし、瞑想的な実践を行う際の留意点や、人々が直面する潜在的な困難についての認識を高める必要性を主張する私の声は、孤独で小さいものでした[5]。ところが、近年になって多くの同僚が仲間に加わっています。今年、15人のマインドフルネス研究者が集まり、「マインド・ザ・ハイプ」（"Mind the Hype"）と呼ばれるコンセンサス・ステートメントを作成しました。このステートメントは、マインドフルネスの利点と限界の両方を含む、より注意深く繊細な提示を推奨するものです[6]。こうしたアプローチは人々を瞑想から遠ざけようとするものではなく、それどころか、実践をよりパワフルにし、現代の聴衆に適したものにします。

　本書が、この新しい方向にともに踏み出すさらなる一歩となることを、とても嬉しく思います。デイビッドは、トラウマセンシティブな方法でマインドフルネスを教え、実践しようとする私たちのために、厳密で、アクセスしやすく、実証的根拠に支えられた情報源を構築してくれました。それはタイムリーな贈り物であり、私を助けたのと同じくらいあなたを助けてくれることを願っています。

ウィロビー・ブリトン　Ph.D.
ブラウン大学

註

(1) Britton Lab; Dalai Lama Presentation.［https://vimeo.com/69253042］ダライ・ラマとの会合での発表のビデオ。

(2)「瞑想的体験の多様性」研究の概要は Clinical and Affective Neuroscience Laboratory のウェブサイトに掲載されています。［https://www.brown.edu/research/labs/britton/research/varieties-contemplative-experience］調査方法と結果は、Lindahl, J., Fisher, N., Cooper, D., Rosen, R., and Britton, W. (2017). The Varieties of Contemplative Experience: A Mixed-Methods Study of Meditation-Related Challenges in Western Buddhists. *PLOS ONE* 12 (5): e0176239. を参照してください。論文は

［http://journals.plos.org/plosone/article?id=10.1371/journal.pone.0176239］ に掲載され
ています。

(3) Lindahl, J.R.（2017）. "Somatic Energies and Emotional Traumas: A Qualitative Study of Practice-Related Challenges Reported by Vajrayāna Buddhists." *Religions* 8（8）: 153, doi: 10.3390/rel8080153. 論文は ［www.mdpi.com/2077-1444/8/8/153/pdf］ に掲載 されています。

(4) Britton, W.B.（2016）. Scientific Literacy as a Foundational Competency for Teachers of Mindfulness-Based Interventions. In McCown, D., Reibel, D., and Micozzi, M. S.（eds）. *Resources for Teaching Mindfulness: An International Handbook*. New York: Springer. Britton, W. B.（2016）. "Self-Inquiry: Investigating Confirmation Bias." In McCown, D., Reibel, D., and Micozzi, M. S.（eds）. *Resources for Teaching Mindfulness: An International Handbook*. New York: Springer.

(5) ブリトン博士が作成した The Meditation Safety Toolbox は、さまざまな瞑想セン ターや瞑想プログラムから集めた安全確保のための情報源です。そこには同意書、ス クリーニングとモニタリングのツール、対応方法などが集約されています。［https:// www.brown.edu/research/labs/britton/resources/meditation-safety-toolbox］

(6) Van Dam, N. T, van Vugt, M. K., Vago, D. R., Schmalzl, L., Saron, C., Olendzki, A., Meissner, T., Lazar, S. W., Kerr, C., Gorchov, J., Field, B. A., Britton, W. B., Brefczynski-Lewis, J. A., and Meyer, D. E.（2017）. "Mind the Hype: A Critical Evaluation and Prescriptive Agenda for Mindfulness and Meditation Research." *Perspectives in Psychological Science*. In press.

なぜ、トラウマセンシティブ・マインドフルネスなのか

　そのメールを見なければよかったと思う自分がいたのは事実です。真夜中をとうに過ぎていたにもかかわらず、寝る前にもう一度だけと受信トレイをチェックした私が見つけたのは、「助けてください。瞑想で困っています」という件名のメールでした。私は椅子に深く腰掛け、読み進めました。このようなメッセージを受け取ったのは、その週だけでもう三度目でした。

　差出人の名前はニコラス。彼はバーモント州の高校の教師で、マインドフルネスの副作用的反応についての私の記事を読んだとのことでした[1]。彼がマインドフルネスを始めたのは不安感を軽減させるためで、その効果はたちまち発揮されたと言います。心が明瞭になり、記憶力が増し、身体が楽になるのを感じていました。ところが最近になって、ニコラスはとても不可解な症状を経験し始めたのです。短い瞑想時間の終わりを告げるタイマーが鳴ったとき、手を伸ばして止めるのが難しくなりました。身体が恐怖で硬直したような、まるで何かに押さえつけられているような感覚でした。

　実践を重ねるほどにそうした経験はより強烈になり、彼を不安にしていきました。やがて目を閉じるたび、あらゆるイメージが彼の脳裏を埋め尽くすようになったのです。壊れて飛び散ったガラス、空、揺れる煙——。彼の睡眠は悪夢に侵食され、日々のルーチンさえもパニック発作を誘発するようになり、頭の中の不快なささやき声は止めようもなくなっていました。平穏を求めてマインドフルネスを始めたにもかかわらず、心の底流に広がる恐怖が来る日も来る夜も彼を襲うようになったのです。

　1週間後、ニコラスと私がオンラインで会ったとき、彼の目の中にある不

安と困惑は明らかでした。瞑想の際に繰り返し現れるイメージに心あたりがあるか尋ねると、彼は頷きました。その数年前、彼は重大な自動車事故に遭っていたのです。助けが来るまでの1時間、横転した車の中に閉じ込められ、彼は全く身動きが取れない状態にあったと言います。しかし、いま彼を困惑させているのは事故そのものではなく、つい最近まで建設的でポジティブであった瞑想の実践が、突然自分を動揺させ、パニックに陥れるようになったのはなぜなのか、という疑問でした。

　この問いは私にとって馴染み深いものでした。私が心理療法家として、また研究者として、より深く理解しようと取り組んできたのは、マインドフルネスとトラウマの複雑な関係だからです。トラウマとはストレスの究極の形態であり、私たちを圧倒し、対処能力を奪います。一見すると、マインドフルネスとトラウマは特別な同盟関係にあるように見えるでしょう。どちらも苦しみの本質と関連していますし、どちらも私たちの感覚的な経験に基づいています。トラウマがストレスを生み出す一方で、マインドフルネスはそれを軽減することが示されており、少なくとも理論的には、トラウマを経験したことのある人なら誰でも、マインドフルネス瞑想を実践することで恩恵を得られると考えられます。いったいどんな問題が生じうるというのでしょうか。

　大方の予想に反し、マインドフルネス瞑想にはトラウマ経験者のストレス症状を悪化させる可能性があります。具体的な例としては、フラッシュバックや感情的な過覚醒、解離（思考、感情、身体感覚の間の断絶）などが挙げられます。安全で無害なように見える瞑想ですが、マインドフルな意識だけでは癒すことのできない心の傷を持つトラウマ・サバイバー※を、その傷のど真ん中に突き落としてしまうことがあります。内面的で目に見えない自らの心の傷に注意を向け続けることで、トラウマ・サバイバーの誰もが状態を悪化させ、混乱したり苦痛や屈辱を感じたりして、私に助けを求めてきたニコラスのようになりうるのです。

　その一方で、マインドフルネスはトラウマ・サバイバーにとってかけがえのないリソースにもなります。研究によれば、マインドフルネスは身体意識

※──本書では、「サバイバー」および「トラウマ・サバイバー」という用語を、「心的外傷後ストレスの症状を経験している人」の省略形として用います。詳細は後述しますが、トラウマ経験者のすべてが必ずしも心的外傷後ストレスを発症したり、注意力や瞑想に困難を感じたりするわけではありません。

を活性化し、注意力を向上させ、感情を制御する力を高めます。これらはすべて、トラウマからの回復に不可欠なスキルです。マインドフルネスはまた、確立された他のトラウマ治療法を補完的にサポートし、トラウマ症状に直面した際にサバイバーが安定を取り戻すのを助けます。

　過去10年間で、マインドフルネス瞑想の認知度は急上昇しました。仏教徒のコミュニティ、世俗的なプログラム、心理療法など、さまざまな場面で瞑想が行われており、手軽なストレス低減法として宣伝されることもしばしばあります。同時に、トラウマの有病率は非常に高いことが知られています。推定によれば、人口のおよそ90％に心的外傷となりうるストレス経験があり、このうち8〜20％が心的外傷後ストレス障害（PTSD）を発症します[2]。これは、どのような状況でマインドフルネスが教えられていたとしても、その場にいる誰かにトラウマ歴がある可能性が高いことを意味します。

　したがって、私たちが考えるべき問題は、トラウマ・サバイバーに対するマインドフルネスの隠れた危険性を最小限に抑えながら、同時にその潜在的なメリットを活用するにはどうすればよいか、ということになるでしょう。

　この本の焦点はまさにここにあります。基本的なマインドフルネスの実践は、トラウマに関する理解と組み合わさることでより安全で効果的になることを示します。長期のサイレント・リトリートを主宰する瞑想の指導者からマインドフルネスを介入として用いるソーシャルワーカー、小学校の教室で5分間の瞑想を手ほどきする教員まで、マインドフルネスを提供する誰もが、心的外傷性ストレスを抱える人に生じるリスクについて知っておく必要があるのです。

　私は過去10年間にわたってこのテーマを追いかけてきました。理論的な学術研究を行い、部屋の壁をポストイットのメモで埋めつくし、マインドフルネス教育者やメンタルヘルスの専門家やトラウマ・サバイバーに非公式に聞き取りを行いました。心理療法家としては、マインドフルネス瞑想で副作用的な経験をしたサバイバーとも緊密に連携してきました。しかし、私がこの問題に取り組んだ真の理由は、自分自身の経験にあります。マインドフルネスとトラウマが引き起こす困難を自ら体験し、その過程で私に何が起こったのかを正確に理解したいと思ったのです。

個人的な道のり

　私がマインドフルネスを始めたのは、カナダのバンクーバーでセラピストとして性犯罪者の男性たちと関わっていた頃でした。セクシュアリティと修復的司法に興味を持ちその仕事につきましたが、1年後には燃え尽き症候群になり、不安定な感情や苦しい状況に対処できずにいました。同僚から地元のマインドフルネス瞑想グループへの誘いを受けたとき、私は飛びつきました。心理学の世界でもマインドフルネスは肯定的な評価を得ていましたし、自分の心とより良い関係を築くという発想に惹かれました。ただ座って呼吸に注意を払うだけであれば、何も難しいことはないはずだと考えたのです。

　初めての瞑想の間、私は自分の思考のなかに完全に埋もれ、セッション終了のベルが鳴ってもやっとそれに気づくありさまでした。それでも私は瞑想の実践が気に入り、それが多くの点で私を助けてくれることを実感しました。自分の身体により意識的になり、乱れた思考にあまり囚われなくなり、それまで以上に幸せを感じて満足感を得ることができるようになったのです。私は新たな方法で世界と関わるようになり、司法現場の仕事の外に生きる意味と回復力を見出しました。例えば、ふと手を止めて台所の窓の外にあるイチゴノキから吹いてくる風に耳を傾けたり、職場へと歩いているときに足裏の地面を感じたり。感情的な苦痛を感じるときは、マインドフルネスが私の視野を広げ、心に空間を与えてくれました。自分自身と中立的で思いやりに満ちた関わりを持てるようになったのです。

　ところが突然、明かりが消えるように状況が一変しました。マサチューセッツ州の片田舎でサイレント・リトリートに参加していたとき、私の中でブレーカーが落ちるのに似た感覚がありました。その日私は、仕事上で耳にした性的暴力事件の話が頭の中をループしている状態で、自分を落ち着かせるのに苦労していました。うす暗がりの部屋でうっすら目を開けると、仲間たちは私のまわりでクッションの上に座り、正面には仏像があり、木々の隙間から顔を覗かせる月の切れ端が窓の外に見えていました。何ひとつ変わったことも、おかしな様子もありません。

　しかし次に見えたのは、なんと私自身の姿でした。まるで天井の垂木に腰かけているかのように、上から自分の肩のてっぺんを見下ろしていたのです。パニックが襲いましたが、それでも私は自分が集中して意識を向けてい

た仏像と同じくらい静止したままでした。過去の瞑想中に経験したすべての
ことと同じように、この不可思議な状態もまた、セッションの終わりまでに
は、いや、遅くとも翌朝までには確実に過ぎ去るだろうと信じました。

　私の切望とは裏腹に、リトリートの２週目には、世界は暗くて気味の悪い
地下室のようになりました。自分が二つの領域の間を浮遊している感覚で、
しかも、どちらにも固い地面があるようには感じられません。私の身体は確
かにそこに存在していましたが、それは表層部分だけでした。感覚がなくな
り、食欲もなくなって、何かがおかしいという嫌な感じが覆いかぶさってい
ました。それはまるで、自分という存在の本質的な部分が、突然起き上がっ
てどこかへ立ち去ってしまい、戻ってくる気配すらないような感じだったの
です。

　リトリートで瞑想を指導していた講師と一日おきに面談がありましたが、
座った瞬間に涙が溢れ出てくることもしばしばでした。そのたびに繰り返さ
れたアドバイスは、マインドフルであること、執着しないこと、あきらめな
いこと、プロセスを信じること。そして、残りのリトリートの時間、私はそ
れに従いました。

トラウマに気づく

　友人や家族たちは、私があまりにボロボロになってリトリートから戻った
ことに困惑を隠しませんでした。私はひどく混乱していて、感覚は麻痺して
おり、日常生活に戻るのに苦労していました。友人や同僚にこの経験につい
て話したとき、彼らが「トラウマ」という言葉を使うのを聞いて驚きました。
これまで学んではきたものの、自分の人生と関連づけて考えたことのない言
葉です。私の中では、トラウマは途方もない暴力と侵害の行為に限定されて
いました。それは暴行の被害者や前線から戻った兵士たちが経験するもので
あり、人種差別や障がい者差別などの抑圧的なシステムにより残酷で不当な
扱いを受けた人々が耐え忍ぶものでした。恵まれた環境で生きる私の個人的
な経験に「トラウマ的」とラベルを貼るのは、真のトラウマ生存者たちが直
面した痛みの深刻さを軽視することのように感じられたのです。

　しかし、私がその後学んだのは、起こった出来事やその内容よりも、私た

5

ちの生理機能に与える突然で継続的な影響こそがトラウマの本質だというこ
とです。ベテランのトラウマ専門家であるパット・オグデンは、「我々を圧
倒し、無力感や恐怖に陥れ、身の危険を感じさせるようなストレス経験は、
すべてトラウマとみなされる」(Ogden, 2015, p.66) と述べています。暴力を受
けたり目撃したりすることから、愛する人を失うこと、抑圧の標的にされる
こと※まで、人はさまざまなかたちでトラウマを経験する可能性があります。
そして、私がかつて信じていたのとは異なり、さまざまな個人的経験をトラ
ウマとして扱っても、別の誰かのより深刻な被害を矮小化することにはなら
ないのです。それどころか、トラウマを永続させうる社会的状況についての
議論の糸口となるでしょう 3)。

　友人たちの勧めもあり、私はトラウマ・セラピストのところへ通い始めま
した。サイレント・リトリートから 6 週間が経っていましたが、私はまだ出
来事の重みに苦しんでいたのです。頻繁に解離が起こり、悪夢に繰り返し襲
われ、人生で初めて不眠症に悩まされました。数回のセッションののち、セ
ラピストは性犯罪者たちとの仕事が私に代償性の（二次的な）トラウマを引
き起こしているのではないかと言いました。暴力的なストーリーに絶えず晒
されていたことが最終的にトラウマとなったのだろうと。このように捉えた
ことで、私が経験していた症状（侵入的思考、感情の麻痺、解離）が意味をなし
始めました。

　こうしたセラピー・セッションが結果的に私の人生を変えました。それま
でにもユング派心理療法や認知行動療法や精神力動的療法など、さまざまな
種類のトークセラピーを体験してきましたが、そこで得た洞察が永続的な変
化をもたらすことはありませんでした。しかし、トラウマ治療はそのような
セラピーと異なり、過去のセラピーや瞑想にはなかった方法で私の変化を促
してくれました。と同時に、マインドフルネスのトレーニングがセッション
中に私を助けてくれたことも明らかで、表面化する激しい感情や身体感覚に
意識を向けながら、ともにあり続けることができました。トラウマ治療がも
たらす恩恵に駆り立てられ、私はソマティック・エクスペリエンシングの

※――政治分野の教育者でありソマティック実践家であるスミトラ・ラジュクマール
（Sumitra Rajkumar）は、「抑圧は、資本主義、白人至上主義、家父長制といった歴史
の暴力的な力のダイナミクスが、過度の苦しみと制限を人々に課す際の社会的条件で
ある」と書いています（著者との私信、2016 年 6 月 12 日）。

複数年にわたるトレーニング・プログラムに登録しました。これは、ピーター・ラヴィーンという生物物理学者によって編み出された現代的な治療アプローチです [4]。このコースでは、トラウマに対する身体の反応と、サバイバーと協力しながら行う安全で実用的な臨床方法について学びました。私の考えのベースを形作ったパワフルな方法論です。

　ただし、この治療には何かが欠けているとも感じていました。プログラムの講師はトラウマの生物学的ルーツについて話しましたが、トラウマと関連する抑圧のシステムなどの**社会的**ルーツについては決して語らず、より大きな世界から切り離された個人的な経験としてのみトラウマが扱われていました。こうしたフレームワークは西洋心理学を学んできた私には馴染み深いものでしたが、トラウマの文脈では特に問題だと感じざるを得ませんでした。私は政治活動に携わっており、個人的な変化と社会的な変化の架け橋となる癒しへのアプローチを模索していました。

　その1年後、友人の紹介により私がついに出逢ったのは、トラウマの体系的な理解を提供する教育者で臨床医、社会活動家のステイシー・ヘインズです [5]。社会的正義のために活動する鍼療法士、スペンタ・カンダワラとともに非営利団体ジェネラティブ・ソマティクスを設立し、カリフォルニア州オークランドを拠点に社会分析とトラウマ・ヒーリングを組み合わせる活動を展開しています。現代の神経科学、政治理論、変容的正義の原則から得た知見を織り交ぜながら [6]、トラウマを癒すためのホリスティックなアプローチを提唱しています。彼らが提供するトレーニングは、トラウマと抑圧の対象となる人々の体験を中心に据えており [7]、個人にとどまらない集団的な変革を目指すビジョンが私の核心を動かしました。私の人生を変えたこの考え方を通して、トラウマは私が世界を見て理解するためのレンズになったのです。

トラウマとマインドフルネス

　この間も、マインドフルネスは私を惹きつけ続けました。リトリートの経験を経て慎重になってはいたものの、マインドフルネスが（私自身も体感していた）ポジティブで定量化可能な本質的変化を生み出すことができるという

複数の調査研究報告に興奮しました[8]。その一方で、私と同じように苦しんでいる人はいるのだろうか、私の体験したことは異常だったのか、それとも、より大きな何かしらの傾向を反映しているのだろうか、という疑問について考え続けました。関連する文献を探してみると、マインドフルネスとトラウマの関係に正面から取り組んだ研究者はほとんどいないことがわかりました。突き動かされるように、私は心理学の博士課程に進み、このトピックに関する論文を完成させ、やがて私が経験した困難について話したり書いたりし始めたのです。

　私はすぐに、私が独りではないことを知りました。このトピックについて行った講義のビデオがオンラインで広まり始めたあと[9]、似た経験をしたニコラスのような人々から連絡が舞い込むようになったのです。長期間のリトリートに参加したり、集中的な瞑想を実践したりしていたわけではなく、地元のコミュニティ・センターやストレス低減プログラムやオンラインといった、現在マインドフルネスを提供しているさまざまなチャンネルを介してマインドフルネス瞑想に出会った人が大半でした。

　これは憂慮すべきことでした。ほとんどのマインドフルネス指導者がトラウマについて聞いたことがあるだろうと想像できましたが、それを巧みに扱う用意があるとは思えませんでした。トラウマが起こっているときやサバイバーが助けを必要としているときに、それを認識できるだろうか。どのタイミングでトラウマの専門家に紹介するべきか知っているだろうか。そして、トラウマと人々が直面する制度的な抑圧との関係に彼らは気づいているだろうか。

　私の主たる問いは、次のように言い換えられるでしょう。トラウマの遍在性を考えたとき、マインドフルネスを指導する立場にある人は、正しい情報に基づき効果的であると同時にトラウマに対して敏感な実践を提供するために、いったい何ができるのだろうか。

トラウマセンシティブ・マインドフルネス

　私はこの課題を出発点に、トラウマに敏感なマインドフルネス瞑想をサポートするための原則とモディフィケーション[訳註]のフレームワークを開発

8

しました。一種の「ベストプラクティス」的アプローチであるトラウマセンシティブ・マインドフルネスは、トラウマの理解に基づいたマインドフルネスと瞑想へのアプローチに関する、現在広がりつつある対話の一部となるでしょう [10]。基本的なマインドフルネス指導の文脈で実践的な提案を提供するものであり、マインドフルネス講師やトラウマ専門家だけでなく、このトピックについてもっと学びたいと思っているすべての人を対象としています。

　私のトラウマセンシティブな実践の定義は、国立トラウマインフォームド・ケア・センター（U.S. National Center for Trauma Informed Care, 2016）による以下の記述から来ています。

　　トラウマインフォームドなプログラムと組織とシステムは、トラウマの広範な影響および回復の潜在的な道筋を**理解**（Realize）する。クライエントと家族とスタッフとシステムに関与するその他の人々のトラウマの兆候と症状を**認識**（Recognize）する。トラウマに関する知識をポリシーと手順と実践に完全に反映させた上で**対応**（Respond）する。そして、**再トラウマ化**（Re-traumatization）に積極的に抵抗する。

　この「四つの R」の定義は、トラウマセンシティブな実践への実用的で常識的なアプローチであり、本書の指針となっています。トラウマがどれほど蔓延しているかを認識することでトラウマ的な症状を識別し、そのような症状に効果的に対応することによって、マインドフルネスを提供する際にクライエントや学習者の再トラウマ化を回避してほしいと願っています。本書の各章とそこで紹介するモディフィケーションは、この四つの R を念頭に置いて書かれています。

　私が提示するフレームワークには、トラウマセンシティブ・マインドフルネスの実践をサポートすべく考えられた五つの原則が含まれています。これらは、トラウマからの回復のための処方的アプローチを意図したものではあ

訳註──モディフィケーション（modification）は「変更・修正・改良」といった意味ですが、「個々人に適合させるための変更」であることを表現するためにカタカナで表記しました。例えば、ヨガや特定の型があるボディワークでは、難易度の高い姿勢による痛みや怪我を防止するために、個々人の柔軟性や習熟に応じて行う変更を指します。

りません。そのように単純化するにはトラウマは複雑すぎます。代わりに、具体的な手順ではなく考え方を提案し、読者がマインドフルネスの指導を行うそれぞれの状況において、本書の内容を意味のあるかたちで組み込むことができるようにしています。トラウマ・サバイバーをマインドフルネスに適応させるのではなく、彼らの個々のニーズを満たすように、マインドフルネスの方を順応させることが、私たち指導者の責任であると私は信じています。

　この五つの原則にたどり着くにあたって、私はマインドフルネスに関連するトラウマの重要な概念をリサーチするところから始めました。次に、それぞれの概念をマインドフルネスを見る際のレンズとして使用しました。これは、トラウマに関連するマインドフルネスのリスクと利点を明らかにするプロセスです。例えば、多くのトラウマ専門家は身体への働きかけが回復に不可欠であるとしています。肉体的な感覚に注意を払うことで身体の意識を高めるマインドフルネス瞑想は、確かにこれをサポートするといえるでしょう。しかし、適切なガイダンスがなければ、人々は身体感覚を迂回し、マインドフルネスを肉体と切り離された単なる脳の訓練としてしまう可能性があります。であるならば、トラウマを経験している人が実践の際に自分の身体に対してマインドフルであるためには、どうすればよいのでしょうか。

　本書を通じて私が目指したゴールは三つです。

（1）マインドフルネスを実践する人々の苦痛を最小限に抑える

　職業としてマインドフルネスを教えたり使ったりする立場の私たちは、クライエントや瞑想学習者が可能な限り安全で安定した実践ができるようにする責任があります。バベット・ロスチャイルドは、トラウマへのあらゆる働きかけが目指すのは、「苦しみを強めるのではなく、和らげる」ことでなければならないと書いています（Rothschild, 2010, p.xi）。マインドフルネス瞑想では目を閉じてじっと座っていることが多いため、適切な働きかけが困難になる可能性があります。瞑想のガイダンスに対して誰かがトラウマ反応を示した場合、私たちはそれにどうやって気づけばよいのでしょうか。

　この質問に対する簡単な答えはありません。人も状況もみな異なるからです。しかし、瞑想指導者やメンタルヘルスの専門家として私たちにできる最善の努力は、自分自身を教育することです。トラウマを認識し、それに効果的に対応し、必要な支援機関につないだり、マインドフルネスの実践方法に

適切な修正を加える方法を学んだりすることは、再トラウマ化を防ぐのに役立ちます。私が目標とするのは、あなたのもとで瞑想を学ぶ人たちが実践の中で自分自身を傷つけることがないよう、実用的で常識的なやり方をあなたに伝授することです。

（2）トラウマの体系的な理解を促進する

　この目標は、上述したジェネラティブ・ソマティクスとの関わりの中で生まれました。トラウマセンシティブな支援者になるには、伝統的なセラピー・スキル以上のものが必要であり、トラウマが私たちの周囲の世界とどのように関連しているかを認識していなければなりません。トラウマの個々の要素にのみ注目すると、しばしばトラウマの根源にある抑圧のシステムから注意が逸れてしまうからです。心的外傷性ストレスは身体的かつ心理的な経験ですが、政治的なものでもあります。私たち自身が暮らす社会の抑圧構造やその背景を知ることは、安全と信頼を築き、私たちがクライエントをよりよくサポートするのに役立ちます。

（3）マインドフルネス実践者とトラウマ専門家の間の継続的なパートナーシップを提唱する

　この二つのグループは、それぞれが互いに不可欠なものを有しています。トラウマの生物学的、心理的、社会的側面を理解している専門家は、マインドフルネス実践者にトラウマについての知識を提供し、助言者として重要な役割を果たすことができます。マインドフルネス実践者※・訳註は、困難なマインドの状態を含め、マインドを巧みに扱うことについての理解が豊富です。マインドフルネスと心理学の連携はすでに確立されていますが、マインドフルネス実践者とトラウマ専門家の関係が深まることで、さまざまな可能性が開かれるでしょう。

> ※──「マインドフルネス実践者」という用語は、マインドフルネスの講師およびマインドフルネスに基づく専門的な介入をメンタルヘルスの分野で行っているセラピストの両方を指します。本書を通して、「クライエント」および「生徒」という用語は、教師／セラピスト／ヒーラーの指導のもとでマインドフルネスを学んでいる人々を指します。
>
> 訳註──学校で学んでいる student は「生徒」あるいは「学生」、瞑想を学んでいる student は「瞑想学習者」と訳しました。

ロードマップ

　本書の第Ｉ部では、マインドフルネスと心的外傷性ストレスについて語るための共通言語を提供します。トラウマとマインドフルネスを定義づけ、それぞれの固有な歴史をひもとき、その両方について、私たちの理解が現代の神経科学によってどのように形作られているかを探ります。第Ⅱ部では、トラウマセンシティブ・マインドフルネスの五つの原則を取り上げ、関連する諸理論と、みなさんの仕事の場面で使っていただけるモディフィケーションを示します。

　ここで注意点をいくつか。まず、私がよく尋ねられる質問のなかに、トラウマ・サバイバーにとって問題となるのは**マインドフルな状態**なのか、それとも**マインドフルネス瞑想**なのか、という問いがあります。本書を読めばおわかりになると思いますが、私の認識は後者です。マインドフルな精神状態と、その状態を追求する方法とを区別して考えることは重要です。マインドフルであることがトラウマを引き起こすのではなく、トラウマへの理解なく提供されるマインドフルネス瞑想の実践がトラウマ的な症状を悪化させ、慢性化させうるのです。自宅での瞑想に始まり、心理療法、長期的なリトリートへの参加など、さまざまな状況で人々はマインドフルネスを実践します。マインドフルネスとトラウマの関係性についての実証的研究が限られている以上、私たちにできることは常識を働かせることです。あるサバイバーにとってトリガーとなるもの（例えばサイレント・リトリート）が別のサバイバーにとって有益な場合があります。私たちの仕事は、個々のトラウマ・サバイバーの独自で継続的なニーズに対応し続けることです。

　次に留意すべき点は、トラウマセンシティブ・マインドフルネスは確立されたトラウマ治療のアプローチに取って代わるものではないということです。私は、多くの人にとって複雑で、強烈で、永続的な問題をマインドフルネスが「治す」ことができると主張しているのではありません。そうではなく、マインドフルネスがトラウマ・サバイバーのリソースとなる方法、特に、マインドフルネスが心的外傷の症状のさなかで覚醒を制御し、安定性を支えるのに役立つ方法に注目します。これは、トラウマからの回復に必要な最初のステップとなります。

　最後に、私がマインドフルネスそのものや、多くの人がそれを教えたり、

実践したりするムーブメントに問題があると言っているのではないことを明確にしたいと思います。それどころか私は、トラウマ・サバイバーにとってマインドフルネスは非常に有益なリソースであり、マインドフルネス・コミュニティはメンバーの幸福に深くコミットしていると信じています。しかしながら、私たちはさらに進歩できるはずです。マインドフルネスがすべての人の役に立つ必要はありませんが、特定のモディフィケーションがサバイバーのサポートに役立つことは確かであり、少なくとも再トラウマ化を防ぐことはできます。トラウマの視点に立ったフレームワークを取り入れることは、現代のマインドフルネス・ムーブメントの発展における自然な、そして必要なステップです。

　トラウマに立ち向かうには、多くが求められます。フェミニスト学者のジュディス・ハーマンが書いたように、「自然界における人間の脆さ」を目を背けず見つめると同時に、それは「人間の本性にある邪悪なもの」を直視することにほかなりません（Herman, 1997, p.7）。トラウマの研究にはまた、大きな抑圧のシステムと密接に結びついた苦しみの検証が不可欠です。このシステムは、コミュニティ全体をトラウマに対してより脆弱にすることもあれば、一部の人々をトラウマから保護することもあります。幸運なことに、マインドフルネスはこの大きな課題に取り組む私たちをサポートしてくれます。耐え難い現実と直面するとき、私たちが今この瞬間にとどまる力をより強固にしてくれるからです。トラウマセンシティブであろうとする私たちに与えられる課題は、苦しみのさまざまなかたちを直視することです。小説家で社会評論家のジェイムズ・ボールドウィンが書いたように、「向き合っているものすべてを変えられるわけではない。しかし、向き合うまでは何も変えられない」（Baldwin, 1962, p.38）のですから。

第Ⅰ部
トラウマセンシティブ・マインドフルネスの基盤

第1章
遍在するトラウマ
見えるものと見えないもの

状況が悪くなっているのではありません。覆い隠されていたものが露わにされつつあるのです。お互いを支え合いながら、この覆いを剥がし続けていきましょう。
　　── アドリエンヌ・マリー・ブラウン

私たちはときとして、自分の安全、秩序、安定した将来、権利に対する感覚を侵害し、私たちを完全に打ちのめしてしまうような経験に遭遇する。私たちはそうした経験を自分の内部にうまく統合できないため、それまでのようには前に進めなくなる。現実に耐えられなくなる。私たちをこのように打ち砕いてしまうような体験がトラウマである。トラウマを負う可能性を免れる人は一人としていない。
　　── スティーブン・コープ

「私の傷は心の傷です。外からは見えません。いつもそれを抱えています。あなたは私の価値、プライバシー、活力、時間、安全、親密な関係、自信を奪いました。そして声も奪いました、今日に至るまで」

　これは、2016年6月2日にカリフォルニアの法廷で23歳の女性が語った言葉です[1]。証言は、3件の性暴行で裁かれているスタンフォード大学の学生、ブロック・ターナーの前で行われました。事件当夜、当時19歳でスタンフォードの水泳部員であったターナーは、二人の大学院留学生によって捕えられました。留学生たちは、キャンパス内のパーティー会場の外で、半裸で意識不明の状態の女性に暴行している彼を目撃し、追いかけて取り押さえたのです。証言したのはこの被害者の女性でした。

　女性は救急室での体験を語りました。「私はシャワーを浴びながら、自分

の身体を調べ、もうこんな身体は欲しくないと思いました。自分の身体を見るのも嫌で —— 上着のように脱いでしまって、他の何もかもといっしょに病院に置いていきたくなりました」

　ターナーには知る由もありませんでしたが、この証言は翌週、オンラインで1,400万回閲覧されました[2]。またCNNの生放送のニュース番組では、25分かけて全文が朗読されました。人々は、身元の明かされていないこの若い女性が耐えた、情け容赦なく襲ってくる不安、打ちのめされるような恥辱、暴行されながら目覚められない悪夢の連続といった、被害によって破壊された心の生々しい証言に、衝撃を受け動揺しました。

　ターナーが受けた判決は、郡刑務所での懲役6か月の刑でした。多くの人にはそれもショックでした。通常ならば州刑務所で最高14年の懲役刑に服すところです。しかし、同じスタンフォード大卒だった裁判官は、長い刑期はターナーに「深刻な影響」を及ぼし、法廷で何度も言い立てられた彼のオリンピック出場への夢が損なわれることを心配しました。ターナーの父親は法定に性格証人[訳註]として手紙を書き、息子は「たった20分間の行為」のために厳罰を受けている、事件当夜を含め息子は「誰に対しても暴力をふるったことはない」と主張しました[3]。

　判決が下された翌日、私はカフェで、親友の女性が被害者の証言を読むのを目にしました。被害者の証言を読んでいるときの彼女の表情が忘れられません。私に性差別について教えてくれたのは彼女でした。社会規範がいかに女性を興味本位の性的対象とし、司法がいかにターナーのような男を守るかに気づかせてくれたのも彼女でした。そして彼女は私の愛する人でした。彼女の目に涙が溢れるのを見て、私は怒りと無力感を感じました。彼女を含め、私の周りいる女性のほとんどが性暴行の被害者でした。彼女はターナーの被害者が述べた精神的動揺、フラッシュバック、孤立感に、身体の芯で反応したのです。

　同じ朝、前年に警察に拘留中に亡くなった25歳の黒人フレディー・グレイを殺害した容疑で二級殺人の罪に問われていた警察官が、無罪になったことを知りました[4]。これは、夥しい一連の事件のひとつでした。ミズーリ州ファーガソンのマイケル・ブラウン、イリノイ州シカゴのレキア・ボイド、

　訳註——弁護側の証人として近親者などが被告の人物像について証言すること。

オハイオ州クリーブランドのタミール・ライスはみな、武器を持っていないにもかかわらず警察の暴力によって死亡しました。裁判のゆくえを見守っていた私たちは怒りを覚えました。フレディー・グレイのような犠牲者は、異例中の異例だと信じたかったのです。

　しかし現実はそうではありません。アメリカでは、5人に1人の女性が人生のある時点でレイプされ [5]、28時間ごとに黒人が警察、警備員、もしくは州の公認した自警団員に殺害されていると推計されています [6]。その日私たちは、トラウマ的な暴力がこんなにも多くの人々を犠牲にしているにもかかわらず、犠牲者はしばしば沈黙させられ、事実が隠蔽されていることを思い知りました [7]。

　その夜、私たちは地元のマインドフルネスの集まりに参加しました。それまで私は、瞑想によって、つきまとう考えから解放され、自分の身体とつながり、自分自身にも他者にもより共感できるようになることを体験してきました。白人でストレート（異性愛者）の男性であり、社会状況を政治的に分析することを学んだ私は、マインドフルネスの実践により、体制的で抑圧的な暴力から反射的に目を背けるのではなく、それに向き合う力を得ました。親友の女性と私は空いた席を見つけ、座って落ち着きました。彼女が私のほうに手を差し伸べてきたので、私はその手をそっと握りしめました。ベルが鳴り、30分の瞑想が始まりました。

　瞑想の途中で彼女は苦しみ始めました。落ち着きがなくなっているのが隣にいる私にも伝わってきました。目を開けると、彼女の顔はこわばり、肩は震えていました。数分後、彼女は静かに立ち上がって部屋を出ていきました。

　途中休憩のとき、私は彼女が外の寒さの中で震えているのを見つけました。その朝読んだレイプの犠牲者の証言がトリガーとなって、過去に受けた暴力の記憶がどっと押し寄せてくるのに苦しんでいたのです。瞑想中に心拍数が急上昇し、それに気づいて強い不安に襲われたのでした。普段なら瞑想は安全な避難場所でしたが、この晩は何かに捕まえられた感覚に陥り、彼女はパニック発作寸前の状態にありました。

　ロビーに戻ると、瞑想中に彼女が出ていくのを見た中年の女性が心配そうにそばにやって来ました。この女性が経験豊富であることを知っていた友人は、その思いやりに慰められ、坐って瞑想中に起きたことを打ち明けました。女性はそれを聞いて明らかに心を動かされた様子で、共感的に頷きなが

ら、穏やかな口調でこう言いました。自分の経験では、瞑想は苦痛を呼び起こすことがあるので、気弱な人はそこで躓いてしまう。根気よく続けることが大事で、その気さえあればいかなる苦痛もやがて和らいでいく、と。女性はその経験から、マインドフルネスはいかなる苦痛も癒すことができると確信していました。私たちは女性に感謝しました。しかし私は、口には出しませんでしたが、女性の確信を共有することはできませんでした。

トラウマセンシティブ・マインドフルネス

　私がトラウマとマインドフルネスに関する本を執筆していると聞くと、多くの人はトラウマからの回復にマインドフルネスがどのように役立つかということだけを知りたがります。確かにマインドフルネスは、今という瞬間への気づきを促し、「あるがままの自分」を受け入れられるようになり、自己制御能力を高めます[8, 9]。しかし、マインドフルネスは心的外傷性ストレス（traumatic stress）で苦しむ人に問題を引き起こす可能性もあります[10]。トラウマのある人に対し、自らの内的世界に細心の注意を向け続けるよう指示すれば、過去の出来事に紐づいた刺激 —— 思考、イメージ、記憶、身体感覚など —— に遭遇するでしょう。私の親友が体験したように、心的外傷性ストレスの症状が悪化したり、劇症化したり、時にはトラウマ状態が再発したりするのです。

　これはマインドフルネスを指導する私たちに重大な問いを投げかけます。トラウマを経験した人たちに対して、私たちはどのような責任があるのか。瞑想を実践する中で、ある程度の苦痛はやむを得ないのか。トラウマ・サバイバーが瞑想すべきかどうかをどう判断すればよいのか。そして、サバイバーに最善のサポートを提供するために、他者のトラウマ経験に対する私たちの理解の限界をどうすれば把握できるのか —— 一言で言えば、「どうすればトラウマ・サバイバーに、トラウマに配慮した方法で、マインドフルネスを提供できるのか」という問いです。

　トラウマに配慮する（トラウマセンシティブ）、またはトラウマの知識に基づく（トラウマインフォームド）実践は、私たちが何らかの指導や介入を行う上で、トラウマの基本的な理解を持っていることを意味します。例えば、トラ

ウマインフォームドな医師は、患者の身体に触れる前に許可を求めるでしょう。学校のカウンセラーであれば、面談の際にドアを開けたままにしておくのがよいか閉めるのがよいか、また一番安心して座っていられる距離について生徒に尋ねるでしょう。「トラウマセンシティブ」なマインドフルネスでは、そうした配慮をマインドフルネスの指導に適用します。トラウマを識別し、兆候を見つけたら巧みに対応し、瞑想学習者がトラウマを再体験しないよう事前に十分な予防的措置を講じます[11]。

　トラウマセンシティブ・マインドフルネスの必要性の高まりは、統計の数字からも見て取れます。この10年でマインドフルネスの人気は爆発的に上昇しました[12]。学校や企業、病院などでも導入され[13]、さまざまなワークショップ、リトリート、会議、セミナー、研究機関がマインドフルネスの教育を提供し、夥しい数の本や記事が執筆され世に出ています[14]。同時にトラウマの有病率も驚くほど増加しています。後述するように、私たちの大多数は、人生において少なくとも一度は何らかのトラウマ的な出来事に曝され、なかには後遺障害を発症する人もいます。貧困者、労働者階級、障がい者、有色人種、トランスジェンダー、そして女性は、制度的・システム的な抑圧の対象であり[15]、対人関係的なトラウマを被りやすく、日々トラウマ的な状況のもとで暮らさねばならないことすらあります[16]。

　こうした状況を考えると、マインドフルネス実践のいかなる場においても、誰かが心的外傷性ストレスに苦しんでいる可能性があることになります。DVを目撃した生徒、パートナーを転倒死で失った高齢者など、トラウマ・サバイバーはどこにでもいると言っても過言ではありません。もちろんすべてのサバイバーがマインドフルネスによって有害な影響を受けるわけではありませんが、私たちはその可能性に備えておく必要があります。

　各章で扱うそれぞれのテーマについては、具体的なケースを通して説明していきます。それぞれのケースは、私が仕事で知り合った人々から得た情報を合成して作ったもので、個人を特定できる情報はすべて変更してあります。第1章では、RJという高校生を紹介しましょう。彼は、心的外傷性ストレスと瞑想の衝突を経験します。

RJ —— 静寂の中の苦しみ

　火曜日の午後、マインドフルネス担当の先生が教室に入ってくるのを見た瞬間、RJ は腹部にむかむかした不快感を覚えました。瞑想の授業があることをすっかり忘れていたのです。瞑想が始まると、RJ は汗をかき始めました。周りのクラスメートたちはリラックスして幸せそうです。彼はいっそう惨めな気持ちになり、突然吐き気を催しました。

　過去 3 週間、RJ は学校でマインドフルネス瞑想を学んでいました。当初は通常の学科と違ったことを学べるので、好ましく感じていました。しかし瞑想の実践に入った直後、耐え難い苦しみが始まりました。心臓が激しく高鳴り、心音で先生の声を聞くことが困難なほどでした。呼吸に注意を集中するよう指示されましたが、それができず、授業が終わったあとも激しい動揺がずっと続きました。その日の RJ は、席を離れる口実を見つけて足早にトイレに行って閉じこもり、携帯電話を取り出しました。人が近くにいるといたたまれなくなり、自分を落ち着かせるにはそうするしかなかったのです。

　その 4 か月前、RJ は姉のミシェルを交通事故で亡くしていました。自宅近所でジョギングをしていて、交差点を渡るときに車にはねられたのです。夕方サッカーの練習から帰宅した RJ は、衝撃を受けた表情の両親が警官とテーブルに着いているのを見ました。事故原因は運転手の不注意でしたが、ミシェルは RJ の新しいヘッドホンを着けていて、おそらくそのために周囲の音に気づかず、車を避けられなかったのだろうということでした。RJ は姉の死に対する罪悪感に苦しみ、その週ずっと自分の身体がどこまでも落ちていくような感じに襲われました。

　事故後の数か月、教員たちは廊下に独り座っている RJ の姿を見かけるようになりました。悲しみに暮れる母親が用意したランチボックスには手をつけず [17]、バスケットボール部は退部し、授業をサボっては近くの公園で薬物でハイになったりしました。また事故にまつわる悪夢を見始め、近所で誰かがジョギングするのを見るたびにパニック発作を起こしました。感情が鈍麻し、姉を失った日からある種の虚無感が彼を捉えているようでした。

　RJ にとって最も耐え難かったのは静寂でした。夜、ひっそりとした家の自分の部屋で目を見開き、姉が玄関に入ってくる音がしないかずっと待ちました。ミシェルは独特の仕方でテーブルに鍵を落とし、そっと台所に行っ

て冷蔵庫を開けたものでした。やがて彼の部屋の前を姉の足音が通り過ぎる —— RJ はそれを待ち、事故が何かの悪い夢であったと確認しようとしました。しかし、彼女は戻って来ませんでした。

RJ がマインドフルネス瞑想から逃げ出したのはこのためです。瞑想で目を閉じると、静けさと闇が迫ってきます。呼吸に注意を集中しようとしても、心に浮かぶのは姉の顔でした。彼女が亡くなった道路の交差点が頭をよぎることもありました。RJ の瞑想の実践は、私の親友が瞑想会で経験したのと同じ一連の症状を引き起こしました。極度の不安とそれに伴う窒息感。それに対する RJ の唯一の対処法が、教室を出て独りでトイレに閉じこもることだったのです。

ストレスとトラウマ

RJ に何が起きていたのでしょうか。姉を失った悲しみが原因であるのは理解できるとしても、こうした一連の症状を何と名づければよいのでしょう。

そのときの RJ には知りようもありませんでしたが、彼が経験していたのは心的外傷性ストレスです。孤立、食欲の低下、高まる不安、辺りを憚らない行動、悪夢 —— これらはすべてトラウマの症状です。瞑想中に侵入する姉のイメージもそうです。トラウマは私たちを怯えさせ、無力にし、安らぎと喜びを奪い、人生を打ち砕いてしまいます。RJ はその苦悶の中にいたのです。

心的外傷性ストレスを理解するために、まずストレスの定義から始めましょう。現代的なストレスの定義は、旧オーストリア・ハンガリー帝国生まれの内分泌学者、ハンス・セリエによるものです。セリエはストレスを、「何らかの変化を求められたときに生じる身体の反応」と考えました[18]。その反応に決まったものはなく、またストレスは本質的に良いものでも悪いものでもなく、ただ私たちの労力を必要とするものとして認識したのです。私たちの神経システムは、「ポジティブ」ストレスと「ネガティブ」ストレスを区別しません。例えば、自転車の運転も車の運転も性行為も、どれも私たちにストレスを与えます。待ち望んだ妊娠の知らせや職場での昇進といった喜ばしいことさえある種のストレスの原因になり得ます。しかしほとんどの

場合、私たちはストレスを苦労や困難に関連づけます。終わりの見えない仕事、経済的な苦労、対人葛藤、人から受ける軽侮のメッセージなど、すべてネガティブ・ストレスの例です。こうしたストレスの軽減を謳ったさまざまなビジネスが生まれ、そうした中で今、マインドフルネスが脚光を浴びているのです。

　ネガティブ・ストレスは確かに私たちのQOL（生活の質）を低下させますが、それと心的外傷性ストレス（トラウマ）とは区別する必要があります。トラウマとは、私たちが経験し得る最も激しいストレス形態で、その原因となるひとつないし一連の出来事に曝されることから引き起こされます。多くの人は複数のトラウマを経験し、それが継続的に起こっていたとしても、社会がそれを問題として認めないこともあります。例えば、親密な相手から受ける暴力、家庭内での暴力、デートレイプ、そしてこの章の冒頭で紹介したような性暴行などです。ヘイトクライムや警官による殺害事件が起こっても、社会はそれを手早く目の届かないところに片づけてしまいます。そうした社会的抑圧がトラウマのひとつの温床になっています。トラウマは社会的文脈から切り離された個人的な出来事とは限らないのです。

　『精神障害の診断および統計マニュアル』の最新版（第5版、DSM-5／American Psychiatric Association, 2013）では、トラウマ的な出来事を、「死や重度の損傷、性暴力に実際に曝されること、もしくは危うく曝されそうになる出来事」と定義しています。また、トラウマ的な出来事を直接経験したり目撃したりするだけでなく、家族や親しい友人がそのような体験をしたと知ることによっても、さらには、救急隊員や救急医療現場の医師やトラウマと密接に関連した仕事をする人たちのように、職業上繰り返しトラウマ的な出来事の生々しい現実に曝されることによってもトラウマは引き起こされ得ます。

トラウマのスペクトラム

　異例にトラウマ的な出来事に曝されたとしても、長期にわたる悪影響を受けるとは限りません。仮に影響を受けたとしても打ちのめされるがままになるのではなく、多くの人はその経験を代謝し、つまり思考と記憶と感情をうまく処理することによって、心の健常を保つのです。

　しかし、トラウマ的な出来事が過ぎ去っても症状が進むケースがあります。これには、継続的なフラッシュバックや、苦痛を伴う身体感覚、突然湧き上がる不安定な情動といった反応が含まれます。私たちの内部には一種の警報装置があって、それが作動を止めず、内部に潜んだトラウマ的な経験が私たちの身体と心に甚大な被害をもたらすのです。

　この状態が**心的外傷後ストレス**（*posttraumatic stress*）と呼ばれるものです。すなわち、心的外傷の原因となった出来事が過ぎても症状が継続して現れる状態です。トラウマ的経験を統合することができないため、心に刻まれたトラウマの痕跡がずっと追尾してきて、トラウマが幾度も再現されるのです。時間はあらゆる傷を癒すと言いますが、心的外傷後ストレスには当てはまりません。

　実はこれは、社会のトラウマ的構造とパラレルな関係にあると見ることができます。社会的に抑圧された人たちは、一回限りではなく継続的に危険に曝されます。彼らが恐怖心を持つのは当然です。例えば、人種差別による暴力や軍事占領下での生活を考えてみてください。抑圧的な状況が継続するために、彼らはトラウマを終わらせる機会を奪われています。また一方、一回限りのトラウマ的な出来事の場合でも、悪夢や解離や孤立といった症状が続くため、その出来事はもう過ぎ去ったのだと私たちの心が認識できない場合があります。ブロック・ターナーの犠牲となった女性が裁判で述べたのは、そのケースです —— 「私は5歳児のように、夜は明かりをつけていないと一人で眠ることができませんでした。悪夢を見るからです。……この3か月というもの、朝の6時過ぎになってようやく私は眠りに就けました」

　心的外傷後ストレスの兆候は多くの場合隠れていて、それを周囲が見つけるのも、本人が自分の状態を説明するのも困難です。RJ のマインドフルネスの先生は、彼が姉を失ったことや、瞑想で苦しい思いをしていることを知りませんでした。RJ は誰にも理解されず独りで苦しんでいました。私たちの周りには、想像を絶する苦痛と格闘している、孤立したトラウマ・サバイバーがいるのです。瞑想者が示すトラウマ症状の兆候については第5章で説明しますが、ここでは心的外傷後ストレスがどれほどの苦痛を強いるかについて強調しておきたいと思います。心的外傷後ストレスは、当人はもちろんのこと、その家族やコミュニティにも容赦のない苦しみを負わせます。

　DSM-5 の定義にあるように、心的外傷後ストレスはトラウマ的な出来事

を目撃した人にも影響を及ぼし得ます。フレディー・グレイがボルチモア警察に拘束され死亡した 1 年後、その現場にたまたま居合わせて撮影したケビン・ムーアをある記者が取材しました。ムーアはグレイの最後の言葉を思い出し、次のように語りました。「毎晩、彼の悲鳴が聞こえます。『息ができない、助けてくれ、医者に連れてってくれ』それが、私の頭の中でいやというほど繰り返されるのです」[19]。こうした症状は、身近な人にトラウマ的な出来事が起きたと知るだけでも発症することがあります。出来事の衝撃は、こうして周囲に波のように広がっていきます。黒人の心理学者モニカ・ウィリアムズ（Williams, 2015）は、人種差別のトラウマについて次のように書いています。「私たちは、黒人であるがゆえの危険はいつでもどこでも誰にでも起こり得ると、絶えず思い知らされるような出来事に取り囲まれています。今夜のテレビニュースで、丸腰の黒人が、路上で、留置場で、さらには教会で殺害されている場面がまた流れるかもしれない。何世紀にもわたって、黒人のコミュニティはこうした恐ろしい事件の知識を蓄積して内面化してきました。そのため私たちは、黒人への暴力行為がまた起こったと聞くだけでトラウマを発症しかねないのです」

　トラウマとなる出来事が起きてから特定の症状群が少なくとも 1 か月間続くと、心的外傷性後ストレスは心的外傷後ストレス障害（PTSD）へと発展します[20]。この症状群には、トラウマ的な出来事を繰り返し再体験すること、その出来事を想起させるものを回避すること、ネガティブな認識や気分（例えば、不安、苛立ち）、睡眠や覚醒時の障害（例えば、過覚醒、集中力障害、睡眠障害）などが含まれ、トラウマ・サバイバーの約 8 〜 20% が PTSD を発症すると推定されています[21]。診断基準を満たしていなくても PTSD 症状に苦しむことがあります。ソーシャルワーカーのスーザン・ピーズ・バニットは、「PTSD は全身を襲う悲劇であり、人間の全体性が揺さぶられるほどの深刻な影響を伴う出来事」だと述べています（Banitt, 2012, p.xix）。

　トラウマセンシティブ・マインドフルネスを採用する上で、ストレス、心的外傷性ストレス、心的外傷後ストレス、心的外傷後ストレス障害（PTSD）といった、トラウマの各ステージの違いを認識することは意味があります。しかしほとんどの場合、私たちの主な課題は、その人がどのステージにいるか診断を下すことではなく、序説で説明した四つの R、すなわち、トラウマの広範な影響を**理解**し（Realize）、症状を**認識**し（Recognize）、スキルを持っ

てそれに**対応**（Respond）し、**再トラウマ化**（Re-traumatization）を防ぐことです。誰かの症状が DSM-5 の示す PTSD の基準に当てはまるかどうかは、私たちの主要な関心事ではありません。トラウマセンシティブ・マインドフルネスの主眼は、トラウマ的な出来事が与える全体的な心理的インパクトにあります。そして PTSD はそのひとつなのです[22]。

統合

　ところで、トラウマ化するのはどんな出来事なのでしょう。精神的な虐待やヘイトスピーチといった強い負のストレスを与えるものもトラウマ的なものと言えるのでしょうか[23]。

　トラウマを理解する上で重要なのが、**統合**の概念です。私たちの多くはトラウマ的な出来事の内容に興味を抱きますが、むしろその出来事にその人がどう反応したか、特にその体験がその人の内面に統合されたかどうかが重要です。トラウマになるかどうかは、そこにかかっています。パット・オグデンが『センサリーモーターサイコセラピー――トラウマと愛着への介入』（*"Sensorimotor Psychotherapy: Interventions for Trauma and Attachment"*）で述べているように、「トラウマとは、統合できない脅迫的で圧倒的な経験」を指し、「このような経験をすると、他者や世界全体に対する安心感が弱まり、自己の内部でも不安感が残る」のです（Ogden, 2015, p.66）。

　統合のわかりやすい喩えは鍋に入ったスープです。野菜、鶏肉、ハーブなど、さまざまな材料を細かく切ってスープに加えると、材料が調和してひとつの料理になります。言い換えれば、それぞれの食材は鍋の中のスープという全体に統合されています。これを学術的に言うと、カリフォルニア大学ロサンゼルス校（UCLA）の精神医学教授ダニエル・シーゲルがマインドフルネスとトラウマの神経科学についての論考で述べているように、「異なる要素を関係づけてひとつの体系にすること」（Siegel, 2011, p.64）となります[24]。

　統合はさまざまなシステムで働いている原理です。私たちの身体で言えば、右脳と左脳のコミュニケーションや、思考と身体感覚の協調は、統合なしには成立しません。人間関係で言えば、会話において自分自身を保ちながら他者と調和を図るとき、統合原理が働いています。医療のような組織的な

システムでは、いろいろな医療従事者のスキルとさまざまなテクノロジーが統合され、患者にとって最善のケアが提供されます。統合の原理は、システムの大小に関わりなく、システムとして成立するための要になるのです。

　これに対し、心的外傷後ストレスは**非統合**（dis-integration）を生み出します。トラウマ的な思考や記憶や感情が私たちの経験から切り離され、隠れて潜み、機会を見つけては繰り返し意識に氾濫するようになります。そうなると内面の統合は崩れ、感覚は敵対的なものに感じられるでしょう。親しい人たちからなぐさめの言葉をかけられても、身体は警戒反応を示し続けます。心身の調和が崩れ、心と身体が切り離されてしまうことさえあります。

　RJ を例に考えてみましょう。彼は姉を失ったトラウマを統合することができませんでした。思考と感情は統御不能で混乱し、自分自身とも他の人々とも関係を結べず、姉のイメージがいつも予告なしに意識に侵入してきました。ブロック・ターナーによるレイプの犠牲となった女性も、トラウマの非統合的な影響について法廷で次のように述べています。「私は［暴行の記憶を］自分の心から追い出そうとしましたが、重すぎる記憶でした。私は話すことも、食べることも、眠ることもできませんでした。誰ともつき合わず、愛していた人たちとさえ疎遠になってしまいました」。彼女はターナーに向かって続けました。「私は閉じ込められ、怒りと自虐でいっぱいになり、疲れ、苛立ち、空っぽになりました……あなたは私に、独りぼっちで生きるほかない惑星への切符をくれたのです」

　統合は、トラウマセンシティブ・マインドフルネスの実践における基本的な考え方です。「この人は PTSD の患者なのか」と問うよりも、「この人は統合できないトラウマ体験で苦しんでいるのか」と問うほうが有用ですし、さらに良いのは、「マインドフルネスはこの人の苦しみを和らげているのか、それとも悪化させているのか」と問うことです。統合の概念によって、代謝できる出来事とできない出来事の間に明確な境界線があることがわかります [25]。

　統合はまた、DSM-5 によるトラウマの定義に含まれていない体験、特に抑圧体験に適用できると考えられます。人種差別、同性愛差別、あるいは貧困による抑圧を受けている人たちは、PTSD の現在の診断基準を満たす症状がなかったとしても、トラウマ的影響を被っている可能性があります。コネチカット大学のモニカ・ウィリアムズは、**マイクロアグレッション**（一般化

した微細な差別行為）が複合的に心的外傷性症状を引き起こし得ることを見出しました[26]。トラウマは戦争や性暴力と関連づけられることがほとんどですが、抑圧も心的外傷性ストレスと密接に関わっていることは間違いありません。

　統合についてはこの章の終わりでさらに扱うとして、ここでトラウマに関する統計を見ておきましょう。トラウマはどのくらいの割合で、どういう人に起きるのでしょう。私たちがトラウマインフォームドであるためには、こうしたことについて知っておく必要があります。

遍在するトラウマ

　私は数年前、トラウマと抑圧がいかに遍在しているかを可視化するエクササイズ、「ステップイン／ステップアウト」に参加しました。30人が輪になり、ファシリテーターが、人々を傷つける抑圧や危害のリストをひとつずつ読み上げます。読み上げられた項目が自分に当てはまり、それを開示してもよいと思った場合、一歩前に踏み出して輪の内側に入ります。その事象を経験したことのない参加者はそのまま動かず、しばらくの沈黙ののち、「ステップインした」人たちが元の位置に戻るのを待ちます。

　今でも、その日に聞こえていた窓の外の蝉の声を鮮明に思い出すことができます。「暴力を目撃したことがある場合は、ステップインしてください」とファシリテーターが始めました。驚くほど多くの参加者が輪の中に入って静止し、互いの顔を見て、元の位置に戻りました。「自分や家族が、感情的あるいは身体的に虐待を受けた経験がある人」、「知人が近親姦を体験したことがある人」とファシリテーターは読み上げを続け、輪の中へ入る足音、後ろに戻る足音が耳に響きました。私たちは、輪の内側に足を踏み入れた人の数をただ知的に把握するだけでなく、互いに打ち明けあっている現実を感覚的に感じるよう指示されていました。

　このエクサイズが終わったとき、重い沈黙が立ちこめました。一人を除いて全員が、レイプされた人を知っていました。およそ3分の2は自殺した人を知っていました。輪の内側に立つ人の表情には、ショック、怒り、悲しみ、そして恥が現れていました。誰も具体的な事実を開示したわけではあり

ませんが、それまで心の片隅に隠していた物語の存在を明かしたのです。私はそのときまで、自分はトラウマについてはよく知っている方だと思っていましたが、このエクササイズは私を震撼させました。参加者のうち何人かは長年の知己でしたが、彼らが何を見、何を経験してきたのか、まるで知らなかったのです。その日のエクササイズが終わってからは、彼らを違った目で見ることになりました。トラウマがほとんどの場合、見えないところに隠れているということを思い知らされました。

　トラウマは、精神科医マーク・エプスタインの言うように、「避けがたい人生の一面」(Epstein, 2013, p.3) なのです。それは統計が証明しています。世界の人口の推定 90％が生涯のうちに一度はトラウマ的な出来事に曝されます[27]。米国では、子どもの 4 人に 1 人が身体的虐待を経験し、5 人に 1 人が性的虐待を受けています[28]。トラウマ分野の代表的研究者の一人、ベッセル・ヴァン・デア・コーク (van der Kolk, 2014) は、トラウマの影響は、今日私たちが直面している最も重大な公衆衛生問題のひとつであると言っています。またエプスタインは、心理学はこれを基本的事実としたところから始めなければならないと主張しています。

　トラウマは、自然界における私たちの脆弱さをあらわにします。交通事故、転倒、溺死は負傷関連の死亡の 45％を占めており、特に交通事故は世界中の 15 〜 29 歳の若者の第一の死因となっています[29]。米国だけでも年間 4,000 万人以上が重傷を負って救急病棟に搬送され、そのうちの 200 万人が緊急治療を受けます[30]。地震から一般的な事故に至るまで、私たちはさまざまな形でトラウマを負います。特に物質的な備えが不十分な状況では、トラウマ化する危険性が高まります。

　トラウマのもうひとつの主要な原因は他者からの暴力です。毎年 1,000 万人のアメリカ人が親密なパートナーによって身体的に虐待を受け[31]、国全体では、2 分に 1 件の性暴行が発生しています[32]。全国の DV ホットラインには毎日平均 2 万本以上の相談電話がかかり[33]、DV 被害による全米の欠勤日の総計は毎年 800 万日に上ります[34]。メディアはトラウマの話題となると、戦争からの帰還兵のトラウマに注目しがちですが、トラウマインフォームドの実践には、トラウマ危害の範囲の広さを認識することが不可欠です[35]。

トラウマを経験するのは誰か

　ボルチモア警察に拘束され首の骨を折られた若い黒人、フレディー・グレイの死後、立て続けに起こった同種の事件に共通点があることは明らかでした。その夏、毎月のように、時には毎週のように黒人が警察によって傷つけられ殺される新しい動画がネット上に公開されました。黒人の犠牲者の割合は、米国に占める黒人人口の割合をはるかに超えています。そのうちの一人は、ニューヨーク市警察ともみあったのちに死亡した43歳の黒人男性、エリック・ガーナーでした。ガーナーの友人が携帯電話で撮影した動画には、私服警官がタバコをばら売りしていたガーナーを逮捕しようとしている状況が映し出されていました。「俺を見るたびにひどい目にあわせやがる、もううんざりだ……そういちいち苦しめないでくれ」とガーナーが言っているのが聞き取れます[36]。彼に手錠をかけようとした警官は、かけそこねると今度は絞め技を使い、彼の顔を歩道に押しつけました。「息ができない」とガーナーは何度も訴えたあと、意識を失い、病院に運ばれる途中で死亡しました。

　このような実例を見ると、誰がストレスや暴力に曝されるかは、社会的文脈に依存するのだと気づかされます[37]。米国疾病予防管理センター（CDC）は、警官との接触時の死亡確率は、黒人が白人の4倍であることを報告しています[38]。警察から暴力を受けてトラウマを負うのは特殊なケースのように見えますが、実際には特定のグループ（例えば黒人）が社会的暴力の標的になるという一般的な構図を反映したものなのです。事件の前から警察に不当に目をつけられ、嫌がらせを受けていたガーナーの言葉は、それを証言しています[39]。

　こうした社会的文脈を理解することが、トラウマインフォームドの作業では大切になります。トラウマに関する統計データを引用できることも重要ですが、それとは別に、抑圧のシステムが人々にどのように危害を加えるかを理解しなければなりません。自身の人生経験や学習によってこれを思い知らされている方もいることでしょう。その一方で、他の人々は ── 私はここに自分自身を含めます ── 抑圧から保護されてきました。私たちは、生得的に特権を授かったおかげで、制度的・システム的な抑圧によるトラウマの影響に目を向けたり、それを確認する必要がありませんでした。その結果、

トラウマを個々人の悲劇として考えるよう条件づけられ、トラウマがこの世界を形成している巨大な支配システムと関連しているなどとは夢にも思わずに済んできたのです。私たちは特権ある者の責任として、抑圧によるトラウマの影響について自分自身を再教育する必要があります。

　自然災害の経験も社会的文脈によって違ってきます。ハリケーン・カトリーナによるニューオーリンズ市の壊滅的な洪水には胸が痛みますが、人種によって生存者の経験が違ったものとなったことは否定できません。車椅子の黒人、あるいは赤ん坊を抱えた黒人は、白人が多く住む郊外のグレトナに避難しようとしましたが、警官が頭上に発砲し、彼らを不衛生な洪水地域に押し戻しました。気候に関連した経験でさえ、社会的文脈と無縁ではないのです。この認識はポリティカル・コレクトネスの次元の話ではなく、異なる生存世界にまたがって、信頼と安全と責任体制を築く道となります。この認識がない限り私たちは事実上別々の世界に住み続け、その断絶に架橋することができません。

　社会的文脈の重要性は、特に対人関係のトラウマに明白です[40]。例えばアメリカの女性の場合、親密なパートナーにストーキングされる可能性は男性の 4 倍であり[41]、レイプ未遂を経験する可能性は 14 倍です[42]。これらのリスクは、貧困層や有色人種の女性でぐっと高くなります[43]。トランスジェンダーの場合、シスジェンダー[訳註]の男性よりも性暴行を経験する可能性が 10 倍高く[44]、有色人種あるいは障がい者が生涯のうちに少なくとも一度の性暴力を経験する確率は 80％ にのぼります。障がい者の 40％ は、生涯で 10 回以上の性的虐待を経験しています[45]。

　トラウマを考える上で、人種差別は大きな要素です。ネイティブ・アメリカンがレイプ／性暴行に遭う可能性は他人種の 2 倍であり[46]、白人よりも黒人とヒスパニック系にトラウマの経験率が高い[47]のは人種差別が大きな要因のひとつだと考えられます[48]。また階級と所得もトラウマに曝される状況に影響し、世界中で「所得の低い人々は、裕福な人々よりも重傷および負傷による死亡率が高い」ことが世界保健機関により 2014 年に報告されています[49]。低所得者は危険な仕事を強いられ、外傷を負っても緊急治療を受ける

　訳註──シスジェンダー（cisgender）とは、生まれたときに割り当てられた性別と性自認が一致している人のこと。

ことができず、リハビリ治療の費用を払う経済的余裕もなく、休業中の賃金の損失を補填できないことが高い死亡率の原因として指摘されています。

　ここで伝えたいのは、トラウマは遍在すると同時に政治的な偏向を持っているということです。私たちが住んでいる世界の社会的・経済的構造は、一部のグループの安全を尊重し多くの機会を創出する一方、他のグループを体制的に無視するよう設計されています。一部のグループが上に立つ社会では、生活も、ものの見方も、すべてがそのグループに合わせて規定されてしまい、仮に支配層に利他的な意図があったとしても、それがうまく機能しないのです。トラウマセンシティブな仕事を目指す私たちは、こうした社会体制を自覚できるよう、意識の上でも対外的にも努めなければなりません。

教室に戻った RJ

　ここで RJ の話に戻りましょう。姉のフラッシュバックから逃れようとしてトイレに閉じこもっていた RJ は、瞑想クラスの終わりに教室に戻りました。生徒たちが教室を出ていくなか、マインドフルネス教師のマークが近寄ってきて、数分話ができないかと尋ねました。

　失うものは何もないと感じた RJ は、マークに心を開き、姉の死と瞑想中の体験について率直に話しました。マークは RJ の話を聞いて心動かされ、RJ の苦しみに気づいていなかったことを知りました。マークは自分も数年前にがんで兄弟を失い、そのときにマインドフルネスによって助けられ、悲しみを心の隅に押し込まずに向き合えるようになったと語りました。

　マークは自分の経験を RJ に話したあと、個別ガイドの瞑想を試してみないかと提案しました。瞑想の授業が RJ にとってトリガーとなった理由を理解したマークは、代わりに何か助けになるものを提供したいと思ったのです。RJ は頷き、マンツーマンの瞑想が始まりました。マークは目を閉じて何か気づいたことがあれば言うように指示しました。RJ は、姉の顔が見え、腹部には掻き回されるような感じがあると言いました。マークは「その二つに好奇心を向けていられるかな」と尋ね、さらに「優しい目で観察すること、そしてリラックスして呼吸するように」とつけ加えました。

　数分後、RJ は突然目を開け、恐怖を感じたと報告しました。「わかるよ」

とマークは共感を示し、こう言いました。「それに気づくのはとてもよいことだ。恐れがそこに存在することを受け入れられるか見てみよう。恐れについては何も考えないで」。RJは一旦目を閉じましたが、1分後に再び目を開けました。少しでも注意を向けると恐怖は悪化し、自分に襲いかかってくるようで、手に負えない気がしたのです。

RJは恥ずかしさを感じながらマークを見上げました。せっかく助けてくれようとしているのに、自分は瞑想すら満足にできないのです。無力感に打ちひしがれ、RJはマークに謝りながら自分のバックパックに手を伸ばしました。

そのときマークはさっと立ち上がり、RJを安心させようと、「続けていればできるようになるから」と声をかけました。そして、君をサポートできるなら何でもすると言い添えました。

RJは目を伏せたままマークにありがとうと言いましたが、そのときはただ独りになりたい気分でした。教室の外に出た彼はバックパックに手を突っ込み、ヘッドホンを取り出しました。これを目にするのは苦痛でしたが、姉を思い出すために持ち続けていました。

統合を妨げるもの

前述したように、トラウマの影響は二つの視点から見ることができます。トラウマがどのステージにあるかという診断の視点と、統合の視点です。ここでしばらく統合の話に戻りましょう。トラウマ的な症状に捕われる人がいる一方で、トラウマ的な経験を内面に統合できる人もいるのはなぜか。

これはトラウマを理解する上で大きな価値のある質問です。正答すれば、PTSDに苦しむ人々の癒しに大きく貢献できるでしょう。私は第4章で、脳と身体へのトラウマの影響と、神経生理学が提供する統合についての重要な洞察について解説します。しかしここでは、トラウマセンシティブ・マインドフルネスに直接関係する二つの要素について述べます。

ひとつは恐怖です。トラウマによって私たちは、ある内的な経験に恐怖を感じる場合があります。トラウマとなる出来事は内部に居座り、恐怖の感覚・感情でその人を凍りつかせます。当然その人はこうした体験の再発を恐れるようになります。ヴァン・デア・コークはこれを次のように説明しました。

　　トラウマを体験した人々は……内部に安全を感じることができない。彼らの身体
　　自体が仕掛け爆弾なのだ。身体が恐怖の容器のようになってしまって、感じたい
　　ように感じ、知りたいように知ることができない。最初外部にいた敵が、内部の
　　苦痛に変容してしまうのだ。　　　　　　　　　　　　（Emerson & Hopper, 2011, p.xix）

　これがトラウマの強いる苦痛のひとつです。臓腑が絞り込まれるような痛みや恐怖を伴う感覚が内部に潜み、それに継続的に対処しなければならないのです。

　トラウマ・サバイバーがマインドフルネスの場で、「あなたの内的経験に注意を払ってください」と指示されることの意味を考えてみてください。その人は統合されていないトラウマの残骸 ── 恐怖、無力感、心を激しく動揺させる記憶とイメージ ── に面と向き合うことになるでしょう。これ自体が自動的に深い傷を負わせるわけではありませんが、すぐにトラウマは圧倒的なものに変貌する可能性があります。サバイバーが自分たちの内的経験を恐れるのは理由があるのです。マインドフルネスの指導者が善意で関わったとしても、それだけでその人の内部にある地雷原を通過できるわけがありません。

　RJ のマインドフルネスの教師マークを例にとって見ましょう。がんで兄弟を失ったとき、彼はマインドフルネスに助けられました。自身の喪失体験を RJ に重ねたことは理解できます。しかしすでに RJ は心的外傷後ストレスを発症していました。フラッシュバックや吐き気や逃避願望などがその兆候です。トラウマをよく理解していないマークはこれらの症状を認識できず、効果的な対応方法も知りませんでした。RJ は自らの内部に潜んでいるものを恐れており、マークが提供できる以上のものを必要としていました。自分の心の中にあるものに注意を向ければ、当然、恐怖やフラッシュバックが頭をもたげ、苦痛を激しくするだけです。

　トラウマセンシティブ・マインドフルネスと関連しトラウマの統合を妨げる二つめのファクターは恥です。心的外傷性ストレスに伴って発生する恥は、屈辱や自信喪失や後悔と近接する複雑で活力を衰弱させる感情です。性的虐待を受けた人は、逆らえば事態を悪化させたに違いないとわかってはいても、反撃しなかった自分を責める場合があります。戦闘中に恐怖で凍りついてしまう兵士は、周りの兵士たちに侮辱され、自分には根本的な欠陥があ

ると感じるようになります。差別を受けている人も、自らに向けられている抑圧を内面化し、自分には欠陥があり価値がないと感じ始めるかもしれません。恥は、私たちの活力を麻痺させる強い力を持っています。

RJは主に二つの点で恥を感じていました。ひとつは、姉の死は自分のせいだと思ったことです。「もしあのとき姉にヘッドホンを貸していなければ」という考えに取り憑かれ、自分を許すことができませんでした。自分の落ち度で姉を死なせてしまった、自分は何と無責任な人間なんだと激しい自己嫌悪に苛まれました。RJの感じたもうひとつの恥は、瞑想の実践において、マークに指示された簡単なことさえできなかったことでした。彼の人生でうまくいっていることは何ひとつなく、弱さと絶望感を感じました。こうしたすべての否定的な感情が、トラウマを統合する上での障碍となりました。

RJが恥に対処するためには、瞑想の個別指導以上のものが必要でした。RJは人との関わりを必要としていたのです。第8章で説明するように、トラウマ・サバイバーはしばしば他者との関係性の中で回復し成長します。人間関係は万能薬ではありませんが、適切な条件下では、安全と信頼を再構築するのに役立ちます。そしてその安全な関係性の中で、私たちはスキルを使って恥と赦しに働きかけることができます。マークが示した共感には建設的なところがありましたが、トラウマを受けとめ、親密で頼れるガイドとなる訓練を欠いていました。ほとんどの場合、恥に注意を向けさせるだけでは不十分なのです。

トラウマセンシティブな実践者にとって重要なのは、トラウマ・サバイバーに今も潜んでいるかもしれない恐怖と恥に配慮することです。トラウマを単なる激しくネガティブな感情と考えてはなりません。トラウマは、人を無力化してしまう恐ろしいストレスであり、人間の精神と生理の最深部から発される、生存に関わるサインなのです。トラウマを安易に扱うと、その人を危機感と不安の穴に突き落とすことになりかねません。私たちの役割は、トラウマのこうした非常にデリケートな性質とマインドフルネスが相互にどう作用を及ぼし合うかについて、できる限り理解することです。そうすることで、トラウマをきちんと認識し、効果的に対応し、再トラウマ化を防ぐための扉を開くことができます。それこそがトラウマセンシティブ・マインドフルネスなのです。

第2章
瞬間と向き合う
マインドフルネスとトラウマによるストレス

瞑想は、この複雑な世界の厳しさから逃れるための受け身で贅沢な自己
陶酔ではありません。マインドフルネスと瞑想は、世界が必要とする変
化に自らなるべく、自分自身を根底から変容させることです。
── ラリー・ヤング

　5週間前に始まったタラとニックとのセラピーは順調に進んでいました。
内向的な弁護士であるタラは自分の希望や願いをアサーティブに伝えるト
レーニングに、外向的な専業主夫であるニックはアンガー・マネージメント
に取り組んでいました。私の知る他のカップル同様、4年前に誕生した息子
コナーの存在が彼らの関係に大きなプレッシャーとなっており、口論が増
え、テレビを見る時間が増して、最近はセックスすることもなくなりまし
た。これまでのセッションで二人は、お互いへの優しさを保ちながら、時に
はユーモアさえ交えつつ問題に向き合うことができていました。しかしその
日は、明らかにただごとではない空気が漂っていました。
　「あなたから始める？」タラはニックに尋ねましたが、それは質問というよ
りは命令に近いトーンでした。ニックは頷き、水の入ったグラスを見つめな
がら話し始めました。前の晩は、家族みんなが感情的に疲弊していました。
三人が代わるがわる風邪をひいていただけでなく、タラは抱えていた仕事の
重圧に圧倒され、コナーは一日中かんしゃくを起こしていました。夕食時、
コナーは椅子の上で駄々をこね、食べるのを嫌がりました。ニックがいらだ
ち、コナーのフォークをつかんで顔の前に突きつけると、コナーは金切り声
を上げ、皿を手に取ってニックめがけて投げたのです。
　スパゲッティまみれになったニックの怒りが爆発しました。彼は立ち上が

り、水の入ったグラスを部屋の向こう側の壁に投げつけました。泣き出した
コナーをタラがとっさに抱きかかえると、ニックは急いで寝室に引き上げま
した。目の前の出来事に困惑し、彼はめまいと怒りに襲われていました。

　私の向かいに座るニックとタラは、明らかに動揺していました。ニックは
以前にもコナーに対してカッとなったことがありましたが、身体的な危害を
加えるようなことは一度もありませんでした。タラは、自分と息子を夫から
守らなければならないという思いに圧倒されていました。ニックはソファに
身を委ねながら、「家族との信頼関係を壊してしまったような気がします」
と言い、深い溜息をつきました。

　タラが感情的にかき乱され、ニックが恥辱にまみれたことにより、これま
でと異なる新たな会話が可能になりました。こうした危機的状況は、しばし
ば表面下でくすぶっていた問題を明らかにするものです。もはや言葉をとど
めることができなくなったかのように、ニックは自分のトラウマ的な過去に
ついて話し始めました。彼は、ベトナム戦争帰還兵の暴力的な父親に育てら
れました。幼い頃、ニックと弟はバスルームに隠れて父親が仕事から帰るの
を待ちました。玄関のドアが優しく閉まれば出ていって父を迎え、叩きつけ
るようにドアが閉まる日はそのまま隠れていたそうです。父が酒を飲んでい
ればあらゆることが予測不可能になり、前触れもなく拳が飛んできたと言い
ます。

　ニックは続けて、最近フラッシュバックを経験していることも明かしまし
た。父親の虐待が最も酷かった頃の自分の年齢にコナーが近づいているこ
とで、過去に経験した暴力のイメージがよみがえり、廊下に現れる酔った
父、隠れていた弟の恐怖に満ちた顔が繰り返し思い出されていました。彼は
また、暴力を受けていた子ども時代からずっと、腹部が広範囲に締めつけら
れるような感覚を抱えていました。常にイライラし動揺している状態となっ
た彼は、テレビを何時間も見たり、いつもより多くアルコールを飲んだりし
て気を紛らわしていたのです。セッションの終わりに、その後数週間は私が
ニックに個別に会うことで全員が合意しました。タラはコナーを連れて自分
の両親に会いに行く計画を立てていましたし、ニックは自分の内面の嵐を何
とか乗り切るための戦略を求めていました。

　私がニックに最初に提案したのはマインドフルネスでした。ニックはガイ
ダンスに従い、心の中に閉じ込められたままの怒りと恐怖をマインドフルネ

スによって観察し、許容し始めました。激しい怒りの波が襲ったとき、身体感覚を批判的に捉えたり回避したりする代わりに、ただその瞬間にとどまることを学びました。彼はまた、自分の感情が常に変化していること、思っていたほど根を下ろしているものではないことに気づきました。時には、感覚や感情が穏やかになり、深呼吸してリラックスできることさえありました。これまでのように自分をただ叱責するのではなく、次第にニックは好奇心と思いやりを自分の経験に向け始めました。彼は自らの怒りの根底に、家庭内の暴力に圧倒されていた幼い頃の恐れが横たわっていることに気づいたのです。

　3週間後、セッションで実践していたマインドフルネスについてニックがどのように感じているか尋ねました。「どんなことでもするつもりです」と彼は涙を浮かべました。「コナーという名はアイルランド語で〈意志が強い〉という意味です。確かに強い子だけど、自分がしたようなつらい経験はさせたくない。家族に受け継がれてきた暴力を、私で終わらせたいのです」

トラウマとマインドフルネス

　マインドフルネスとは、判断したり批判的に捉えたりすることなく、起きていることをありのままに認識する心の力です。それは、あらゆる瞬間において、自らの思考や身体の感覚、感情など、私たちの経験のさまざまな側面に意識的に注意を向け続けることにほかなりません。ニックの例で見たように、マインドフルネスは自身の内なる世界を私たちが受けとめ、それと共にいることを助けてくれます。たとえ心の内側にあるものが破壊的であったとしても。

　マインドフルネスはいまや社会的なトレンドでもあります。元来はバラモンたちがヴェーダ経典を暗記するために、のちに悟りを求める仏教の僧侶たちによって使われてきたマインドフルネスが、現代社会でメインストリームの消費文化に取り入れられています。教育現場から企業に至るまで、マインドフルネスはありとあらゆる場面で実践されており、ストレスに対するスピーディな解決策として宣伝されることさえあります。こうした中で、マインドフルネスを独善的にも尊大にも聞こえないように伝えるのは難しくなり

つつあります。「マインドフルであれ」という教示は、誰かの正当な苦悩や痛みを軽んじることになりかねないのです。

　これは特にトラウマについて言えることでしょう。トラウマについての見識を持たない場合、心的外傷がベースとなった恐怖や恥を考慮することなく、ただマインドフルに意識を向け続けることになります。私は、トラウマ症状に明らかに苦しんでいるにもかかわらず、トラウマを深く理解していないマインドフルネスの講師に同じ助言を繰り返し受けたサバイバーから、数え切れないほどのメールを受け取りました。この講師たちに思いやりが欠けていたわけではなく、統合されていないトラウマのインパクトを過小評価し、マインドフルネスの利点を過大評価していたのでしょう。

　最悪の場合、マインドフルネスはエリート主義的にさえなります。立場が上の者が調和のとれた穏やかな声色で話すと、マインドフルネスの教えは権威主義的で人を見下しているようにすら聞こえ、トラウマと抑圧の複雑な関係を意図せず矮小化してしまう可能性があります。私がリサーチを進める中で、社会構造的な心的外傷の経験（例えば、執拗なホモフォビアや性差別）を無視され軽んじられたサバイバーたちの話を数多く聞きました。彼らはみな、他者を許して世界に心を開き、物事をありのまま受け入れるためにマインドフルネスを実践するよう勧められていました。繰り返しますが、講師たちには害を加える意図などありません。しかし、不注意にも他者の構造的抑圧の経験を軽視することで、社会に存在する不正義を認め、それと向き合う機会を逃したことは間違いないでしょう。

　その一方で、マインドフルネスはサバイバーにとって不可欠なリソースとなり得ます。適切に行えば、トラウマを統合する力を高めることができるからです。この章で追って説明するように、これは**自己制御**── 感情、思考、行動をコントロールする能力 ── の強化により可能になります。トラウマが私たちに制御不全をもたらし、身体が分離されてコントロールを失わせるのに対し、マインドフルネスは私たちが主体性の感覚を取り戻すのを助けます。注意を集中し、自分自身にチューニングすることで、絶えず変化する感情のバランスを取るスキルを学べるのです。この章ではニックのストーリーを例に、マインドフルネスと自己制御がいかにサバイバーの助けになるかに着目します。

　他者にマインドフルネスを提供している実践者にとって、トラウマに対す

るマインドフルネスの利点を知ることは有益です。しかし、私はあなたにトラウマ治療のスキルを伝授するつもりはありません。むしろ、マインドフルネスの実践だけでトラウマを癒すことができるという考えを捨てて欲しいのです。マインドフルネスはすべてに効く万能薬であるとか、私たちはみな潜在的に何が正しいかを知っているという思想に抵抗する必要があります。私たちの仕事は、トラウマの持つ力と複雑さを尊重し、トラウマに直面している瞑想学習者やクライエントのために何ができるかを学ぶことです。それには、トラウマの生物学的、心理的、社会的な側面と、それがいかにマインドフルネスと交差するかについて自らを教育する必要があります。前の章で触れたトラウマの蔓延を考えれば、私たちのこうした学びが、安全かつ変容的な方法でマインドフルネスを提供する上で何より大切なのです。

マインドフルネスを定義する

マインドフルネスとは、仏陀の時代にインドで使われたパーリ語の**サティ**（*sati*）という言葉を現代的に翻訳したもので、**精神（心）の存在**（presence of mind）、**記憶**、**明瞭な意識**（awareness）などといった意味があります。私の採用するマインドフルネスの定義は、ストレス低減におけるマインドフルネスの役割について先駆的な研究を行い、その驚くべきポピュラリティへの道を開いた生物学者、ジョン・カバットジンから来ています。カバットジンはマインドフルネスを「特定のやり方で、意図的に、今この瞬間に、判断せず、注意を払うこと」と定義しました（Kabat-Zinn, 1994, p.4）。個々のトラウマの文脈でこの定義を解き明かしていきましょう。

意図的に注意を向ける

マインドフルネスの最初の要素は、**意図的に注意を向けること**。これは、対象物に意図して注意を向け、それを維持することを意味します。注意を暗がりを照らす懐中電灯だとすると、マインドフルでない状態では私たちの注意の光は部屋の隅から隅へとランダムに漂います。しかし、マインドフルな状態であれば、私たちは特定の場所に懐中電灯の光を安定させることができます。これには、呼吸の感覚に注意を払うこと、または思考や感情を観察す

ることが含まれるでしょう。マインドフルで意図的な注意は、私たちのさまよう心を安定させるのに役立つのです。

　心的外傷性ストレスは、私たちの注意に広範な影響を及ぼします。心的外傷後ストレスを抱える人は、環境内のトラウマに関連する刺激（特定の音や匂い、またはトラウマ体験に関する光景）を反射的に追跡してしまうことがよくあります。ニックの例で言えば、彼は父親に似た男性を見ると不安を感じ、身構えました。トラウマの文脈でマインドフルネスが非常に有効である理由のひとつは、意図的に注意を向ける方法を訓練し学ぶことが、サバイバー自身の安定性の保持に役立つ点です。自らの注意に翻弄されずに懐中電灯を安定させ、主体性と制御の感覚を取り戻せるのですから。

この瞬間にとどまる

　カバットジンのマインドフルネスの定義の二つめの要素は、**いまこの瞬間に注意を払う**ということです。過去や未来について物思いに耽るのではなく、いまここにしっかりと注意を根ざす実践がマインドフルネスといえます。「過ぎゆく時間の波」（Gunaratana, 2011, p.134）の中で、今この瞬間だけが私たちに与えられた唯一のものであることは間違いありません。仏教の教えを説くシルビア・ブアスタインは、次のように書いています。「マインドフルネスとは、いま起きていることを意識的にバランスのとれた形で受容すること。なんら複雑ではありません。いまの瞬間に対して、事実をありのままに、楽しいか否かを問わず、心を開き、受け入れることです」（Boorstein, 1995, p.60）。

　サバイバーにとって、「いまこの瞬間」はしばしば過去の思い出に満ちています。ニックが経験したように、統合されていないトラウマの断片（混乱した思考、苦しい記憶、またはイライラするような身体感覚）が常に自分の意識に侵入してくる可能性があります。こうした侵入により、サバイバーは痛みに縁取られた過去のレンズを通して現在の瞬間を体験することになります。しかし、マインドフルネスによってサバイバーは、注意をいま現在に向け続けることを学べるのです。トラウマ専門家のバベット・ロスチャイルドが『身体は憶えている』（*The Body Remembers Volume 2: Revolutionizing Trauma Treatment*）に書いたように、「PTSD（心的外傷後ストレス障害）とは、恐ろしい過去の記憶に常にねじ込まれるトラウマ・サバイバーの心身の状態を指し

ます。マインドフルネスによる瞬時的現在への注意は、PTSD に対する自然な対抗手段になるのです」（Rothschild, 2017, p.166）。もちろん、これによってトラウマの回復が容易になるわけではなく、潜在的な合併症を回避するものでもないことは、ロスチャイルド自身が指摘しています。しかし、統合されていないトラウマの断片を再体験しながらも現在の瞬間にとどまり続けるスキルは、トラウマの回復に不可欠です。

判断せずに注意を向ける

　マインドフルネスの三つめの要素は、**判断を下さない注意**です。これは、いま現在の経験に好奇心と受容の態度をもって向き合うことを意味します。自分の気分や想起された記憶を判断したり撥ねつけたりするのではなく、オープンで好奇心に満ちた状態でいるための実践です。批判的思考を放棄したり、自由放任の態度をとることではありません。そうではなく、マインドフルネスを使って反射的な反応を抑え、この世界で実際に起こっていることへ意識の扉を開くのです。仏教の僧侶であるバンテ・グナラタナはこう言いました。「私たちがどんな経験をしていようとも、マインドフルネスはそれを受け入れるだけです。プライドも恥も、個人的な課題もありません。ここにあるものは、そこにもあるのです」（Gunaratana, 2011, p.133）。

　判断を含まない注意は、サバイバーにとって難題となり得ます。上述したように、どんなトラウマもしばしば恥と自己批判を生み出し、その結果サバイバーは、トラウマは自分のせいであり、自分は治癒できないほど壊れていると信じてしまうことがあります。研究によれば、重度なトラウマ症状を抱えるサバイバーほど、自己批判的な行動をとる傾向が高まります [1]。自分を傷つけた人々や社会制度に正当な怒りや恨みを感じることもありますが、より一般的には、サバイバーは感情を内側に向けて自分を攻撃してしまうのです。

　マインドフルネスは、判断しがちな心に働きかける方法を提供します。サバイバーが好奇心を、さらにはセルフ・コンパッション（自分への優しさや思いやり）を持って自らの経験に出会うとき、彼らは心を開いて過去と現在を見つめられるようになるでしょう。あるとき私はニックとのセッションで、彼が怒りを感じる身体の部位に手を置いて、そこにある感覚や感情に興味を向けることを提案しました。彼はそのような怒りの感情を持っていることでしばしば自身を責めていました —— 幼少期の虐待が自分のせいであるかの

ように。しかし、マインドフルネスを実践することによって、フラストレーションや自己批判の代わりに愛と思いやりを自分に向けられるようになり、その結果、より安定的でバランスのとれた生活が可能になりました。彼がしたことは、1分間腹部に手を置き、息を吸って、額を和らげることでした。

自己制御

　ここで示した三つの要素からなる定義は、マインドフルネスの効果についての何百もの調査研究で採用されています。研究結果は概して肯定的で、マインドフルネスが不安やうつ病、慢性的な痛み、摂食障害など、さまざまな症状の改善に有用であることが示されています[2]。加えて、精神的および身体的な健康を全体的に改善することも見て取れます。これらの調査結果を踏まえると、マインドフルネスをこれほど強力にするものは何かという疑問が湧いて当然でしょう。マインドフルネスが、例えば規則正しい運動習慣や特定の薬の服用と同程度に有益だと考えられるのはなぜなのでしょうか。

　これらの問いに答えようとしたとき、マインドフルネスという概念の操作がいかに難しいかに気づかされます。効果測定のためにマインドフルネスを構成要素に分解し、個々の影響を測ることは非常に困難なのです。マインドフルネスの研究者であるキャサリーン・コークラン、ノーマン・ファーブ、アダム・アンダーソン、ジンデル・シーゲルは、「マインドフルネス実践の利点は一般に受け入れられているが、効果を生むメカニズムとプロセスはほとんどわかっていない」と述べています（Corcoran, Farb, Anderson and Siegel, 2009, p.339）。しかしながら、研究者たちはこれまでに、覚醒の低下、より受容的な態度といったマインドフルネスの個々の要素を取り出し、調べようとしてきました。あるプロジェクトでは、特定の変数を統制するために「偽の」瞑想まで設定し、マインドフルネスによって得られる利点が相関しているのは瞑想者の姿勢なのか、それとも熟練した瞑想講師との関係なのかを調べています[3]。マインドフルネスの効力を強力にする秘密を解読しようとする研究者たちの努力は続いているのです。

　この議論で強調したいのは、マインドフルネスは強化された自己制御のプロセスであるという点です[4]。心理学の教授であるジョーン・リトルフェル

ド・クックとグレッグ・クックは、自己制御を「自らの行動、感情、思考をモニターして制御する能力、また、状況の要求に応じて変更する力」（Cook & Cook, 2005, p.36）と定義しています。それは、寒いときにセーターを着るかどうかや、あまりに気分が悪くなったために映画館で席を立つかどうかなど、その瞬間の自己のニーズに的確に応えるのに役立ちます。研究者たちの示唆によれば、マインドフルネスによって私たちの自己制御の力が高まることで、柔軟かつ適応的な方法で世界に対応できるようになるのです。

　心的外傷後ストレスを経験している人々は、自らをコントロールしている感覚を持てないことがあります。不穏な思考や記憶や耐え難い感覚に絶えず襲われ、まともに操縦できない船の舵輪を握っているかのようです。しかしサバイバーは、マインドフルネスの実践によって理論的にはある程度の主体性を取り戻すことができますし、困難に取り組めるようにもなります。自らの内的世界を観察して許容し、習慣的に思考や感情を回避するのではなく、コンパッションを持って精査することができます。トラウマセンシティブな実践者として働く私たちも、マインドフルネスの力を持ってすれば、個人的なものも体制的なものも含むあらゆる形態のトラウマに立ち会うことができます。たとえそれが、家族が国外追放の脅威に曝されている瞑想学習者であろうと、家庭内の性的虐待の記憶に苛まれているクライエントであろうと、彼らのストーリーの目撃者となる私たちの許容力を強化された自己制御が助けとなることに変わりありません。マインドフルネスは、トラウマ症状を経験している本人だけでなく、サバイバーとともに働く人々のサポートにもなるのです。

　第4章で取り上げる最新の神経科学研究に基づけば、マインドフルネスは、注意制御、身体意識、情動制御の三つの方法で自己制御をサポートするとされています（図2.1を参照）[5]。これらの要素とトラウマとの関連性について理解を深めるために、ニックの例に戻りましょう。

注意制御

　タラがコナーと里帰りしている間、ニックは独り自宅で苦しんでいました。壁にグラスを投げつけた記憶が繰り返しよみがえり、胃の中に感じる強力な熱の塊から逃れることができませんでした。こうした記憶や感覚は、ト

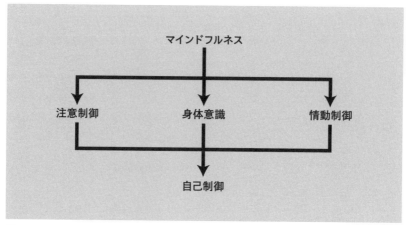

図 2.1　マインドフルネスと自己制御

ラクタービームのようにニックの注意を現在から絶えず引き離すのです。夜になってベッドに横たわっても彼の心は何時間も騒がしいままで、父親の記憶とコナーを傷つけることへの恐れによってかき乱されました。明かりをつけ、本を読んで気を紛らわそうとしてもイライラするばかりで、あらゆることの根底に拭い去れない混乱を感じていました。

　先に述べたように、心的外傷後ストレスを抱える人はしばしば注意力に困難を生じます。トラウマを思い出させるような記憶や感覚、感情に絶えず直面しているからです。私とのセラピーを始める前は、ニックの注意は習慣的かつ無意識的にトラウマを思い出させるものに向いていたため、彼はいつも気が散っていて、イライラに圧倒され、自分をコントロールできずにいました。ニックは言いました。「常に自分の携帯電話をチェックして、見たくもないニュース映像で気を紛らわしていなければ、惨めな思い出と、自分が人並みじゃないという感覚でいっぱいになってしまうのです」

　私のガイダンスを受けて、ニックは自分の注意がより意図的になるよう働きかけました。自らの安定性と自己制御を保つために、自分が自己制御の感覚を得られる刺激に向けて、意識の懐中電灯を向けることを学び始めたのです。時にそれは、ソファにもたれかかったときに背中に感じる圧力のよう

な、身体的なグラウンディングを助ける内的な感覚だったり、またあるとき
は、太陽の下で風に揺らぐ木の葉に意識を向け、その光景から感じる生き生
きとした命や温かさだったりしました。どこに注意を向けるかによって自分
の感情の状態が大きく左右されることに驚き、「自分が恐怖を感じるものば
かりに集中していることに気づかなかった」と言いました。「自分の心にこ
んなにも働きかける必要があるなんて、知りませんでした」

身体意識

　ニックに初めて自分の身体に注意を向けるよう伝えたとき、彼は混乱した
表情で私を見て、「どうしてそんなことをするんですか」と尋ねました。「自
分の身体に感じるのは怒りだけです。それを意識したら、またグラスを投げ
てしまうかもしれない」

　ニックの身体回避は、圧倒的で統合されていないトラウマの要素を寄せつ
けないための、よくある戦略でした。彼は感情を制御するために、意識から
身体を切り離したのです。と同時に、トラウマがもととなった感覚を避け続
けることによって耐性が失われ、突然そのような刺激に圧倒され支配されて
しまうようになりました。グラスを投げつけた夜、彼は腹部と胸に感じてい
た怒りが増幅するのを意識から遠ざけるようにして一日を過ごしていたので
す。

　ニックは、トラウマが身体を通してどのように経験されるかを直接的に理
解しました。サバイバーにとって、身体は避難場所であるどころか、しばし
ば敵の巣窟となります。トラウマの専門家であるデイヴィッド・エマーソン
とエリザベス・ホッパーは次のように書いています。「サバイバーは自らの
身体と常に戦闘状態にあります。（中略）身体が発するあらゆるメッセージ
に意識を向けると、自分が損傷を受けた感覚に陥るため、身体によって自分
が傷つけられるように感じてしまうのです」(Emerson, Hopper & Levine, 2011,
p.21-23)。そのためサバイバーは、痛みに対処するためのわかりやすい方略
として、意識と身体感覚を引き離すことになります。

　これに対し、微細な身体感覚への意識を研ぎ澄ますマインドフルネスと瞑
想は、サバイバーに複数の利益をもたらす可能性があります。まずひとつめ

は、自分の気分やニーズや欲求に関するサインを私たちが受け取るのを助け
てくれる点です。私とのセッションでニックは、自分のストレスが高まって
いることを示すたくさんの兆候に気づきました。例えば、目の後ろの緊張や
突然押し寄せるフラストレーションなどです。静かな私のオフィスで、ニッ
クはまるで実験室にいるかのように、自分の注意を内側に向け始めました。
自らの内的世界を避け続けていた彼が、突然そのフィールドへの冒険に出よ
うとする姿は、その場に立ち会った私を謙虚な気持ちにさせました。彼は、
地面に置いた足裏の感覚が自分をより安定させ自信を感じさせることを知
り、反対に、胃に注意を向けすぎると圧倒されることに気づきました。単に
自分の身体に注意を向けることが、ニックにとっては革新的な行為だったの
です。

　身体意識の高まりは、身体的な感覚が常に変容していることをサバイバー
が認識するのに役立ちます。大きく息を吐くとニックの胃の緊張はわずかに
緩み、内的世界は固定的ではなく移り変わるものであることがわかります。
心的外傷後ストレスによってサバイバーの行き場のない感覚が定着してしま
うため、わずかな変化でさえ、長い間恐れてきたものに向き合う可能性を感
じさせます。怖くて触れられないと思ってきたものが、ともに存在できるも
のに変わるのです。

　時間と練習を重ねたニックは、内面の厄介な感覚がやがては変化すること
を知り、より多くの不快な刺激に耐えられるようになりました※。彼は無力
と絶望の淵から這い出て、可能性を見出したのです。彼はあるセッションで、
マインドフルネスのエクササイズののちに目を大きく見開き、こう言いまし
た。「驚いたな。長いこと胃に抱えてきたこの火の玉を、怖がらずに感じる
ことができるなんて。感じようとするだけで、かえって胃のなかが落ち着く
ようだ」。ニックの回復力は高まり、彼は新たな方法で身体と向き合ってい
ました。このときまでのニックは、自分の内なる世界から解離するか、それ
に圧倒されるかのどちらかでした。自身のトラウマに翻弄されていた彼が、

※――第4章では、仏教が説くマインドフルネスの四つの基盤（四念処）と、トラ
ウマセンシティブ・マインドフルネスとの関係について説明します。ニックのこの経
験は、マインドフルネスの二つめの基盤であるヴェーダナーの例です。ヴェーダナー
は、快、不快、ニュートラルを含む、私たちがマインドフルに意識することができる
感覚体験の範囲を指します。

ようやくそれと直接対峙し始めたのです。

情動制御

　個人セッションを始めてから2か月後、ニックが自宅で激しく動揺する場面がありました。タラとソファに座って、二人目の子をもうけるべきかどうかの話題になったとき、ニックは突然トリガーされたのです。顔が熱で赤くなり、心拍数が急上昇し、記憶が次々と溢れ出てきました。思い出されるのは、父親が弟を平手打ちする光景です。無力感と恐怖が彼を飲み込み、自分を責め立てるストーリーが心を支配しました。「彼を守れなかった……彼を守れなかった……」

　ニックは立ち上がって窓のそばまで歩きました。床に触れる足裏の感覚に集中することで、好奇心すら持ちながら、自分に何が起こっているかを見つめ続けることができました。何度か呼吸したあと、彼は自分が恐怖を感じていて、ねじれた胃と不安な思考の流れがその原因だとわかりました。これに気づいたとき、大声で怒鳴りたい欲求は鎮まり、振り返ってタラのもとに戻ると、彼女の目を優しく見て言いました。「このことについて話したいけど、怖くもある。さっきは突然、父のことが頭をよぎって、大きな家族を持つことの意味について考えてしまって……。この強いプレッシャーをどうにかするのに、少し時間がかかると思う」。タラは立ち上がってニックを抱きしめました。彼がこのように接してくれたとき、彼女はとても忍耐強くいられました。

　ニックの進歩は、マインドフルネスと情動制御の関係を表しています。これは、私たちが感情をどのように経験し、どう表現するかにかかわる能力です。注意を向ける対象の決定から、深く落ち着いた呼吸をすることまで、情動制御にはさまざまな方法があり、私たちがどのように感情を体験し表現するかに影響し、ひいては私たちがどのような人生を送るかに影響を及ぼします。研究により確認されているのは、マインドフルネス実践者は自分の内的世界に批判的でない細やかな注意を向けるため、自分の感情により敏感に反応することができ、感情的な消耗が少ないこと[6]、そして困難な感情や思考を過剰反応することなく受けとめる能力をマインドフルネスが高めることで

49

す[7]。マインドフルネスは、私たちが自分の感情状態を認識し、ただやみくもに反応するのではなく、選択のもとに対応する訓練となるのです。

　マインドフルネスのこれらの三つの要素（注意制御、身体認識、情動制御）に加えて、サバイバーにとってのさらなる二つの利点、二重意識と曝露についても、ニックの例を通して紹介します。これらは一種の情動制御とも言えますが、多少の解説が必要でしょう。

二重意識

　心的外傷性ストレスの負荷で苦しんでいるとき、それ以外のことに集中するのは困難です。心をかき乱す記憶や腸をえぐるような身体感覚、外界にあるトラウマを想起させる対象物といった、自らの世界を支配してしまう恐ろしい刺激に対して、サバイバーは過度に集中してしまうからです。例として、足首を捻挫したり、つま先をぶつけたりしたときのことを思い出してみてください。あなたはズキズキする痛みに集中していたに違いありません。サバイバーにもこれと同様のことが起こります。圧倒するほどの危機感覚を引き起こす音や匂いなど、特定の刺激だけに固執するようになり、注意が突然に、そして持続的に脅威の方向に引っ張られます。こうした状態では、その瞬間の出来事がトラウマのレンズを通して経験され、周囲のことも先のことも考えられなくなります。

　これこそが、複数の視点を同時に維持する能力である二重意識がサバイバーにとって非常に重要である理由です。ここで、難しい感情を経験しつつも、ある程度冷静に物事を判断できる状況を想像してみてください。例えば、あなたの前に1台の車が割り込んできたとき、どんなに憤りを感じても、後部座席に眠っている子どもがいれば、クラクションを鳴らすことはしないでしょう。より大きな文脈の認識を維持しながら、集中を要求する刺激に注意を払うこと、これがまさに、統合されていないトラウマに取り組んでいるサバイバーに必要なものです。フラッシュバックを経験しているときも、自分が実際にその場面にいるのではなく、過去のトラウマを再体験しているにすぎないと理解していることが重要です。これにより、継続的に圧倒され続けることを避けるための心理的スペースを確保できます。

　ニックに話を戻しましょう。父親について話すうち、ニックの心拍数は制御不能なほどになり、すぐに彼は他のことに集中できなくなりました。呼吸が速まり、私と目を合わせることもできず、圧倒されるほどの恐怖と危機感に襲われていました。彼は恐ろしい過去の瞬間に戻っていたのです。私はニックに、部屋を見回して、壁にかけられた絵や、部屋の隅にある本棚、窓際のサボテンなど、目に入ったものを口に出して言うよう指示しました。これは、サバイバーの意識を現在に戻すことを目的とした定位（オリエンテーション）のテクニックです。それから私は、彼の父親が部屋にはいないことに意識を向けるよう指示し、そのあとで、二重意識を助けるための一連の文章を言葉にしてもらいました。「父のことを考えたので、いま自分は恐怖を感じ、心臓がドキドキしている。それと同時に、あたりを見回しても、いま自分には差し迫った危険がないことがわかる」※。最終的に彼は私の目を見ることができ、彼がこの瞬間に戻ってきたのがわかりました。彼は、自分がいまこの瞬間にいて、フラッシュバックを経験していることを認識していました。「いつも自宅で同じような状態になります。でも、立ち止まって、何が起きているのか理解することはできていませんでした」

　二重意識の説明の中で、ロスチャイルドは**観察する自己**と**経験する自己**を区別しています。経験する自己は、心的外傷性ストレスの明白で生理学的な症状を含む私たちの内面的なトラウマの感覚を指します[8]。ニックの経験する自己は、警戒心を刺激され、動悸が強まり呼吸は速く浅くなっていました。一方、観察する自己は、経験からある程度の距離があり、圧倒されることなくその瞬間に立ち会うことができます。ニックの観察する自己は、自分の父親が目の前にいないことや、私のオフィスでトラウマの記憶を再体験していることなど、状況を認識し理解することで現実に戻ることができました。

　マインドフルネスは、観察する自己を強化し、ひいては、二重意識の能力を高めます。訓練によりサバイバーは、自らの経験に同一化することなく立ち会う術を習得できます。同時に二つのことを認識し続ける力と的確なガイダンスがあれば、トラウマ的な刺激を体験しながらも現在の時間軸に片足をしっかり下ろしていられるのです。

※——この対応は、ロスチャイルド（Rothschild, 2000）によって開発されたフラッシュバックを止めるプロトコルの一部であり、第5章でその使い方を説明します。

曝露

　特に意図しなければ、私たちは通常、痛みを避け、快楽を好みます。これは習慣的で本能に深く結びついた反応です。しかし、マインドフルネスの実践とは、私たちの意識のフィールドで起こる快と不快の両方に、意図的に自分自身を曝すことです。次の食事が待ち切れなくても、肩に激しい痛みを感じていても、私たちはそこにとどまります。いま起こっていることすべてに、自分自身が影響を受ける様を見つめるのです。直観に反していると多くの瞑想初学者は感じるでしょうが、マインドフルネスとは、自分の中に立ち現れるものを避けることなくそれと向き合う実践なのです。

　マインドフルネスのこのプロセスと、恐怖の対象との対峙を助ける行動療法のテクニックである**曝露療法**（エクスポージャー療法）との類似点を指摘する人もいます[9]。不安治療を専門とするエドナ・フォア教授によって開発された曝露療法は、過度の恐れを克服することを目標に、クライエントを特定の刺激に曝します[10]。マインドフルネスと同じく、困難と向き合うべく対峙することが奨励されます。犬を怖がる人であれば、まずは犬を想像するところから始め、犬の写真を見たりしながら、やがて恐れの対象（物体、状況、または活動）に**直に接する**（in vivo）**曝露**（現実エクスポージャー）に向けて、段階を追って進めていきます。

　曝露療法は、PTSD 治療の中で最も研究されているアプローチのひとつです。研究ではその効果が示されていますが、議論の余地もあります。まず、研究参加者の離脱率は高い傾向にあり、実験に最後まで参加した者のうちトラウマ症状の改善が見られたのは 3 分の 1 にすぎません[11]。また、曝露療法によってトラウマ症状が消えるのか、単に感受性が鈍化するのかという問いも残ります[12]。ここで私が指摘したいのは、マインドフルネスの実践において、曝露が一定の役割を果たし、理想的にはトラウマに関連する刺激への耐性を拡張できれば、それは統合を助けることになるという点です。

　ある日の午後、コナーと公園にいたとき、ニックはある父親が幼い息子を小突いている場面を見て、トリガーされました。ニックは胃の中で怒りと恐れが膨れ上がるのを感じ、その父親のところへ歩いて行って顔面を殴ってやりたい衝動に駆られました。しかし、ニックは立ち止まりました。彼は公園のベンチに座って呼吸し、目を閉じました。耐え難い感情や感覚でいっぱ

いでしたが、何とか持ち堪えました。「その調子だ。こういう気持ちから逃げるんじゃない」[13]。彼は自分に言い聞かせ、胃にこもった熱と肩に走るパニックをただ感じることを自らに許しました。1分後、彼は目を開けて公園を見回し、コナーが楽しそうに遊んでいる姿を見ました。彼は動揺していましたが、その瞬間にとどまることができていました。マインドフルネスが、かつては耐え難かった感情を許容する彼の能力を高めたのです。

　第5章で説明するように、この種の曝露は刺激となる対象に耐えられる場合にのみ有用です。仮にニックが極端な怒りに圧倒されてしまった場合、基本的なマインドフルネスの教示では不十分で、別の方法が必要になります。しかし、マインドフルネスと安全な環境とが揃ったとき、曝露はサバイバーにとって建設的な機能を果たすことができるのです。

両刃の剣

　ここまでは、サバイバーにとってのマインドフルネスの潜在的なメリットにのみ注目してきました。自己制御の三つの要素である注意制御、身体意識、情動制御、および二重意識と曝露はすべて、トラウマを統合する能力を高めるのに役立ちます。では、より一般的なマインドフルネスの危険性についてはどうでしょうか。すでに触れた通り、トラウマに関連する文脈では、マインドフルネス瞑想の実践には注意を要するリスクもあります。

　この点を掘り下げるために、もう一度ニックの話に戻りましょう。ある晩、タラとコナーが親戚を訪ねて留守だったとき、ニックはリビングに座って毛布にくるまり、自分だけで瞑想をしてみようとしました。彼は、オンラインで見つけた基本的なガイダンスをもとに、呼吸に集中し、心がさまよったらそこに戻るという実践を始めました。しかし、10分も経たないうちに、ニックはいつもの父親のフラッシュバックと自分の身が危ないという感覚に襲われ、いてもたってもいられなくなりました。目を開いてそこに誰もいないことを確かめても、再び目を閉じた途端、恐ろしいイメージが戻ってくるのでした。

　ニックはマインドフルネスから確実に学びを得ていました。自分自身や家族に対してより思いやりを感じるようになり、人生を制御できている感覚が

増していました。彼は瞑想にも興味を示していましたが、フラッシュバック
や強烈な怒りといった症状の激しさを考慮して、私は自分だけで瞑想するの
は控えるよう提案していました。その一歩を踏み出す前に、彼にもっと安定
してもらいたかったのです。しかし、ニック自身は準備ができていると感
じ、マインドフルネスを実践すればするほど有益な結果につながると確信し
ていました。家族のためにもスキルを高めたいと思っていたのです。

　ニックは苦痛を無視し、無理をしました。私のオフィスで一緒に行ったテ
クニックをいくつか試しながら、注意をさまざまなものに移したりしてみま
したが、最終的には自分が行き詰まっていることに気づきました。瞑想に費
やした時間の分だけ感情が活性化し、息は浅く、じっとりと汗をかいてい
て、誰かが自分を殴ろうとしているような感覚に襲われるのでした。毛布を
投げ捨てたニックは、苛立った足取りで台所に行き、ビールの栓を抜いてテ
レビの電源を入れ、恥辱感にまみれていました。

　ニックのこの経験は、トラウマ的な刺激に過度に注意を向けることでサバ
イバーが陥りがちなマインドフルネスの罠のひとつです。意識のフィールド
にあるものに注意を向ければ、サバイバーは当然トラウマの残骸に出くわし
ます。これには、動揺を誘うフラッシュバックや、闘争・逃走などのサバイ
バル反応につながる特定の感覚が含まれる場合があり、こうした強力な刺激
に注意を向けまいとするのは困難です。

　これは、サバイバーの限界を超える可能性があります。心的外傷後ストレ
スを経験している人々のトラウマ症状を誘発しないためには、基本的なマイ
ンドフルネスのガイダンス以上のものが必要です。マインドフルネスの実践
に特定の修正を加える必要があり、理想的には、熟練したトラウマ専門家と
のつながりが求められます。適切なガイダンスがなければ、マインドフルネ
ス瞑想はサバイバーにとって墓穴を掘る行為となりかねません。彼らがどれ
ほど誠実に実践に向き合ったとしても、トラウマの渦に巻き込まれてしまう
可能性があります。自分が安全だと感じ、自らを安定させ、自己を制御する
ためのツールが必要です。

　この問題の比喩に適した興味深い話をある友人が聞かせてくれました。彼
女はダイビングのコースを受講した際、酸素の不足やマスクが外れるなどの
水中トラブルに対応する訓練を受けたのですが、遭遇する可能性のあるさま
ざまなシナリオの中で最も危険なのは、海藻に絡まることだと学んだそうで

す。このとき多くのダイバーはパニックに陥り、必死にもがいて急な動きをする傾向がありますが、これは事態を悪化させるだけで、長い海藻にさらに絡めとられ、恐ろしい —— 場合によっては致命的な —— 結果につながります。

マインドフルネスを実践しているトラウマ・サバイバーは、いずれ海藻の藻場に迷い込むことになります。一瞬一瞬の体験に注意を向けていれば、彼らが意図せずとも、イメージや記憶、不動性の感覚や怒りの感情といったトラウマ的な刺激に接触せざるを得ないからです。このような刺激は、誰も口にしない家族の秘密、トラウマ的な暴力の後遺症に限らず、あらゆる形態のトラウマを露わにします。サバイバーが自分の心身に一定の間注意を集中すれば、自分のなかに棲むトラウマに遭遇することになるのです。

もしサバイバーの準備が整っていれば、これは朗報と言えます。トラウマ的な刺激に気づくことにより、サバイバーはそれに対処するための第一歩を踏み出すことができるからです。しかし、そこには潜在的な問題もあります。心的外傷後ストレスに対処する準備が整う前に海藻の藻場に出くわせば、サバイバーはパニックに陥る可能性があります。侵入的な思考や身体的症状や予測できない感情的反応は、サバイバーを罠にかけ圧倒してしまうでしょう。サバイバーが自らを安定させて症状を制御するためのツールを持っていない限り、彼らは再びトラウマを負い、溺れてしまうことになります。

これは新しい洞察ではありません。ピーター・ラヴィーンは次のように書いています。

> 自己制御して真に自律的になるために、トラウマを抱えた人は自らの内的感覚にアクセスし、許容し、それを利用することを最終的に学ばなければなりません。しかし、適切な準備なく自分の身体に持続的に焦点を合わせようとするのは賢明ではありません。（中略）内的感覚に触れてしまった場合、まずは身を焦がすような未知の恐怖を脅威と感じるでしょう。つまり、時期尚早な感覚への焦点化は圧倒的であり、再トラウマ化を引き起こす原因となる可能性があります。
>
> （Levine, 2010, p.76-77）

これが、トラウマの治癒に関してマインドフルネスが両刃の剣である理由です。適切な準備なしに直接トラウマ的な刺激と接触し続ければ、サバイバーは衰弱のループに閉じ込めてられてしまいます。マインドフルネス瞑想

は、生活に支障をきたすほどのトラウマ的症状を引き起こしてしまう可能性
があり、これが発生すると、サバイバーは落胆し萎縮してしまいます。苦痛
を自らのせいにして、問題は自分にあると感じるようになるかもしれませ
ん。絶望的になり、マインドフルネスを完全に諦めてしまうこともありま
す。しかし実際には、問題は彼らがマインドフルネスを実践する方法にある
のです。

　海藻の比喩に話を戻します。海藻に絡みつかれたときに有効な方法とし
て、私の友人が受けたコースでは、ダイバーにリラックスするよう指示した
そうです。必死の動きは海藻の巻きつきを強めるだけで、しばしば事態を悪
化させます。ダイバーはまた、他の人に助けを求めるよう教えられました。
別の人と、またはチームで一緒に潜ることはダイビングの一般的な安全対策
であり、事故を回避し生き残る可能性を高めます。この二つの戦略はトラウ
マにも当てはまります。トラウマ的な刺激に遭遇したとき、自分自身に抗う
ことはその刺激を増大するだけです。そのような瞬間には、私たちは自己制
御する方法を学ぶ必要があります。海藻が巻きついたとき、トラウマ・サバ
イバーには熟練した思いやりのある指導者のガイダンスも必要です。私たち
は自分一人でトラウマから回復することはできないのです。

　トラウマの蔓延とマインドフルネスの広がりを考えれば、マインドフルネ
スを指導する立場の者として、トラウマ状態に陥ったサバイバーにどう働き
かけるべきか知っておく責任があると私は信じています。マインドフルネス
がサバイバーにもたらす危険を認識していない場合、私たちは自分の指導の
もとで人々を制御不全にしたり傷つけたりするリスクを冒すことになりま
す。と同時に、マインドフルネスは、サバイバーやトラウマを目撃している
人々にとって大きなメリットにもなります。ニックのような人々の人生を変
えることができるのです。これが、トラウマセンシティブなマインドフルネ
スが非常に重要である理由です。トラウマについて知れば知るほど、人々が
アクセスしやすい方法でトラウマセンシティブなマインドフルネスの恩恵を
提供できる可能性が高まります。人々の実践を導くのに役立つ特定の個別化
されたモディフィケーションとともに、包括的なフレームワークも提供すれ
ば、心的外傷性ストレスに向き合い統合する上で、私たち自身もクライエン
トも助けることができるでしょう。

第3章
現在を形作る過去
マインドフルネスとトラウマの歴史

> 歴史は過去そのものではなく、私たちが過去について語る物語だ。物語をどのように語るか —— 誇らしげに語るか自己批判的に語るか、自らの思想として語るか過去との対話として語るか —— それが、私たち人間の進化を止めるかさらに前進させるかを決める。
> —— グレース・リー・ボッグズ

> 心理的トラウマを理解する糸口は、歴史を見つめ直すことにある。
> —— ジュディス・ハーマン

　マーガレットは40代前半の中流階級の白人女性でした。中西部の小さな町で育ち、地域の家族相談機関でソーシャルワーカーとして働いていました。彼女はその仕事がとても好きで、州内でソーシャルワーカーのためのワークショップがあると、遠きを厭わず参加していました。最近同僚がマインドフルネスが良いと話すのを聞いて関心を持ち、オンライン講座を受講してみると確かにこれは有効だと感じて、相談者との面談に短い瞑想を導入することにしました。朝の通勤時にはマインドフルネスのポッドキャスト配信を聴いて、新しい知識を得ていました。

　ある火曜日の雨の朝、一連のパニック発作に悩む50代半ばの中流階級の黒人女性、イボンヌが相談にやって来ました。イボンヌの抱える問題は、6か月前、彼女の住んでいるアパートの隣室に大学4年生の白人男性が引っ越して来たときから始まりました。最初の1、2週間は、廊下ですれ違ったときに挨拶を交わすなど、友好的と思える関係がありました。しかしある夜、事態が一変したのです。

　午前1時近くのことでした。イボンヌの寝室に隣の部屋から大音量の音楽が響いてきました。翌朝仕事で早く起きなければならないイボンヌは、壁を控えめにノックしましたが、音楽は鳴り止みません。彼女は起きてスリッパを履き、隣に行ってベルを鳴らしました。戸口に現れた学生の姿にイボンヌはひるみました。上半身裸で、彼女に侮蔑の視線を浴びせたからです。音楽がうるさくて寝られないと彼女が説明すると、学生は人種差別的な言葉をつぶやいて、彼女の鼻先でドアを荒々しく閉めてしまいました。イボンヌはアパートの管理人や警察に連絡することも考えましたが、彼らが問題解決に本気になってくれるとは思えませんでした。彼女はしかたなく、これが一回限りの出来事になることを願って自分の部屋に戻りました。

　しかしその後の数か月、事態は悪化するばかりでした。他の住民からも苦情が出ていたにもかかわらず、学生は夜ごと音楽を大音量で鳴らし続けました。そればかりか、廊下でイボンヌとすれ違うと低い声で黒人を侮蔑した言葉をささやきかけ、彼女がそれを問いただすと、何のことだかわからないととぼけてみせるのです。夜、明かりを消したあとに学生が隣で動き回る音を聞くと、イボンヌは怒りとパニックに襲われるようになりました。過去に何度となく受けた人種差別体験の嫌な記憶が溢れるように蘇ってきました。アパートを借りるときや仕事に応募したときに受けた差別、ある地域で被った嫌がらせ —— 眠れば悪夢に悩まされ、夜中はひたすらテレビを見続けるようになりました。そのため日中は仕事に集中することができず、夜は学生に出くわすのが嫌で部屋に閉じこもってばかりです。このアパートには10年住んでいましたが、ついに引っ越しを考え始めました。

　そこに思いがけない展開が訪れました。イボンヌがある晩仕事から帰ってくると、隣の部屋のドアが開いていて、中が空っぽになっています。学生が出ていったのです。彼女はお祝いにテイクアウトを注文し、玄関ドアを半開きにして夕日の眺めを楽しみました。胸の中の怒りはまだくすぶっていましたが、白人学生と再びかかわらなくてもよくなったことに胸をなでおろしました。これでぐっすりと眠り、普通の生活に戻れると思いながら布団にもぐりこみました。

　ところが、そう簡単にはいかなかったのです。悩ましい隣人から解放された最初の夜、ベッドに横になっても、隣からいつ音が聞こえてくるかもしれないという緊張がぶり返し、やっとうとうとできたと思ったら再び悪夢に苛

まれるといった状態で、その後数週間は眠れない日が続きました。気を紛らわすために雑誌を読もうとしても、この数か月の不快な記憶が執拗に浮かんでくるのを止めることができませんでした。職場でも何度かパニック発作に見舞われ、これでは身がもたないとマーガレットのところに助けを求めに来たのでした。

　イボンヌが話し終えたとき、マーガレットは椅子の背に身を戻して、「そうですか、それは辛かったでしょうね」とため息をつきながら言いました。イボンヌは頷き、マーガレットが続けるのを待ちました。でもマーガレットはそれ以上何も言いませんでした。イボンヌの話に腑に落ちないものを感じたからです。同情は覚えましたが、同時に批判も感じました。なぜ相手を無視しなかったのか。なぜ夜は耳栓をしなかったのか。なぜ長年同じアパートに住んでいる他の住民に頼んで、一緒に管理会社に抗議しようとしなかったのか。確かにイボンヌの受けた苦しみはよくわかる。しかしなぜトラウマ的とさえ言えるような激しい影響をいまだに引きずっているのか。それが理解できませんでした。

　何とかしてあげたいと心から思いはするものの、他にどう言ったらよいのかわからず、マーガレットはこう尋ねました。「私がガイドしますので、瞑想を試してみませんか？　瞑想はストレスを軽減させ、パニック発作への効果も期待できます」

　イボンヌはちょっと考えました。マインドフルネスの効果については耳にしたことがある。うまくいかなくても無害だし、せっかくここまで来たのだからと思い、肩をすくめて承諾しました。マーガレットは姿勢を正し、目を閉じて呼吸に意識を集中するようイボンヌに指示しました。イボンヌはすぐさま心臓がドキドキするのに気づきました。心を打ち明けたことで動揺していたのです。数分後、マーガレットが今度は身体に意識を向けるよう指示したとき、さらに不安になりました。椅子の中で何度か身じろぎし、蛍光灯の明かりが気になる様子で何度か目を開けました。イボンヌが集中できずいるのを見たマーガレットは、声をかけました。「呼吸を意識して、あなたの中で立ち上がっていることを観察し続けてください。あなたは安全です。このオフィスは安全、この世界は安全です。あなたの意識を ——」

　イボンヌの椅子のきしむ音がマーガレットの言葉を遮りました。

　「うまくいかないわ」とイボンヌは言い、立ち上がってコートに手を伸ばし

ました。

　マーガレットはがっかりして、出ていこうとするイボンヌに、「何か気に障ることでも言ってしまったかしら？」と聞きました。

「あなたが善意でやっているのはわかるわ」とイボンヌは怒気を含んだ声で答えました。「でも、あなたと私にとって、この世界は同じように安全じゃないのよ。ここは白人の町で、私はドアから一歩出るとあなたとはまったく別の経験をするの。私たちが一緒にセラピーを続けるなら、まずそこを理解してもらわないとね」。そしてドアを後ろ手に閉めて去っていきました。

　マーガレットはショックと当惑を覚えました。イボンヌにさらにストレスを与えたなんて。人種に関係なくあらゆる人に平等に接していることを誇りに思っていた彼女は、人種について特に考えたことはありませんでした。しかし面談がひどい結果に終わったのは、もしかしたらそれが原因のひとつかもしれないと思い始めました。

トラウマとマインドフルネスを取り巻く文脈

　私たちはみな、トラウマとマインドフルネスに関して特定の捉え方をしていますが、なぜそのように見るようになったのでしょう。そしてその考え方は、私たちの人生の選択にどのように影響するのでしょう。また、私たち（そしてマインドフルネス学習者とクライエント）の考え方を形成してきた社会的状況を理解することが、トラウマ治療を自信と責任を持って実践していく上でどのように役立つのでしょう。

　この章では、西洋的ディスコースにおけるトラウマとマインドフルネスの歴史、特に、両者の現在の定義がどのように形成されてきたのかを解説します。歴史を学ぶことで、現在の私たちのあり方、そしてマインドフルネスの世界をより深く理解することができます。また既存のパラダイムを批判的に検討し、マインドフルネスの役割についてより多くのことを知ることができます。この歴史研究を欠くと、知識が不安定なままで、効果的な実践ができなくなるリスクがあります。

　マーガレットのケースを見てみましょう。彼女のトラウマの定義には、人種差別的なハラスメントは含まれていませんでした。そのため、イボンヌの

トラウマを察知できなかったのです。マーガレットはそれまで受けた専門家としてのトレーニングから、トラウマとは、いかなる場合であれ身体的な暴力を個人的に受けたことによって生じるものだと考えていました。イボンヌは暴行を受けていませんでした。しかし適切な視点を取り入れていれば、彼女のトラウマ体験をより親身に理解することができたでしょう。イボンヌが過去に受けた人種差別体験と抑圧的な社会状況は現在も続いています。自分が安全だと思える場所は数えるほどしかなく、そのひとつである自分の家にまで差別が押し寄せてきたとしたら —— 切迫した脅威を感じたはずです。イボンヌの安心感の土台は揺らぎ、それに続く無力感と孤立は彼女の統合能力の限界を超え、PTSDを発症しました。マーガレットの考えていた「安全」は、イボンヌの「安全」とはかけ離れたものだったために、脅威を理解できずトラウマが目に映らなかったのです。

　マーガレットを貶めるつもりはありません。私たちは誰しも歴史的・社会的・文化的文脈によって条件づけられており、ある人たちの苦しみはトラウマとして認識できても、別の人たちの苦しみはトラウマとは思えないものです。ジュディス・ハーマンはその著書『心的外傷と回復』(*"Trauma and Recovery"*) (1997) において、社会におけるトラウマの概念をめぐって、二つの力がせめぎ合っていると述べています。ひとつは特定の種類のトラウマに注意を喚起する政治的な力、もうひとつはそのような力を無視し、否定し、抑圧するシステムの力です。例えば、性暴力を経験した女性は、過去においては社会から見えない存在とされ沈黙を強いられてきました。被害は本人の落ち度と言われ、彼女たちは忌避され、隠蔽され、結婚不適格者と見なされ、場合によってはレイプした男と強制的に結婚させられました。このような状況に異議を申し立てたのが、1970年代の女性解放運動です。活動家たちは、著作、研究、抗議運動を通じて、社会の諸機関、また一般の人々に働きかけ、性暴力が個人にどれほど深刻な影響を与えるかを知らしめようとしました。抑圧されている女性に声が与えられたことで、性暴力は放置してはならない問題だという認識が生まれ、社会一般のトラウマの定義も変わるに至ったのです。旧態依然とした考え方は根強く残っていますが、トラウマに対する私たちの認識と理解は時間とともにより適正な方向に変化し続けています。

　マーガレットのマインドフルネスの理解もまた、社会的・文化的文脈によって規定されたものでした。彼女がマインドフルネスを知ったのは、スト

レスの迅速な解決策として、つまり、心を落ち着かせる方法を紹介する一般向けの解説によってでした。また、彼女が読むブログ投稿は、その多くがマインドフルネス関連の商品を販売しており、瞑想の利益を強調しすぎる傾向がありました。これらの情報の背景では、宗教的伝統と世俗的伝統と資本主義が複雑に絡み合って働いていました。そうした社会的文脈が、マーガレットのマインドフルネス観と実践方法に影響したのです。

　マーガレットのケースは、マインドフルネスを用いた介入の例外的な失敗にすぎないと言われるかもしれませんが、決してそうではありません。第1章のRJの教師マークのケースも事情は同じです。どちらも、自分が携わる問題や対象の歴史を知らなければ、実践家としての力を十分に発揮できないという大きな教訓を示しているのです。歴史を知ることは、私たちの仕事に深みと新たな次元を加えてくれます。

トラウマの政治学

　これまでの歴史を見てみると、民族と文化が違えば、トラウマに与える名称もその扱いも違いました。何が害となり何が健康なのか、その概念は時代とコミュニティと場所によって大きく異なります。ハーマンは『心的外傷と回復』において、現在のトラウマの理解に貢献した西欧の三つの政治運動を挙げています。19世紀フランスの反教権主義運動、アメリカのベトナム戦争復員軍人たちによって組織された反戦運動、そして1970年代の女性運動です。トラウマの定義を形作った社会運動がこの三つに限定されるということではありませんが、歴史的な出来事が現代のトラウマの概念にどのような方向性を与えたかを知る指針となります。

　フランスの反教権主義運動から見てみましょう。18世紀と19世紀の西洋医学は、トラウマを説明するのに**ヒステリー**という用語を使用しました。この言葉はギリシャ語の**ヒステラ**（*hystera*）から派生し、子宮を意味します。性別化された用語で女性にのみ適用され、激しい不安、不眠、失神、視覚障害、睡眠障害、呼吸不全、筋肉の麻痺などの症状に対して包括的に与えられる病名でした。カトリック教会はヒステリー症状を「悪魔の印」と考え、「身体的に何百人にでも感染し得る」病苦と考えていました（Herbermann,

1922, p.545）。ヒステリーがまだ真剣な科学の対象になっていなかった時代の話です。

　こうした状況は、現代神経学の創始者として広く知られるジャン・マルタン・シャルコーによって変えられます。シャルコーは有名なパリのサルペトリエール病院で、ヒステリーの大規模な研究を手がけました。フランス革命の時代、夥しい数のネズミが跋扈するサルペトリエールは、セックスワーカー、貧乏人、精神異常者、犯罪常習者など、いわゆる下層民のための世界最大の収容所であり監獄でした。シャルコーはこの見捨てられた施設を声望ある精神科施設に建て直し、ピエール・ジャネやジークムント・フロイトなど、当時の野心的な学生たちを引き寄せました。

　パリでシャルコーは、ヒステリーの研究成果を毎週の講義形式で発表しました。聴衆の前でシャルコーが患者を診察する場面は、演劇的なイベントとして多くの医師や芸術家や政治家たちを惹きつけました。シャルコーのアプローチは非常に客観的かつ合理的で、神経学的症状の分析にのみ焦点を合わせ、ヒステリーの原因や患者の内面生活にはほとんど関心を向けませんでした。しかし彼の弟子たち、特にフロイトとジャネは、ヒステリーの根本原因を究明すべく研究に革命的なアプローチ —— 患者との**対話** —— を導入します。シャルコーの研究はもっぱら外面的な分析にとどまりましたが、フロイトとジャネは、不幸な女性たちの人生について聴くことから始めようとしたのです。ハーマンは、「この短い10年の間、二人の男性科学者は、空前絶後と言えるような献身と畏敬の念を持って、女性たちの話を聴いた」と述べています（Herman, 1997, p.12）。

　こうした経緯の本質を理解するためには、歴史的文脈を考慮しなければなりません。1870年のナポレオン三世の退位後、カトリック教会の支持する伝統的な王党派と、科学とヒューマニズムに基づく民主主義を標榜するフランス第三共和政の人々との間で争いが起こりました。新興ブルジョア階級の著名な一員であったシャルコーは共和派でした。サルペトリエールでの講義をはじめとしたシャルコーの業績は、ヒステリーを魔術として排斥する教会と、それと結託した王党派の地盤を突き崩す戦略の一面を持っていたのです。反教権主義運動によって、心的外傷性ストレスを厳密な学問として研究するための下地が敷かれたのです。

　フロイトとジャネは別々に研究を行いましたが、ヒステリーの背後には**実**

際にトラウマ的な出来事が存在するという同じ結論に達しました。フロイト
とジャネが面接した女性たちは、性的暴行、近親姦、搾取、虐待を繰り返し
経験していました。病を装っていたわけでも気が狂っていたわけでもなく、
悲惨な現実によるトラウマを抱えていたのです。

　ジャネとフロイトは患者たちに意識の分裂を見出しました。トラウマ的な
出来事は、記憶・身体感覚・感情を分裂させ区分化します。バラバラになっ
た要素はときに意識に再侵入して不安を誘発し、統合性を失わせます。ジャ
ネはこの現象を「解離」と呼び、「彼女たちはトラウマ的な記憶を統合する
ことができず、新しい経験を同化できないように見える……まるで彼女たち
の人格がある時点で止まってしまったかのようだ」と書いています（Janet,
1911, p.532）。これは、学生が引っ越したあともイボンヌがなぜ悪夢を見続け
たかを理解する上で役立ちます。統合されないままのトラウマ体験は、悪夢
やパニック発作の形で意識に侵入し続けるのです。

　1890年代に、フロイトはもうひとつの本質的な事実に出くわしました。
女性の人生が性暴力に溢れているという現実です。診察費を払えるウィーン
の裕福な家族から患者を受け入れていたフロイトは、彼女たちから性的虐待
やレイプや近親姦の話を繰り返し聞かされました。彼女たちは容赦のない貧
困と暴力に晒されたサルペトリエールの患者たちとは別階級のブルジョア
ジーでしたが、同じヒステリー症状を呈するのです。「ヒステリーの病因に
ついて」と題された有名な論文で、フロイトは、「ヒステリーのすべての症
例の底には、早すぎる性的経験が1回ないし複数回潜んでいる」と主張しま
した（Fraud, 1896, p.203）。

　しかし、このような考え方は公的に認知するにはあまりにも過激で恐ろし
いものでした。「良識ある市民層」だけでなく、同僚の医療関係者のほとん
どがこの研究を放擲するようフロイトに圧力をかけました。自分を支えてく
れる政治的バックグラウンドを持たないフロイトは、自らの学問的キャリア
のためにもその研究から身を引き、その後、自説を否定しました。彼の語っ
た真実は受け入れられないまま、女性患者たちは話の聞き手を失い、再び口
をつぐまされ、日陰に追いやられ、抑圧されました。トラウマと性暴力の関
連性の研究の扉は、開かれたのと同じぐらいの速さで激しく閉ざされたので
す。

戦争とトラウマ

　20世紀の戦争によってトラウマ研究は再び脚光を浴びました。第一次大戦と第二次大戦の帰還兵たちは、フラッシュバックや麻痺など原因不明の深刻な症状を訴えました。彼らは悲鳴をあげたり、泣きじゃくったり、口が利けなくなったり、動けなくなったりしました。当初、これらのヒステリーに類似した症状は完全に身体的な病症と考えられていました。南北戦争時の医師たちは、神経障害と心臓病の蔓延を**兵士の心臓**と呼んで簡単に片づけていました。しかし世界大戦の時代に武器の機械化が進み大量殺戮が増えると、**シェル・ショック**（砲弾ショック）や**戦争神経症**などの用語が登場し、傷を負っていなくてもこうした症状に苦しむ兵士たちがいることが明らかになります。現象の説明を求められた医療専門家たちも、兵士たちが示す症状は詐病でも外傷に起因するものでもなく、極度の心理的苦痛を淵源とする病気であると認めざるを得ませんでした。

　ヒステリーと診断された女性のように、こうした兵士たちも当初は、非は本人にあり、弱く臆病で体質的に劣等だからであると非難されました。アメリカのジョージ・パットン将軍は、戦争神経症に苦しむ「詐病兵士」は一人残らず軍法会議にかけてやると脅しました。ハーマンによると、伝統的な精神科医はトラウマを発症した兵士を言葉で辱め、身体的に虐待し、電気ショックを与えることもありました。

　しかし、より進歩的な専門医のグループはこれに抵抗しました。彼らは、戦闘の恐怖に晒された者は誰でも戦争トラウマを被る可能性があると主張しました。「トーキング・キュア」として知られたフロイトの精神分析的アプローチの影響を受けた精神科医は、対等な人間として患者に接し、患者との間に安心と信頼を築く努力をしました。従来の残忍で懲罰的な治療法をよしとせず、より人間的な、対話による治療法を提唱したのです。時とともに、復員兵が経験した絶え間ない恐怖や戦闘によるトラウマの激烈な影響が、この治療法によって明らかにされていきました。第二次世界大戦が始まる頃には、アメリカ軍部は、いかに勇敢な兵士であってもトラウマを受ける可能性があると認識するに至ったのです[1]。

　しかし、この時代の戦争神経症研究は、主として戦争遂行の目的のために進められており、治療の第一目標は兵士を戦闘に復帰させることでした。軍

は共感的に話を聴く治療を精神科医に行わせたましたが、あくまでこの治療法の成功率の高さを利用し、配置可能な戦力を確保するためでした。

　ところがこの状況は、ベトナム戦争後に一変します。第一次・第二次大戦は国民全体の支持を前提としていたのに対し、ベトナム戦争では軍の内部にも外部にも大きな反対勢力が存在しました。多くの帰還兵たちは戦争の記憶に一人苦しみ、政府にも世間にも支援されず、裏切られたと感じていましたが、この痛ましい亀裂から大きな社会運動が出現する可能性が生まれたのです。見捨てられたと感じていた退役軍人たちは、自分の健康と生存のためだけでなく、自らの辛い経験を無駄にしないためにも反戦運動の牽引役としてこの動きに加わりました。

　反戦運動の組織化という懸命の努力により、国家のために行われていたトラウマ研究の主導権を、国家から裏切られたと感じていた元兵士たちが奪い取ったのです。彼らの多くは、自分が是としていなかった戦争に行かされ、深刻な精神的ダメージを負った人たちでした。反戦運動の最も強力な組織化手段のひとつに、帰還兵たちが心的外傷の経験を話し合い共有する「ラップ・グループ」と呼ばれる会合があり、これが全米で形成されました。ラップ・グループは一般の人たちの注目を集めるようになり、戦争トラウマの体系的な研究を支持する大きな社会的文脈が生み出されました。1980 年、ベトナム反戦帰還兵の会は米国精神医学会に対し、自分たちの体験が反映された新たな診断名を認定するよう働きかけ、これがのちに PTSD の名で知られるようになりました。心的外傷は「現実の」病気となり、社会的に認められ、継続的な研究への道が開かれました。

　ここまで、トラウマの定義を刷新することに貢献した二つの運動を見てきましたが、アメリカン・インディアン運動 [2)]、公民権運動の学生非暴力調整委員会 [3)] ブラック・ライブズ・マターの修復的正義構想（Healing Justice Initiative) [4)] などの運動に携わってきた多くの学者、活動家、ヒーラーたちも、植民地化や大量虐殺や奴隷制が人々にトラウマ的影響を与えると明言しています。トラウマインフォームド・ケアを実践する私たちにとって、こうした事実は過去から受け継がれた歴史的課題なのです。

女性運動

　PTSD が診断として認知されるまでの間、三つめの政治運動が、性的トラウマを再び探求する文脈を提供しました。1970 年代アメリカの女性解放運動です。第二波フェミニズムとも呼ばれるこの女性解放運動は、子どもを産むことに関する権利、ドメスティック・バイオレンス（DV）、同一労働・同一賃金、性暴行、男女間の法的不平等などを争点としましたが、後述するように、白人女性の権利に限定されていました。著述や研究や団結によってこの運動が明らかにしたことは、最も広範に見られるトラウマの形態は、戦争による男性の悲惨な体験ではなく女性の性暴力の体験であるという驚くべき事実です。またこの運動は、個人的な精神的苦痛を社会的文脈から切り離して考えるのは間違っている、「個人的問題は政治的な問題だ」（"the personal is political"）と訴えました。

　この運動は、性暴力や DV の経験を女性が語ろうとするときに直面する羞恥、周囲からの猜疑、侮辱、嘲笑に異議を唱えました。それまで性差別による苦痛は、女性が自分一人で耐え忍ぶよう体制的に仕組まれていました。女性がどの人種、どの経済的階層に属しているかによって状況は違っていましたが、特権的地位にいる女性でも核家族という壁の中に固く閉じ込められ、そうしたことについて外に漏らすのはタブーでした。性暴力や DV に苦しむ労働者階級や貧困家庭の女性、有色人種の女性たちに至っては、打開の道はしばしば痛々しいまでに閉ざされており、彼女たちは社会の制度的暴力にいっそう曝されました。こうした抑圧は、女性のモノ扱いと搾取を継続する上で、女性たちを孤立無援の状態に留め置く装置になっていました。

　被害者に沈黙を強いるこの慣習に女性運動は挑戦しました。ベトナム帰還兵が組織した「ラップ・グループ」と同様に、フェミニストたちは「意識向上」のためのグループを組織し、酷い社会的スティグマを恐れてそれまで語ることのできなかった性暴力と DV の経験を分かち合いました。こうしたグループは、個人の癒しの次元を超えて社会そのものを変えることを目指しており、団結し共闘して性的抑圧と「隠忍の障壁を打ち破」ろうと女性たちに呼びかけました（Herman, 1997, p.29）。スピーク・アウト・グループの活動やその他の組織的な戦略によって、一般社会は少しずつ性暴力の現実に目を開くようになります。1975 年、米国国立精神保健研究所は、女性運動からの

要求に応じてレイプの影響を研究するセンターを創設し、1980 年代の大規模な実証研究によって、性暴力が広範囲におよんでいる現実が明らかになりました。なんとアメリカ人女性の 4 人に 1 人がレイプされた経験を持ち、3 人に 1 人が子どものときに性的虐待を受けていたのです [5]。

　また、レイプ・サバイバーとの面接から、レイプが戦争トラウマと酷似した症状 —— 悪夢、麻痺、解離性障害、フラッシュバック、侵入思考、極度の精神的苦痛 —— を引き起こすことが見えてきました。この調査は対象を拡大し、子どもに対する性暴行を含む他の形態の性暴行サバイバーにも広げられました。兵士たちの PTSD が正当な障害として公認されたのを追うようにして、それと似た症状を示す性暴行サバイバーの苦しみも、PTSD の主要な診断基準として DSM-5 に追加されることになりました。それは何十年にもわたる研究と運動の賜物であり、フロイトが女性の性的暴力経験に関する論文を撤回してから 115 年後のことです。

　これは些細なことではありません。DSM-5 のトラウマの定義は人々に大きな影響を与えます。例えば、トラウマの治療に健康保険が使えるのと使えないのとでは大きな差があります。DSM-5 の定義によって、社会一般の危害に関する認識が改められ、誰が配慮とケアを受けるべきかの基準が変わるのです。トラウマインフォームド・ケアの実践者は、今なおトラウマを否定し抑圧し、トラウマ患者を無視・軽視する傾向が制度的に構造化されていることを念頭に置いておく必要があります。シャルコーの時代には、性的虐待の症状を見せる女性は狂人に分類されました。その半世紀後、戦争神経症を抱えて帰還した兵士は、卑怯や惰弱といったレッテルを貼られました。トラウマをどう定義するかによって、社会と個々のセラピストが人々に接する際の基準が左右されるのです。

　第二波フェミニズム運動は精力的で革新的な貢献をしましたが、ストレート（異性愛）の白人女性が中心のムーブメントであったという、研究者や活動家たちの批判にも耳を傾ける必要があります [6]。有色人種、労働者階級、レズビアン、トランスジェンダーの女性たちの運動への貢献は脇へ追いやられ、意図せずして父権的、人種差別的な社会構造を固定化する結果になってしまいました。1990 年代に始まった第三波フェミニズムでは、人種差別、性差別、同性愛差別、階級差別といった抑圧のシステムが、相互に連結して補強し合うことを念頭に置いた横断的分析が行われました [7]。現在の社会経

済システムは、富と権威と意思決定権が少数の人々に集中して委ねられ、大多数の人々と自然に対して加えられる危害と搾取が黙認されています。それは、支配と暴力と不法な扱いに依存するシステムであり、さまざまな形のトラウマを生み出します。第三波フェミニズムの分析はこの抑圧の影響を強く受けた個人やコミュニティを中核的な対象とし、「支配−抑圧関係」の視点から社会的・経済的システムの問題を考察し、解決策を模索しようとするものです [8]。

　ここまで述べたような過去を経て現在があることを忘れてはなりません。その上で考えるべきは、私たちが誰に臆病者の烙印を押し、誰を「狂人」と呼んでいるのか、誰の経験に耳を閉ざしているのか、どのような危害を無視し、注意を払う必要などないと横暴に決めつけているのか、そもそもこうした判断を下す権力を誰が持っているのか、といった点ではないでしょうか。

現在のトラウマ

　ブラック・ライブズ運動（Movement for Black Lives: M4BL）は、こうした問いに対するひとつの有力な答えを与えてくれます。2016 年に設立された M4BL のネットワークは、「ブラック・ライブズ・マター（Black Lives Matter ／黒人の命も大切だ）」の全国ネットワークをはじめとする 50 を超える黒人主導の組織で構成されており、直接的行動、コミュニティワーク、キャンペーン、法的・政策的取り組み、著述等による抵抗を通じて、黒人コミュニティが直面している人種差別と暴力、そして今も犠牲者を苦しめ続けるトラウマに公正な目を向けてほしいと訴えています。

　M4BL は、トラウマの苦しみをより深く研究するための文脈を提供している運動のひとつです。例えば、ニューヨーク大学のマクシルバー研究所の包括的な報告書は、人種差別によるトラウマの影響を詳細に説明し、制度的な人種的抑圧を対象とした政府レベルの政策やプログラムの必要性を訴えています [9]。『奴隷制後トラウマ症候群』（*Post Traumatic Slave Syndrome*）の著者ジョイ・デグルイ博士は、奴隷制によるアフリカ系アメリカ人のトラウマの世代間伝達の影響を調査し記録しました [10]。モニカ・ウィリアムズは、人種差別とトラウマの関係を実証的に調査する必要性について説得力のある提

言をしています[11]。また最近の大規模な研究によると、人種差別の経験は全般性不安障害を誘発し、人種差別の体験が蓄積すると心的外傷性ストレスにつながる可能性があるとされています[12]。現在、制度的トラウマ、世代間トラウマの研究が盛んになりつつあります。

　ハーマンが指摘しているように、このような研究は反抑圧運動が組織化され強力になるとき躍進の機会を得ます。そして政治運動は真実が語られる場と機会を創出します。「戦争トラウマ研究は、若い男性の犠牲に反対する環境があってこそ正当と見なされ、性と家庭生活に関するトラウマ研究は、女性と子どもの従属性に挑戦する空気が醸成されて初めて正当性を得られる」のです（1997, p.9）。この論理によれば、人種的抑圧に由来するトラウマの研究は、白人至上主義に挑戦する社会的潮流が強まったときに正当性を与えられることになります[13]。白人は優れているので有色人種を支配して然るべきだという考えに挑戦している M4BL は、その意味でトラウマの理解を前進させる運動のひとつになっています。しかしこの政治的運動が現在のトラウマの定義を変える保証はありません。アメリカで「白人」として生きている私たちは、人種差別 ―― 特に巧妙で捉えがたい人種差別 ―― がトラウマを引き起こすとは考えないよう条件づけられています。それが今日流布しているナラティヴなのです。

　おそらくこれが、マーガレットがイボンヌとの面談で苦労した主な理由でしょう。彼女は人種差別とトラウマを結びつけることができませんでした。白人である彼女自身の社会的文脈が、イボンヌの人種的な体験、つまり人種差別の体験を無視させてしまったのです。マーガレットは自分を「他者を肌の色で区別しない」（カラー・ブラインドな）人間だと考えていました。しかし、他者を肌の色で区別しないということは、支配的集団（この場合は白人）に属していながら、自分が現実に享受している社会的権力と特権に目をつむることにほかなりません。これが人種差別の力学の一部です。彼女はまた、心理療法のトレーニングの中で、人種差別がトラウマになるのは身体的な苦痛が加えられた場合だと学びました。このように、社会的文脈と専門機関による教育によって、マーガレットはいつのまにか特定のトラウマ概念の鋳型にはめ込まれていたのです。マーガレットは ―― 彼女自身が自分は人種差別とは無縁だと考えていたこともあり ―― さまざまなかたちの人種差別が、イボンヌの心理的統合能力の限界を超えていた可能性に思い至ることができな

かったのです。

　トラウマセンシティブな実践が目指すことのひとつが、この条件づけの問い直しです。実践者としてそれぞれ違った個人的・社会的文脈からアプローチするにせよ、次のことは必ず自問しなければなりません。私たちのトラウマ的危害の概念はどのようにして形成されたのか。私たちのトラウマ理解はどのような教育や社会規範によって形作られたか。私たちが学んだ教科書、教師、マニュアル、コミュニティは、体制的な抑圧の分析をしているか。していない場合、それはなぜなのか。現代の政治運動がトラウマ研究の構図に与える影響を意識しているか。私たちが社会化されてきた基盤（人種、階級、ジェンダー、性的指向）は、何を見て何を見ないように私たちを方向づけてきたか。どんな人間を良しとし、どんな人間を否定するよう教えられてきたか。マインドフルネスが気づきの実践であるように、私たちを形成した社会的状況を深く省みることもまた、私たちに気づき（awareness）を与えてくれるのです。

選択

　トラウマセンシティブな実践は、私たちにひとつの選択を迫ります。それは望まない選択であり、対立を招く選択かもしれません。しかし、この選択なしに私たちの会話は成立しません。

　トラウマと本気で向き合うとき、私たちは誰かの苦しみの証人になります。マインドフルネスを学ぶ人との一回限りの会話であろうと、クライエントとの長期的な関係であろうと、他者のトラウマ的な痛みに立ち入ることになります。それが事故や自然災害によるものである場合、共感は難しくありません。そのような悲劇は誰にでも起こり得るからです。しかし、苦しみの原因が対人関係や社会的・経済的抑圧にある場合、そこに働く力学はややこしいものになります。加害者と被害者の対立に否応なく巻き込まれるからです。

　いざ巻き込まれると、私たちはどちらかの側を選択しなければならなくなります。中立の余地はないのです。なぜなら、中立は現状を維持し強化するだけだからです。選択しないということは、すでに選択しているということ

71

です。「あなたが不正の状況で中立の立場を取るならば、あなたは抑圧者の側を選んだことになる」とは、大司教で平和活動家のデズモンド・ツツの言葉です[14]。

　私自身もこのことで悩みました。他者を喜ばせることを心がけるよう育てられた私は、中立の立場を取りたがる傾向があります。対立の場では、超然と客観的であることで諍いを回避しようとします。白人のストレートな（異性愛の）男性として育てられたこと、そしてマインドフルネスの訓練が、これを強化しました。階級的特権の中で育った私は、そこにある抑圧を見ないように、認めないように条件づけられているのです。例えば、性差別を目撃した場合、私はその状況に距離を置き、関わりを持たないようにします。「男は所詮男だから」とか「男性更衣室での無害な下ネタ話だろう」という態度になりがちです。問題回避と事なかれ主義が一番容易な選択です。しかしここで中立であろうとすると、抑圧のシステムを強化することになるのです。介入しなければ、その場で起きていることを受け入れるというメッセージを発することになります。一部の人を喜ばせることは概して他の人たちに犠牲を強いることにつながりますが、しばしば私は誰が重荷を担うことになったかにも気づかないままでした。

　私たちの多くは「中立」に強く惹かれます。ハーマンはこれを次のように説明しています。

> 加害者の側に立つことは楽であり、そうなってしまいがちである。加害者は、第三者に何も手出しをしないでくれというだけである。加害者は悪事も見たくない、耳をふさぎたいそして口をつぐんでいたいという万人の持つ意向に訴える。被害者の方は、これに対して、第三者に苦痛の重荷を一緒に背負ってほしいという。被害者は行動を要求する。かかわることを、思い出すことを要求する。
>
> (Herman, 1997, p.7-8)

　この意味において、トラウマセンシティブな実践は私たちに多くを求めます。チェックリストに印をつけていれば済む話ではなく、社会のシステムがもたらす害悪に向き合うことが期待されるのです。マインドフルネスの文脈では、対処しない方向に誘い込まれがちです。事態をありのまま観察しようとするため、中立こそが基本だと思わせられる向きがあります。バ

ンテ・グナラタナが古典的な著書『マインドフルネス —— 気づきの瞑想』（*"Mindfulness in Plain English"*）で述べているように、「マインドフルネスとは万遍なく注意を払うこと。何かに偏ってはならない」(Gunaratana, 2011, p.133) のです。しかし、マインドフルネスを実践しているときの内面的状態と、マインドフルネスに基づいて外の社会で行動することとは区別する必要があります。トラウマに向き合うとき、マインドフルネスの実践を言い訳に選択の責任を逃れることはできません。

　トラウマを理解するときと同様、私たちは自分自身に問いかける必要があります。私のマインドフルネスの理解は、歴史的にどのように形成されてきたのか、と。

マインドフルネスと仏教

　西洋におけるマインドフルネスの歴史は、2500 年にわたる仏教の歴史的伝統と、それとはまったく異質なこの 25 年間の現代科学の伝統から織りなされています [15]。トラウマセンシティブ・マインドフルネスはその双方に深く関連しています。

　しばしば仏教の中核的瞑想とされるマインドフルネスは、紀元前 4 世紀にインド東部で教えたとされるゴータマ・シッダールタ（仏陀）の教えの原型のひとつです [16]。弟子たちがマインドフルネスを育むために、仏陀はヴィパッサナーとして知られる瞑想法を伝授しました。「あるがままに見る」という意味のヴィパッサナーによって、実践者は注意力を研ぎ澄ます技法を身につけます。仏陀と同時代の修行者たちは、意識を一点に集中する方法に練達していましたが、仏陀は瞑想の実践でそれを最上の目標とはしませんでした。むしろ実践者が、瞬間瞬間の経験をあるがままに見ることに心を集中させるよう促しました。そのためには、注意力の質を受容的で観察的なものにする必要があります。それこそがマインドフルネスなのです。仏教的な文脈で言えば、この技法は、無常や苦や無我といったこの世の本質に気づき、最終的な解脱へと導くためのものです。

　仏教倫理の中にも、マインドフルネスの教えが組み込まれています。仏教の基本的な実践は瞑想であると思われがちですが、知恵と慈悲心を涵養する

ように意図された仏教倫理こそ洞察（悟り）への道の第一歩であると多くの人は考えています。仏陀は実に200以上の戒律（行動のガイドライン）を、僧、尼僧、修行者のために定めています。在家（出家していない信徒）が安居（瞑想の合宿修行）に参加する場合は、通常200の戒律のうちの五つ──不殺生、不偸盗、不邪淫、不妄語、不飲酒（五戒）──に従います。

　トラウマセンシティブな実践家にとっても、仏教倫理は効果的な適用が可能です。戒律は厳格で権威的な規則としてではなく、マインドフルネスの実践を支え、安心感を醸成するための基本的な約束事として用いられます。瞑想合宿に参加した性的トラウマのある私のクライエントは、仏教戒律が安全と安定を与えてくれるのを感じました。恋愛目的で彼女に近づく人がいないと保証されている環境は、トラウマからの回復作業を支えました。

　マインドフルネスの現代的な解釈は、主にサティパッターナ・スッタ（念処経）に依拠しています。この経は、私たちの存在の真の本質を発見する道としてマインドフルネスを位置づけ、マインドフルネスの四つの基盤（四念処）として知られる以下のようなマインドフルネス修得のための主要な方法を説いています。

基盤1　身（body｜瞬間的な身体感覚の流れ）

基盤2　受（feelings or sensations｜ヴェーダナー vedanā ／快・不快・ニュートラルの感覚的な体験。精神的、感情的経験を含む）[17]

基盤3　心（mind｜チッタ citta ／感情と精神的状態／考え方、精神的状態の型）

基盤4　法（dharma｜大まかに言えば、あらゆる相関関係／時間の経過とともに明らかになるパターン）

　それぞれの基盤は、マインドフルな意識（awareness）の焦点となります。例えば、基盤1「身」であれば呼吸、基盤2「受」であれば思考・感情体験の快・不快の感覚にマインドフルであることができます。仏教の教えでは、1から3までの基盤で、そこにあるもの──思考や感覚──が生起しては消えていくのを観察することによって、苦や喜びはあなた自身ではないことを学びます。基盤4「法」では、1から3で基盤となるものすべてが時間の移ろいのなかに立ち現れるものであることを観察します。仏教を教えているトラウマの専門家テンペル・スミスは、「1から3の基盤で求められるのは、

観察対象である事象を変えようとしない勇気を持ち、生をあるがままに深く受け入れ、それに寄り添うことです。基盤4は、さまざまな関係性やパターンがどのように生起し、展開し、どのように消えるかを観察しながら、それらに巧みに関与する術を学ぶことです」と述べています（著者との私信／2017年4月28日）。

　サバイバーのためのマインドフルネスの手引きとして、本書では最初の三つの基盤、すなわち身体、感情、心に焦点を合わせます[18]。基盤4は仏教教義に関連したものであり、本書の範囲を超えるため扱いません。

世俗的なアプローチ

　マインドフルネスの最初の三つの基盤に焦点を合わせることにした理由は、ひとつには宗教学者ではない私自身の限界によるものですが、もうひとつは、現代のマインドフルネスの歴史において重要な宗教的アプローチと世俗的アプローチの分離に関する議論を考慮したからです[19]。1975年、ハーバード大学のハーバート・ベンソン教授は、ヒンズー教とヨガの伝統に由来する**超越瞑想**（Trancendental Meditation: TM）の技法を簡略化し、『リラクセーション反応』（*"The Relaxation Response"*）というタイトルの本にまとめました。TMは、ビートルズのグル（導師）として西洋で最もよく知られるマハリシ・マヘーシュ・ヨーギーによって始められました。ベンソンはTMの実践者とともに研究を行い、20分間の瞑想によって血圧、不安、心拍数、ホルモン分泌量が低下したことに驚きました。瞑想は闘争か逃走かを決める交感神経の反応を逆転させることすらできたのです[20]。

　当時ベンソンは、TMが東洋にルーツを持つことが学会での評価を下げるのではないかと懸念していました。これは、西洋人の受け継ぐ文化的レガシーが、東洋文化は科学的ではないという差別意識に影響される一例です。そのためベンソンは、瞑想の代わりに**リラクセーション**という言葉を使用することにし、TMの潜在的な宗教的基盤をすべて取り除きました。そして、注意を集中することの健康上の利点だけを強調し、商業的にも成功して400万部以上を売り上げ、現時点で64刷まで増刷されています[21]。

　4年後の1979年、前述したジョン・カバットジンは、マインドフルネス・

ストレス低減法 (MBSR) と呼ばれるプログラムを開発しました。マサチューセッツ大学メディカルセンターで開発された MBSR の 8 週間プログラムは、マインドフルネス瞑想、身体意識 (body awareness) の実践、簡単なヨガのポーズを組み合わせた週一回のグループセッション、ガイド音源を使い自宅で毎日行う 45 分の瞑想、6 週目に行う全日のリトリートによって構成されています。カバットジンも、ベンソンと同様に伝統的な東洋の瞑想法、主に仏教のヴィパッサナー瞑想から世俗的な健康法を引き出しました。TM と同様に MBSR は大成功を収め、ガン、HIV/AIDS、心臓病、パーキンソン病、うつ病、慢性疼痛など、さまざまな病状の治療として効果があることが示されています[22]。今や 30 か国以上で 1,000 人を超える認定 MBSR インストラクターが、720 か所の医療現場でこのプログラムを教えています。

　MBSR はマインドフルネスを社会に周知する上で重要な役割を果たしました。1993 年、カバットジンは、ビル・モイヤーズ[訳註]のエミー賞受賞作であるテレビ番組「ヒーリングと心」に出演し、マインドフルネスの日常的な効果について語りました。今やマインドフルネスは、複数の心理療法の中核をなし[23]、小・中・高の学校カリキュラムに導入され、デューク大学、ブラウン大学、UCLA、ウィスコンシン大学など、主要大学の研究・教育センターでもプログラムが提供されています。また、アップル、ゼネラルモーターズ、リーボック、IBM、ゼネラルミルズ、セーフウェイなどの主要企業は社員にマインドフルネスのトレーニング・プログラムを実施しており、刑務所でも導入するところが増えています[24]。

　この意味で、マインドフルネスは独自の社会運動になった感があります。アマゾンでざっと検索すると、マインドフルネス関連の書籍は 19,646 冊あり、トレンドに乗った目まぐるしい数のマインドフルネス関連の商品が販売されています[25]。社会の表舞台に受け入れられた証拠に、2014 年発行のタイム誌は、「マインドフル革命」と題された特集記事でカバットジンを主要人物として取り上げ、健康とウェルビーイングへの主要なアプローチとなったマインドフルネスについて詳説しました[26]。

副反応

　しかし、この「革命」はよいことばかりではありませんでした。爆発的な人気上昇の中で、仏教のルーツから切り離されたことにより、マインドフルネスは簡単に習得できるゼロリスクの自助健康法としてマーケティングされました。心理療法家向け機関誌「サイコセラピー・ネットワーカー」の編集者メアリー・サイクス・ワイリーは、「マインドフルネスの爆発 —— 社会の主流化がもたらす危機」という記事で次のように述べています。

> MBSR を心や身体の苦しみを和らげる方法として使うことに反対する声はほとんどない。しかしアメリカでの瞑想が、個人の好みに合うように作り変えられ、商品化され、企業化され、セラピー化され、改変され、平板化され、宗教的で道徳的な古来の伝統の高貴な起源とは似ても似つかぬものになってしまったことに困惑している人は多い。
>
> (Wylie, 2015, p.24)

　こうした流れの中では、マインドフルネスが個人の望みを —— リラクセーション、キャリアの成功、性的自信、一般的な幸福までも —— 何でも叶えてくれるものとして紹介されかねません[27]。

　マインドフルネスをあらゆる困難への特効薬と見なすこの状況を、私は**万能薬問題**と呼んでいます。マインドフルネスが多くの分野で称賛されている事実を考えると、あながち的はずれな指摘ではないはずです。また、マインドフルネスが問題を起こすことを示す証拠はほとんどありません。ただの瞑想にいったいどんな危険性があるというのでしょうか。

　しかし、瞑想に潜在するリスクは次第に知られ始めています。この分野の重要な進展は、ブラウン大学の「精神医学と人間行動」学科准教授ウィロビー・ブリトン率いる「瞑想的体験の多様性」という研究プロジェクトによってもたらされました[28]。このプロジェクトは、仏教系瞑想が誘発する困難な精神状態 —— 心理的解離、離人症、そしてトラウマ記憶の再体験を思わせる精神状態 —— を調査しました。西洋人の仏教実践者を対象にした最近の研究では[29]、100 人近くの瞑想学習者と指導者へのインタビューを通じて、59 もの異なる体験が分類され記録されています[30]。研究主任のジャレッド・リンダールは、「瞑想の良い効果は、思考や感情に対する気づ

きや、落ち着きと幸福感の向上などよく知られている。しかし瞑想はそれだけにとどまらず、はるかに多種の体験をもたらしている。その体験が実際どのようなもので、どのように個人に影響し、どれが問題視される精神状態なのかは、個人、対人関係、その個人を取り巻く文脈によって異なる」と述べています（Orenstein, 2017, p.1）。この研究は、マインドフルネス瞑想で望ましい効果を得る人の経験を認める一方で、マインドフルネスの実践に負の側面が伴う可能性を認めようとしない風潮に警告を発しているのです。

　マーガレットとイボンヌのセッションは万能薬問題の好例です。マーガレットは面談がうまくいっていないと感じたとき、マインドフルネス瞑想を有効な介入手段として提供したいと思いました。それまでマインドフルネスについて聞いたことはすべてがポジティブで、失敗のシナリオは想像できませんでした。マーガレットは限られた理解に基づき、イボンヌのストレスに対するリラクセーションの方法としてマインドフルネスを試してみようとしました。しかし社会に組み込まれた人種差別の認識に大きなギャップがあったため、瞑想はイボンヌの混乱と不安を悪化させるだけに終わったのです。

　これは、マインドフルネスの爆発的な人気の陰に潜む負の面を反映しています。ワイリーいわく、マインドフルネスの利点に興奮するあまり、「メディアはニュースになる科学的成果だけを選り好みし、調査結果の慎重な表現を尊重せず、事実を歪めたキャッチコピーを提示する」のです（Wylie, 2015, p.44）。マインドフルネスのプラスの効果はマスコミに誇張されて私たちに伝えられていると言えるでしょう。マインドフルネスに期待すればするほど、メディアの表面的な賛辞に飛びついてしまい、それによって私たちの見解が形成されるのです。

　トラウマインフォームドの実践では、こうした危険性を考慮する必要があります。マインドフルネスについて話すたびにいちいち警告するにはおよびませんが、マインドフルネスと瞑想には負の面が潜在していると絶えず自分に言い聞かせるのを忘れてはなりません。トラウマに配慮したマインドフルネスの心得のひとつは、手放しの熱中をいましめることです。

痛みのパラドックス

　仏教と MBSR には、マインドフルネスの方向性を定める上で重要なもう
ひとつの考え方があります。それは、苦しみの回避は苦しみを増幅させると
いうものです。マインドフルネスの専門家であるジョン・ブリエールとキャ
サリン・スコットは、これを**痛みのパラドックス**と呼びました。苦しみから
逃れよう、身を引こう、目を背けようという自然な性向は、「抗えば、居座
る」ということわざ通り、苦痛を増大し長引かせる結果を招くという考えで
す[31]。

　カバットジンが MBSR を医学界に導入しようとしたとき、このパラドッ
クスはなかなか理解してもらえませんでした。治療に瞑想を組み入れる提案
をする際、カバットジンは痛みに対し、医師たちの従来の方法論とは根本的
に異なるアプローチを提唱しました。これは彼が修行した仏教の伝統の核心
にあるものでした ── 「マインドフルネスの視点から見れば、修正を必要
とするものは何もありません。意図的に止めたり、変えたり、取り除かな
ければならないものは何もないのです」[32]。医師たちは当然眉をひそめま
した。西洋医学は投薬や手術といった人為的介入によって痛みを和らげようと
します。マインドフルネスはこうしたパラダイムに真っ向から挑戦しまし
た。痛みに注意を向けて痛みを和らげるとは、まさにパラドックスです。

　それでも医師たちは、カバットジンの考えに虚心に耳を傾けました。誰も
が、治癒させることができず、従来の治療に合わない患者を受け持っていた
からです。医師も患者も失うものはありませんでした。こうして MBSR の
臨床実験は、まず慢性的な痛みに苦しむ人々を対象に始まりました。カバッ
トジンは、患者が痛みに応答するように心を働かせることができるかどう
か、「患者が、世の常識とはうらはらに、自分の痛みを迎え入れ、ほんの瞬
間的にでも痛みという現実と親しく向き合えるかどうか」[33]を見守りまし
た。

　結果は成功でした。患者たちは、マインドフルネスを実践することで苦痛
との関係が良い方向に変化するのを発見し、時には痛みが消えさえしまし
た。彼らはまた、内部の苦痛の感覚は一時的なものにすぎず、刻一刻と変化
していることに気づいたとも報告しています[34]。苦痛はひっきりなしに続
いているわけではなく、時間とともに変容します。これは、身体の痛みで

ずっと苦しんでいた人にとって大きな発見であり、マインドフルネスは痛みと新しい関係を築くのに有効でした。忘れていた、あるいはそれまで知らなかった自由への扉が開かれた人たちがいたのです。

　マインドフルネスがさまざまな身体的・心理的疾病の改善に寄与し、「痛みのパラドックス」への効果的なツールであるならば、もっと広い意味での苦しみを負った人たちを助ける手立てにもなるのではないかと考えるのはごく自然なことです。回避が心的外傷後ストレスの主な兆候であるとすれば、それに対する MBSR の効果が期待できそうです。しかし、トラウマの痛みは種類が異なります。マインドフルネスが痛みに対して効果を示すという実証研究が、心的外傷性ストレスへのマインドフルネスの有効性を自動的に保証してくれるわけではありません。トラウマ的な刺激の回避は確かに苦痛を長引かせる可能性がありますが、同時に苦痛と共存していくための賢明な対応でもあります。微妙なニュアンスやガイドラインを省いて、ただトラウマの苦しみに注意を向けなさいとだけ指示するのは、相手を逃げ場のない悪循環の中に追い込みかねません。

　これはマーガレットが陥った二つめの罠でした。イボンヌの不安の高まりに気づいたとき、彼女はその不快感にもっと注意を向けたほうがよいとマーガレットは考えました。これはマーガレット自身のマインドフルネス瞑想体験に基づいたもので、イボンヌにも当然効果があると思い込んでいたのです。心的外傷性ストレスに苦しむ人への最も無責任な対応は、その人を痛みの深部へとさらに導いてしまうことにほかなりません。

　トラウマを正しく識別する能力を向上させるひとつの方法は、トラウマとマインドフルネスに脳と身体がどう反応するかを学ぶことです。次章ではこれについて検討します。

第4章
トラウマとマインドフルネス
における脳と身体

脳は未踏の大陸と未知の領域からなる広大な世界だ。
　── サンティアゴ・ラモン・イ・カハル

もし人間の脳が私たちに理解できるほど単純ならば、単純過ぎる私たち
はその脳を理解できないだろう。
　── エマーソン・M・ピュー

　肌寒い土曜日の午後、ティムは何より好きなことに取り組んでいました
── 写真の撮影です。彼は写真家として街では知られつつあり、その日は
地元のダンスカンパニーに雇われて次の公演のプロモーション写真を撮って
いました。撮影場所に選んだ古い倉庫街のライティングは完璧で、ティムは
ダンサーの動きに合わせて素早く移動しながら、振りつけのユニークな美し
さを捉えるのに没頭していました。

　すると突然、すべての動きが止まり、ダンサーの喜びの表現が恐れに変わ
るのがカメラのレンズを通して見て取れました。一人はティムの背後を指
さして、「見て！」と叫びました。ゆっくり振り返るとそこには二人の男が
立っていて、うち一人は銃を彼の胸に向けています。恐怖を感じたティム
は、手を頭上に挙げました。パニックに陥ることなく、低く穏やかな声で男
たちに話しかけようとしたティムを、男の一人が路地の方へ行くよう身振り
で遮りました。次の瞬間、ティムは走って逃げたい衝動に駆られましたが、
男たちの指示に従うしかありませんでした。ダンサーたちから見えない場所

で、男たちはティムを乱暴に壁に押しつけ、カメラを奪って逃げて行きました。

　ダンサーたちのところに戻ったとき、ティムは屈辱感でいっぱいでした。彼らはティムを安心させようとしましたが、彼は自分が反撃しなかったことを恥じていました。自宅への道を運転しながら、ティムは自分が空っぽになったようにぼんやりとして、いま起こったことが現実であるとは信じられませんでした。翌日になっても、事件についての考えを振り払うことができません。彼は自分のアパートにいてもビクビクして、襲撃のイメージが常に脳裏をよぎりました。ほとんど眠ることもできず、手は震え、保険のオンライン申請フォームに記入するのにも苦労するありさまでした。

　安堵を求めて、ティムはマインドフルネス瞑想のクラスに参加することにしました。1年前に友人の勧めで始めて以来毎週通っており、これまでそうであったように、瞑想すれば落ち着けると考えたのです。しかし、座る瞑想の間、彼は坐蒲の上にとどまるのがやっとでした。事件のイメージが執拗に浮かんでは消え、心臓はものすごいスピードで鼓動し、口の中がいつにも増して乾いていました。セッションが終わったときには、ティムはシャツにじっとり滲むほどの汗をかいていました。瞑想の講師に相談することも考えましたが、彼はすぐに、自分が風邪でもひいたのだろうと思い直しました。

　実際のところ、ティムは風邪などひいてはいませんでした。それから数週間、彼は緊張と混乱を感じ続け、写真をひたすら編集し、いつもよりたくさんのワインを飲み、強盗について誰かが尋ねた場合は話題をそらすことで感情に対処しました。彼は自分自身が分離と不安の状態を揺れ動いていることに気づき、10年間の禁煙を破ってたばこを吸い始めました。アパートから外出したときは、二人組の男性が歩いているのを見るたびに反射的に身構えました。自宅で瞑想しても、彼の心には強盗のシーンが繰り返し映し出され、恐怖で集中することも息をすることもできません。瞑想は彼をリラックスさせるどころか、不安を高めるだけでした。困り果てたティムは、講師にメールを送り尋ねました。自分に何が起こっているのか。これは一般的なことなのか。自分は間違った実践をしているのか。そして、何か自分にできることはあるのか。

防衛システム

　講師にとって、トラウマセンシティブなマインドフルネスにおける最初の課題は、トラウマの兆候を見逃さないことです。ティムのような学習者からアプローチされた場合、どんなサインを探せばよいのでしょうか。また、誰かが心的外傷後ストレスを経験していることを見分けるには、どうすればよいでしょうか。

　ひとつの答えは、神経生理学にあります。神経生理学は、神経系の機能に関する神経科学の一分野です。身体と脳がトラウマとマインドフルネスにどのように反応するかを理解すれば、トラウマセンシティブな実践のための重要な手がかりを得られます。なぜティムは汗をかき、呼吸が浅くなり、集中できなかったのでしょうか。そして、こうした状況に対してマインドフルネスはどのように役立つのでしょうか。この章では、トラウマの神経生理学について現在わかっていることと、これがトラウマセンシティブなマインドフルネスとどのように関連しているかについて簡単に説明します。

　ティムが強盗に遭った瞬間に戻りましょう。彼が振り返って男たちを見たとき、生存のための一連の戦略が動き始めました。闘争・逃走・凍結（凍りつき）として知られるこれらの防衛反応は、呼吸や心拍数など不随意の身体機能を制御する神経系の一部である自律神経系（ANS）を介して活性化されます。自律神経系は、私たちが安全と危険の両方を感知するための土台であり、闘争・逃走反応をつかさどる交感神経系（SNS）と、休息や消化などの機能を促進する副交感神経系（PNS）の二つの主要な系で構成されています。アクセル（交感神経系）とブレーキ（副交感神経系）にたとえられるこれらの神経系は、連携してエネルギーの消費と節約を調整します。

　交感神経系と副交感神経系の複雑な相互作用は、トラウマを理解するために重要です。神経科学者のスティーブン・ポージェス（Porges, 2011）は、著書『ポリヴェーガル理論』（*The Polyvagal Theory*）の中で、脅威に対する非自発的反応の際に機能する自律神経系には、階層的に組織化された三つのサブシステム、腹側迷走神経複合体（VVC）、交感神経、背側迷走神経系があると説明しています。これら三つのサブシステムは、私たちの進化の過程でつちかわれた効果的な防衛システムであり、より進化したシステムが機能しない場合に、より原始的なシステムが発動する仕組みになっています。

　強盗に襲われる前、ティムの腹側迷走神経複合体は活性化していました。彼は集中し、精神的にオープンな状態で、自分自身ともダンスグループともつながっていました。腹側迷走神経複合体はリラクセーション反応を促進する副交感神経系の一部で、脳と喉、心臓、肺をつないでおり、自律神経系の中で最長である腹側（前側）迷走神経がその名の由来です。腹側迷走神経複合体がアクティブになると、身体の中で最も洗練され進化したシステムのひとつである**社会的関与システム**にアクセスできるようになります。このシステムが機能することで、私たちは社会的なジェスチャーを調整しながら他者とコミュニケーションをとることが可能になります。例えば、冗談を言ったあと相手にウィンクしたり、友人が部屋に入ってきたときに本から顔を上げたりできるのです。ティムがダンサーと効果的に連携し、複雑な振りつけにシンクロするように動きながらつながりと喜びを感じていたのも、このシステムの働きによるものです。

　強盗に襲われた瞬間でさえも、ティムはこの社会的関与システムにアクセスできていました。命の危険を感じるなか、攻撃者を刺激しないゆっくりとしたスピードで振り向き、相手に脅威を感じさせないよう感情表現と声帯を制御しました。しかし、男たちとの話し合いの余地がないことが明らかになると、ティムは走って逃げたいという激しい衝動に駆られました。危険レベルの認識が引き上げられ、交感神経系がトップギアに入ると、身体内部でさまざまな連鎖反応が起こり、エピネフリンやアドレナリンがストレスホルモンのコルチゾールとともに体内に放出されます。ティムの社会的関与システムは次の防衛システムに道を譲り、闘争・逃走反応が活性化されました。

　生存の危機に直面した際に交感神経が生み出すパワーを侮ることはできません。下敷きになった子どもを助けるために車を持ち上げるなど、他の場面では考えられないような力技を可能にします。エネルギーの急速な放出を促すためにティムの筋肉への血流が増加し、消化管など重要でない部位への血流は一時的に減少しました。血圧と心拍数は急上昇し、さらなるスピードと強さを発揮するための短期エネルギーを筋肉に供給すると同時に、聴覚や唾液分泌や発声など、その瞬間の生存に不可欠ではないすべての働きが抑制されました。

　もしティムが走って逃げられたなら、危険が過ぎ去ったあと、彼はおそらく比較的早く落ち着き、バランスのとれた状態に戻ったでしょう。脅威に基

づいて放出された神経化学物質を代謝し、全力疾走が覚醒を落ち着かせ、彼の神経系がホメオスタシスに戻ることを可能にしたはずです。しかし、胸に銃を突きつけられた状況でそれは不可能でした。素早い動きが男たちを刺激し、引き金を引かせたかもしれないからです。

凍結反応

　路地に立ち尽くしたまま、ティムは凍りついていました。男が彼を壁に押しつけカメラを奪ったときも争いませんでした。彼の最後の防衛システムである背側迷走神経系が作動していたのです。自律神経系の三つのサブシステムのうち最も原始的である背側迷走神経系は、胃と消化管下部まで伸びています。これが活性化すると、心拍数が急降下して呼吸ができなくなり、動けなくなったり失神したりします。

　凍結反応の深いルーツは私たちの進化の過程にあります。正式には**持続性不動**と呼ばれ[1]、哺乳類に備わった生存のための適応的機能であり、ポッサムの例が最もよく知られています。特定の捕食者は動いている生き物を本能的に攻撃しますが、凍結反応は、獲物がすでに死んでおり、腐っているかもしれないと捕食者に信じ込ませることで攻撃を回避する戦略です。あとで消費するために捕食者が別の場所まで獲物を運ぶ場合には、凍結が逃げる機会を提供します。仮にすべての戦略が失敗したとしても、凍結は痛みをブロックするエンドルフィンを放出します。逃げることができないとき、解離が私たちの意識の逃避を可能にし、「耐えられないものに耐える」ことを助けるのです（Levine, 2010, p.50）。

　ティムがマインドフルネスの講師にメールを送ったとき、何かがおかしいことはもはや明らかでした。無関心と動揺の間を揺れ動きながら、彼は最も単純な課題をこなすのさえ苦労し、圧倒されるほどの恥に呑み込まれていました。撮影場所だったエリアを避け、ダンスグループからの電話を折り返すこともせずにいました。足の広範囲に痛みを感じ、ストレッチをしても効果は見られず、骨の奥深くで震えるような違和感がありました。

　ティムの経験は、心的外傷後ストレスによるものです。強盗に対して取った行動により命は助かりましたが、彼は制御不全の状態のまま閉じ込められ

てしまったのです。交感神経系と副交感神経系の間のダイナミックな相互作用はバランスが崩れ、交感神経系が過剰に働いていたために頻繁に汗をかき、口の中が乾き、心拍数は上昇していました。彼はトラウマ的な出来事を完全に統合できていませんでした。瞑想中に現れるイメージで事件を再体験し、強盗を思い出させる要因をできる限り避け、心の声は自己否定に満ちて、慢性的な過覚醒に悩まされていました。男たちが立ち去ったあとも、ティムはその場に囚われてしまったのです。

統合に失敗したとき

　強盗に対するティムの反応をもとに、統合の概念について振り返りましょう。第 1 章で説明したように、統合とはそれぞれのパーツが連携して調和のとれた全体を作り出すことを意味します。心的外傷後ストレスは、ある出来事（もしくは一連の出来事）が私たちにとって過剰な経験となり代謝できない場合に生じる、統合に失敗した状態です。ティムの体内で統合されなかったサバイバル反応について考えてみます。男たちがティムに詰め寄ったとき、彼の足は逃走のためのエネルギーで急速に満たされました。しかし銃を突きつけられ、彼は凍ってしまいます。走るための粗大運動スキルが準備されたものの実際には使われなかったため、逃げたいという生理的衝動を解放する機会を失い、彼の身体は不動反応に固定されてしまったのです。

　第 6 章でも注目するピーター・ラヴィーンは、長期的な不動性がもたらす潜在的な負の影響について調査しました[2]。ラヴィーンは、生命を脅かすような出来事に哺乳類がどう対処するかを理解するため野生動物を研究し、動物たちがしばしば身体を揺さぶったり身震いしたりすることで凍結反応を解くのを目の当たりにしました。私たち人間も同じように、脅威の影響で泣いたり、汗をかいたり、身体を激しく揺らせたり、震えたりします。こうした反応は、私たちが出来事を統合し、バランスのとれた状態に戻るのを助けます。

　先に触れた私の恩師であるステイシー・ヘインズは、このプロセスが実際に起こるのを目撃したと言います。サンフランシスコのある日の午後、彼女は五人の子どもが保護者に連れられて交差点の脇にいるのを目にしました。

彼らが通りを半分ほど渡ったとき、一台の車が赤信号を無視して侵入したため、保護者と子どもたちは轢かれないよう走りました。一人の男の子に至っては、舗道に飛び込むようにして車をかわさなければなりませんでした。保護者の女性が通りの反対側で子どもたちを抱き寄せると、男の子は恐怖のあまり泣き声をあげ、震え始めました。母親らしきその女性は男の子の肩をつかみ、泣き止むようきつく言い聞かせました。男の子が歯を食いしばり、息を止め、小さな胸をこわばらせて、すすり泣かないように堪える様子がステイシーから見えました。

　この話を紹介するのは、母親を非難するためではありません。ステイシーには、母親自身も恐怖を感じていたことは明らかでした。息子に向けられた怒りは、彼女自身の怖れを解放するひとつの手段だったのです。しかし、ここで私は二つのことに触れたいと思います。ひとつは、逃げることも、あとから泣いたり震えたりすることもできず、この種の生存に関わるエネルギーが解放されないまま閉じ込められると、長期的な影響を引き起こす可能性があるという事実です。私たちが交感神経系の反応を解放できない場合、戦うか逃げるかを意図したエネルギーが体内に封じ込められたままになります。身体の外で始まったトラウマが内部にとどまり、心的外傷後ストレスの症状を引き起こすのです。もうひとつは、生存に関わるエネルギーを感情的に表出することはしばしば社会的慣習に反するという点です。泣いたり叫んだりするような激しい感情表現は奨励されず、控えるべきものと教えられている方もいるはずです。交差点で母親が息子を叱ったとき、彼女自身も怯えていました。彼女は、ショックと恐怖の解放を許すことが息子の経験の統合に役立つとは知らなかったに違いありません。

　トラウマセンシティブな実践者としては、トラウマの根源に眠っているエネルギーを認識し尊重することが大切です。心的外傷性ストレスは単にネガティブな感情体験ではなく、未完了となった生存に関わる反応なのです。このことは、トラウマに関する本質的な疑問へと私たちを立ち返らせます。なぜ私たちはそこから動けなくなってしまうのでしょう。トラウマ的な出来事を乗り越えてバランスを取り戻すのが容易ではないのはなぜなのでしょう。

脳の構造と働き

　心的外傷後ストレスを経験している間、ティムは心休まることなく、安全でないと感じ、常に攻撃が差し迫っているような感覚でした。周囲を見回して自分が安全であることを確認しても、彼の中では別の情報が発信されていました。実際にティムの脳の特定領域は脅威のサインを出し続けていたのです。神経生理学の観点から見れば、強盗の最中（とその後）にティムの身体と脳で何が起こっていたかを理解することができます。そして、トラウマに陥った理由や、マインドフルネスがそれにどのように役立つかを知ることもできます。

　人間の脳は、新皮質、大脳辺縁系、爬虫類脳の三つの部分から構成されていると見なすことができます。「三位一体脳モデル」と呼ばれるこの考え方は、進化論的アプローチを採用した神経科学者であるポール・マクリーン（MacLean, 1990）の研究から来ています。マクリーンは、私たちの脳が下部から上部に向かって形成されていると述べました。脊髄が頭蓋骨に入るあたりから始まる脳の最下部は**爬虫類脳**と呼ばれ、私たちがカメやトカゲやワニと共有する脳の最も原始的な部位です。この脳の部分は、私たちが生まれた時点でできるすべてのこと（眠ること、食べること、泣くこと、呼吸、排尿、排便）を担います。爬虫類脳の真上にはより高度な**大脳辺縁系**があり、これは**哺乳類脳**とも呼ばれ、群れで暮らし子どもを育てる動物と私たちが共有する脳の部位です。大脳辺縁系は、長期記憶や感情などを含むさまざまな働きをつかさどります。また、闘争・逃走・凍結などの防衛反応を作動させるのもこの部分です。

　爬虫類脳と大脳辺縁系の二つは、神経科学者のジョセフ・ルドゥー（LeDoux, 1998）が**情動の脳**と呼んだものを構成し、私たちの生存と全般的なウェルビーイングに関わります。情動の脳は、環境内にある危険と機会の両方をモニターし、例えば魅力的だと思う人に近づきたくなる欲求や、腐敗臭を放つ食べ物を遠ざけるといった行動を制御します。生存につながる素早い成果を生み出すために大枠で物事を捉える情動の脳は、入力された刺激を解釈する上で最初の発言権を持っています。ルドゥーが示した例で言えば、ヘビのようなものを見てすぐさま飛び退いたものの、すぐ枝であることに気づくような場合が挙げられるでしょう。思考の働きより先に、あらかじめプロ

グラムされた防御反応を情動の脳が即座に作動させるのです。

　情動の脳の上にあるのが、私たちの脳の最も進化した部分である**新皮質**で、**論理的な脳**とされます。脳のこの領域が私たちの言語使用、抽象的思考、他者への共感、推測された未来に基づく選択を可能にします。他の哺乳類と比べて早く、人間は生後2年目あたりから脳のこの領域にある前頭葉を発達させます。前頭前皮質はまた、私たちの身体、行動、感情を統制し、社会生活を送る上での微妙なニュアンスを理解する鍵を提供します。このおかげで私たちは、誰かに腹を立てるたびに声を荒げて怒鳴ったり、尿意を催したその瞬間に車を止めてトイレに駆け込んだりする必要がないことを学びます。状況を全体として見渡し、短期的・長期的な目標を達成するための判断ができるようになるのです。

　通常であれば、私たちの論理的な脳と情動の脳は協力して働きます。強盗の直前、ティムは写真を撮る行為に集中し、リラックスと満足を同時に感じながら（情動の脳）、どのアングルが最も効果的であるかを判断していました（論理的な脳）。彼はまた軽い空腹を感じていましたが（情動の脳）、食事まであと1時間であることがわかっていたので、統制機能を働かせて仕事を続けることができました（論理的な脳）。これは単純な例ですが、私たちの情動の脳と論理的な脳が継続的に協働するイメージをつかんでいただけるでしょう。

　心的外傷後ストレスは、この協働のバランスを崩します。空腹感を我慢することと、心的外傷性ストレスに伴う激しい内的感覚（興奮や痛み、ティムが感じたような吐き気）に対処することは全く別のレベルです。論理的な脳は強盗が去ったことを理解していても、情動の脳からの衝動的な刺激を抑えることができません。ティムの中の何かが警報を鳴らし続けていたのです。なぜこのようなことが起こるのでしょう。ティムの論理的な脳が秩序を回復できなかったのはなぜなのでしょうか。

　機能的磁気共鳴画像法（fMRI）を使用した研究は、恐怖や怒りといった強い感情状態が論理的な脳の活動を部分的に低下させることを示しています。これが起こると、感情的な反応を調整または抑制する能力が低下します。「情動の脳の警報ベルが身の危険を知らせ続けるとき、どんなに深い洞察もそれを止めることはできない」とヴァン・デア・コークは言います（van der Kolk, 2014, p.64）。考えてみれば、この関連性は進化論的に理にかなっています。車がこちらに猛スピードで向かってくるとき、論理的な思考は役に立ち

ません。すぐさま行動して車を避けなければならないからです。しかし、緊急事態が過ぎたあとも内部で鳴る警報を止めたり抑制したりすることができない場合、長期的な影響に悩まされるでしょう。たとえ警報が間違いだと「知っている」場合でも、それがあたかも現実であるかのような脅威を覚えます。まるで終わらない綱引きのようです。

　この現象が起こる理由と、それがマインドフルネスにどのように関連するかを理解するには、より小さく具体的な脳の領域である扁桃体、海馬、前頭前皮質の三つを詳しくみていく必要があります。

低次経路と高次経路

　扁桃体は、情動の脳の辺縁領域にあるアーモンド状の神経細胞の集まりです。ヴァン・デア・コークが身体の「煙探知器」と呼ぶ扁桃体の主な機能は、感覚情報に情動的な解釈を付与し、私たちの安全と生存に最も関わるものを特定することです。扁桃体の特徴はスピードで、刺激が何であるかを意識的に認識する前に反応します。電話で親しい友人の声を聞くと、それが誰であるか気づく数ミリ秒前に笑顔になりリラックスするような場合です。枝とヘビの例に戻れば、扁桃体は枝の形を潜在的な脅威として迅速に解釈し、全身反応を活性化するストレスホルモン（アドレナリンなど）を放出するように脳幹に緊急メッセージを送信します。これらはすべて、ただの枝だったと私たちが気づくまでのほんの一瞬で行われるのです。

　大脳辺縁系の別の構造である**海馬**は、記憶に関する重要な役割を果たしています。機能は複数ありますが、出来事の時系列を認識して論理的な脳に通知し、始めと中間と終わりを割り当てるのも海馬の仕事です。ここで、昨日経験したこと、例えば片づけた用事や誰かとの会話のことを考えてみてください。それが「記憶」であると知っているという事実は、あなたの海馬がその役割を果たしていることを示しています。

　トラウマを理解するために重要な三つめの領域は、眼球の真上に位置する論理的な脳の**前頭前皮質**です。前頭前皮質は俯瞰的な視点を提供し、何が起こっているのかを理解したり、進むべき最良の道について決定を下したりすることを可能にします。例えば、私は地震の多いエリアに住んでいるため、

地響きのような大きな音は自動的な驚愕反応を引き起こします。ミリ秒後、私の前頭前皮質が状況評価を助け、アパートから逃げる必要があるか、地震警報をチェックする必要があるか、といった思考が働きます。論理的な脳が介入する前に迅速な判断を下す扁桃体と異なり、前頭前皮質は状況を評価し、特に扁桃体の反応が誤警報であった場合に落ち着くのに役立ちます。これにより私たちは、情動の脳を抑制し、何らかの脅威を検出するたびに過剰な大騒ぎをせずに済むのです。

　心的外傷後ストレスでは、これまでに説明した三つの脳領域間の統合プロセスがうまくいかなくなり、脅威がまだ発生しているかのような反応を続けてしまいます。これを理解するひとつの方法として、ルドゥーの提案する二つの神経経路、「低次経路」（扁桃体のメッセージが論理的な脳を迂回する速いルート）と「高次経路」（情報が論理的な脳に送られ処理される遅いルート）があります[3]。トラウマが統合されないままである場合、ストレスホルモンは体内を循環し続け、生存に関わる情動反応を無限に繰り返させます。これが、ティムが強盗のあと数週間にわたって不安と過剰な警戒心を交互に経験した理由です。彼の扁桃体が低次経路を介して警報を鳴らし続けていたのです。

　理想的には、ここで高次経路の出番になります。出来事が過ぎ去ったという情報を海馬から受け取ることにより、前頭前皮質は扁桃体の情動反応を抑制し、心身のバランスを取り戻すことができます。しかし、私たちのストレスレベルが非常に高い場合、身体をめぐるストレスホルモンが海馬の機能を停止します。これは、トラウマ的な出来事の時系列が正確に記録されておらず、その出来事には始まりも中間も終わりもない状態であることを意味します。理性的な脳は、トラウマ的な出来事が終了したというメッセージを受け取ることはなく、扁桃体を抑制することができません。

　これは**海馬障害**として知られています。強盗の日、ティムの体内で放出された強力なストレスホルモン（アドレナリンとコルチゾール）が一時的に海馬の働きを止め、暴漢が去ったという知らせを前頭前皮質が受け取れなくなりました。そのため彼の扁桃体は警報を鳴らし続け、問題を引き起こしていたのです。神経心理学者のリック・ハンソンはその著書『ブッダの脳──心と脳を変え人生を変える実践的瞑想の科学』(*Buddha's Brain: the Practical Neuroscience of Happiness, Love and Wisdom*）に次のように書いています。「海馬が機能不全なときに扁桃体が過敏になるのは悪い組み合わせです。痛みを伴

う経験は過剰反応した扁桃体によってターボ過給され、正確な記憶がないま
ま、すべての歪みとともに潜在記憶に刻まれます」(Hanson, 2009, p.57)。

　繰り返しになりますが、これは進化論的に意味があります。恐怖と危険を
伴う経験に直面したときは、過去の出来事に関連づけて論理的に考える（高
次経路）のではなく、迅速かつ本能的に行動する（低次経路）ことが重要だか
らです。本来であれば、この海馬障害は短時間で終わります。トラウマ的な
出来事のあとに海馬は再び機能するようになり、出来事の時系列（特に終了）
について論理的な脳に通知します。それを受けた論理的な脳が扁桃体に警報
を停止するよう指示し、身体は自然な平衡状態に戻ります。しかし、出来事
が私たちの統合の能力を超えると、情動の脳はトラウマがまだ起こっている
かのように反応し続け、サバイバーはその状態に閉じ込められてしまうので
す。

　人々にマインドフルネスを実践するよう求めるときは、このダイナミクス
を念頭に置くことが不可欠です。サバイバーはしばしば、トラウマに関する
混乱した思考、感情、イメージ、身体感覚を経験しており、それは簡単にト
リガーされます。トラウマ的な刺激に焦点を合わせるようサバイバーに求め
るだけで、その刺激が強化されてしまうのです。これが、トラウマ・サバイ
バーが特別なサポートを必要とする理由のひとつです。

トラウマ専門家との協力

　強盗事件の1か月後、瞑想の講師から紹介され、ティムは私のオフィスを
訪れました。椅子に座っている彼は交感神経系（SNS）の過活性状態にある
ように見えました。筋肉は緊張し、瞳孔は拡張し、顔は青ざめていましたが、
深呼吸をするよう促すと彼の顔色は戻り始めました。話をする間により多く
のアイコンタクトを取り始めたことから、彼の社会的関与システムが戻って
きたことがうかがえました。そこで私は、彼が瞑想の間に経験したこと、そ
れにどう対応したか、そしてこうした症状が彼の人生で起こったことに関連
していたかどうかなど、彼にいくつかの質問をしました。

　ティムは目に涙を溜めながら、強盗以来、何とか日常をこなすのに必死
だった、そして、起こっていることについてやっと誰かと話ができて感謝し

ていると言いました。そして彼は事件について、また事件以来ずっと抱えている症状について私に話してくれました。瞑想が状態を悪化させていたのは明らかだったので、私はティムに、彼の神経系がトラウマを十分に処理して安全に実践に戻れるようになるまで、瞑想は一時的に中止するよう勧めました。

　最初のセッションでは、情報とサポートを提供するプロセスである心理教育を主に行いました。多くのクライエントにとって、自分の脳と身体で何が起こっているのかを理解し、彼らの反応が正常であると理解することは助けになります。また、ティムに限らず多くのサバイバーが苛まれる自己非難を軽減するための重要な要素となります。最初のセッションでティムは、「自分がもっと強かったら、あの野郎どもをぶん殴ってやれたのに」と言いました。自分が臆病者であること、事件からまだ立ち直れないでいることを責めていましたが、神経系で何が起こっているのかを理解すると、彼は自分の経験したことを思いやりとともに捉えられるようになりました。

　回復が進むにつれて、私はティムが安全に瞑想の練習に戻れる兆候を探しました。彼の身体で起こっていることに意識を向けるよう促したとき、胃にある恐怖や足の緊張感に圧倒されることなく気づくことができました。私たちは、5分から10分に限って自宅でのマインドフルネス再開に合意しました。肝心なことは、どんな実践であれ、ティムの症状を悪化させるのではなく**改善**しなければならないということです。私たちはまた、ティムが瞑想コミュニティに戻るのは前向きなことであると感じていました。戻るにあたっては、瞑想のセッションが終わったときは必ず講師に様子を伝えるように私からティムに依頼しました。

　ティムの講師のトラウマに対する認識は、彼の回復にとって非常に重要でした。彼女は、彼がトラウマを処理するためには、単なる瞑想の指導だけでなく個別のサポートが必要なことを知っていました。善意はあってもトラウマの知識がない別の講師であれば、ティムの経験を自我解体（自己感覚に対する愛着の自然な喪失）と理解した可能性があります。彼のこうした状態を瞑想の進歩によるものと解釈し、実践を続けるよう奨励して彼をさらに傷つけたかもしれません。あるいは、ティムが集中に困難を抱えていると聞けば、心を安定させるためにより頻繁な実践を勧めた可能性もあります。幸いなことに、ティムの講師は彼の経験をより深く探求する意識と好奇心を持ってお

り、彼を紹介できるトラウマ専門家のネットワークを持っていました。

マインドフルネスと脳

　神経生理学の観点から、マインドフルネスはどのようにしてトラウマ・サバイバーのリソースになり得るのでしょうか。マインドフルネス、トラウマ、脳の関係について神経科学の研究は何を教えてくれるでしょうか。マインドフルネスがトラウマ・サバイバーにもたらす影響はまだ完全にわかっていませんが、最近の研究では、上で述べた三つの脳領域（扁桃体、海馬、前頭前皮質）に関する知見がいくつかの回答を提供してくれます。

　よく知られている発見のひとつは、マインドフルネス瞑想が脳の内側前頭前皮質の厚さと相関していることです。よく引用される研究で、ハーバード大学教授のサラ・ラザールと同僚たち（Lazar et al., 2005）は、fMRI を使用してマインドフルネス瞑想を実践する人々の前頭前皮質がより強く活性化することを発見しました[4]。前頭前皮質が経験の客観視を可能にすると同時に、情動の脳からの衝動に対して統制機能を果たすことを考えれば、この関係性は理にかなっています。マインドフルネスによって、私たちは思考や感覚や感情を、それらに同一化することなく経験することができるようになり、状況に反射的に反応するのではなく、しっかりと見定められるようになるからです。さらに多くの研究が必要ですが、長い期間にわたって実践されたマインドフルネス瞑想は、脳の統制領域の神経機能の強化につながると考えられるのです。

　マインドフルネスの実践は扁桃体の灰白質の減少にもつながり[5]、トラウマ関連のトリガーに対する反応性を低下させます[6]。ある研究では、マインドフルネスをベースにした 8 週間プログラムに参加した人は、知覚されるストレスが大幅に減少し、扁桃体灰白質密度が低下したと報告されました。別の研究では、瞑想者はストレッサーに曝されたあとの生理学的反応性の低下[7]と、瞑想中の情動的刺激に対する扁桃体反応の低下を示しました[8]。こうした知見をたどって、研究グループはこれらの変化が非瞑想時にも移行することを発見し、扁桃体活動の低下は瞑想後にも継続したと報告しています[9]。

　より一般的には、マインドフルネス瞑想が情動制御に関与する前頭前皮質の領域を活性化することも示されています[10]。マインドフルネスが扁桃体活動を減少させ情動制御を改善する理由については、注意を制御する能力の強化がストレスの多い出来事に直面したときの重要なリソースになるという意見を含め、いくつかの理論があります。何に焦点を合わせるかをある程度制御できれば、感情や行動により効果的に対処できます。こうした研究結果は、マインドフルネスがストレスや感情的な反応を落ち着かせ、全体的な健康を改善する理由について手がかりを与えてくれます。しかし、すべてを理解するには、まだ大きなギャップが残されています。

トラウマの統合

　ティムと私が治療に取り組んで6週間が経った頃、特に大きな変化を感じさせるセッションがありました。オープンかつ集中している状態で私のオフィスを訪れた彼は、胃のなかにずっとある恐ろしい感覚を探求する準備ができたと言いました。私は彼に内面を見つめるよういざない、ティムはできるだけ判断しないよう努めながら、胃につかえているものの形や質感を感じ取り始めました。彼の感覚は次第にあの路地に戻り、男に首からカメラを奪われながら恐怖に身がすくんで無力だった自分を思い出したのです。

「怖かったんだ」彼は顔を両手に埋め、泣きながら話しました。

「そうですね」と私は言いました。「怖かっ・たですね。そして、それは過去に起こったことです。ここが私のオフィスであることに意識を向け続けてみましょう。足を地面につけて、今ここでは安全であることに気づき続けるようにしてください」

　ティムは堪えきれず、すすり泣きながら震え始めました。それから30分にわたり、イメージや記憶が波のように押し寄せ、そのひとつひとつが新たな感情を解放しました。この間、私は注意深くティムを観察し、彼の社会的関与システムの活性化を助けるために必要に応じてアイコンタクトを取りました。彼の身体の中で起こっていることに注意を向けるための安全で安心できる場所を提供するようサポートしました。彼は恐怖で足が震えるのを感じ始め、その様子に驚き不安を覚えつつも、震えるままにしました。私の存在

と包容と励ましが、解放のプロセスを支えました。独りではないと感じられたことで、事件のあとに彼を襲っていた圧倒的な感情をより安全に体験できたのです。

　しばらくして、ティムは部屋を見回しました。彼は汗でびしょ濡れになり、ティッシュの箱を半分空にしていました。と同時に、回復のためのエネルギーがあり、安堵し、活気に満ちていると感じていました。彼は笑い始め、それから深いため息をつきました。

　彼の身体は、しばらく失われていたある種の平衡を取り戻していました。まるで何かが完了したかのようだ —— 強盗が終わったようだ、と彼は言いました。

　多くの意味で、その通りでした。信頼する誰かの前で、自分一人で処理するには大き過ぎた経験が、耐えうるものへと変わったのです。バラバラになっていたサバイバル反応や記憶、情動の処理がようやく始まり、と同時にティムはいまこの瞬間にいることを感じていました。震えや発汗、号泣によりこうしたサバイバル反応が放出されるにつれて、彼が自分の中で感じていた疎外感は消えていきました。強盗の記憶や強い感情はまだ困難ではありましたが、それまでのような威力を持ってはいませんでした。それは彼の意識に統合されたのです。ティムは、さらなる波が来ることを想定していましたが、自分が正常に戻りつつあると感じていました。

　適切な条件下では、トラウマを統合することは**可能です**。これはトラウマセンシティブ・マインドフルネスの目的ではありませんが、この可能性を知っておくことは重要です。ここでの根本的な問いは、マインドフルネスがトラウマ・サバイバーに役立つものである（そして有害とはならない）ことを保証するために、どのようなモディフィケーションが必要か、すなわち、私たちが整えることのできる「（トラウマを統合するための）適切な条件」とは何か、ということです。

　第II部では、マインドフルネスへのアプローチをトラウマインフォームドにするための基本原則と具体的な実践を紹介していきましょう。

第Ⅱ部
トラウマセンシティブ・マインドフルネスの
五つの原則

第5章
トラウマセンシティブ・マインドフルネスの原則 その1
耐性の窓にとどまる
覚醒の役割

節度の範囲を超えるものはすべて、不安定な基盤の上にある。
—— セネカ

　裕福な家庭に生まれ育ったシッダールタ王子（のちの仏陀）は29歳のとき、物質的生活を捨て苦行者の道を歩むため宮殿を去りました。伝承によれば、一日に一粒の米しか食べないような厳しい自己鍛錬に努めたといいます。しかし6年後にすべてが一変します。

　ある日、川のほとりで瞑想をしていたシッダールタは、シタール奏者が弟子に楽器の調律の方法を教えているのを耳にしました。「弦は締めすぎると切れ、緩めすぎると音が出なくなる」。これを聞いたシッダールタは、はっと気づきました。それまで経験してきた官能的な快楽への耽溺と禁欲生活は、どちらも永続的な平安をもたらしませんでした。このときからシッダールタは、快楽三昧と自己否定の中間に位置する中庸の道を歩むことを決意します。これはのちに仏教で「中道」（middle way）として知られるようになりました [1]。

　中道は、トラウマセンシティブ・マインドフルネスの重要概念です。これまで学んだように、心的外傷性ストレスは激越な精神的・感情的・身体的状態を引き起こします。闘争・逃走反応は生死のかかった強烈なエネルギーを噴出させ、一方で凍結反応はこの驚くべき力を抑え込みます。心的外傷後ストレスではこのエネルギーが統合されないままとなり、広範囲にわたる困難な事態を引き起こします。恐ろしい暴行を目撃した人は慢性的な過覚醒状態に陥り、感情を制御できなくなることがあります。また家庭で虐待を受けな

がら育った人は慢性的な解離症状を抱え、身体感覚の多くを感じられなくなることがあります。激しい興奮状態と完全な無感覚状態の間を危険なほど揺れ動くトラウマ・サバイバーもいます。

　トラウマセンシティブ・マインドフルネスの目的は、こうした極端な状態を回避するための実践を学んでもらうことにあります。トラウマ・サバイバーが自分の経験の全貌を落ち着いて観察し、それを許容できるようになるのが目標です。その方法のひとつは、学習者やクライエントが、ダニエル・シーゲルの言う**耐性の窓**[2]にとどまるよう導くことです。耐性の窓はサバイバーがサポートを感じる内的領域であり、トラウマインフォームドな実践の出発点になります。瞑想学習者やクライエントが耐えられる範囲を超えないための方法です。窓の枠内にいれば人々は安定し、実在している感覚や制御できている感覚を感じられるでしょう。しかし窓の枠外に出てしまうと、トリガーされやすく制御不能となり制御不全に陥る危険性が高まります。その状態では、マインドフルネスの実践中にトラウマ的症状が再発しかねません。

　トラウマセンシティブ・マインドフルネスの第一の原則は、**耐性の窓の枠内にとどまること**です。トラウマセンシティブな実践者は何よりもまず、トラウマ・サバイバーが安全に安定して瞑想できるよう配慮しなければなりません。つまり、自己制御能力が高まっていく方向に彼らを導きます。耐性の窓はそのためのフレームワークを提供し、瞑想者への介入方法を選択する際の助けとなります。耐性の窓の枠を超えて制御不能の方向に向かっている危険性がある場合、そのサインを識別して、この章の最後で説明する常識に適ったモディフィケーションを提示すれば、それを頼りに彼らは瞑想に落ち着きを見出し、再トラウマ化を回避できるでしょう。

ブルック

　心理療法の初回セッションを始めてから 15 分経って、ようやくブルックは上着を脱いでいないことに気づき、一息ついて、一瞬すまなそうに微笑みました。彼女は部屋に入って椅子に座るやいなや、苦難の数か月について夢中で語り始めていたのです。

　4か月前、ブルックは生まれて7か月になる娘を乳幼児突然死症候群で亡くしました。当日の朝、彼女は目覚めてすぐ何かがおかしいと感じました。横のベビーベッドに寝ている娘に手を差し伸べ抱き寄せようとしましたが、何の反応もありません。夫に救急車を呼ぶよう叫びましたが、救急車を待つべきか、走って病院に連れていくべきか、引き裂かれる思いでした。無力感に打ちのめされた彼女は床に倒れ、近づいてくる救急車のサイレンの音を聞きながら、抱きしめた娘を揺り動かしていました。

　それから数週間、ブルックは何とか生きていこうと最善を尽くしました。看護師の仕事を休み、両親のもとで過ごした数週間、ある日は躁状態で、起きてから疲れ果てて床に就くまでずっと立ち働き、別の日は絶望感とうつ状態と社会からの孤立感に襲われました。「私は誰か別の人の人生を生きていました」と彼女は当時を振り返って言いました。何とか持ちこたえているうちに苦しみが退いていくことを願い、娘の死から2か月後に仕事に復帰して日常生活を取り戻すよう努めました。新しい子を産む可能性についても考え始めました。

　この頃ブルックは、夫に勧められて週末の瞑想のリトリートに参加することにしました。瞑想の実践はそれまでにも断続的に行っていましたが、今回は、家を離れて心を落ち着かせることが癒しに役立つだろうと考えたからです。もう長い間心休まる時間がなかったので、最初は静寂の中で瞑想できることをありがたく思いました。しかし、初日の終わり近く、心をかき乱す記憶が彼女を襲い始めます。目を閉じると、亡くなった朝の娘の青白い顔が見え、次の瞬間には救急車のサイレンが遠くに聞こえました。注意を呼吸に戻そうとしても、イメージや音がブラックホールのように彼女の注意を吸い込みました。過去の瞑想で経験した心の広がりを感じることはできず、逆に閉じ込められたような感覚になりました。

　それからの時間、座る瞑想の最中も歩く瞑想の最中もブルックは不安と解離を交互に体験し、それを制御することができませんでした。涙が頬を伝い落ち、悲痛を感じるのは自然だと思いながらも、独りでそれに耐えるのはあまりに辛すぎました。リトリートの場では、孤独を感じても他の人と接触できません。「私はただただ夫に抱きしめてもらいたかった」と彼女は語ってくれました。「夫を想像して自分で自分を抱きしめても何の役にも立たず、とても悲惨な気持ちでした」。瞑想ホールで瞑想しながら、前に座っている

101

人たちの後ろ姿を見ているとさらに苦しくなりました。人に囲まれているぶん、たった独りで苦しんでいる孤独な自分が際立って感じられたのです。その夜ブルックが話をしたリトリートのリーダーは思いやりを持って耳を傾け、アドバイスをしてくれました。心に立ち上がってくるイメージに注意を向け続け、それがどう変化するかを観察すること。しかし彼女は、翌朝目を覚ましたときもひどく気落ちしているのを感じ、インフルエンザに罹ったとメモを残してリトリート会場を一人後にしたのです。

この出来事からの1か月、ブルックはわずかな音にもびくりとし、仕事に集中できず、ほとんど眠れない状態が続きました。気分が激しく浮き沈み、ある瞬間は恐ろしい不安感にのみ込まれ過覚醒状態になり、目を大きく見開いて早口で話し、瞳孔が広がりました。しかし次の瞬間には無気力になり、感覚が鈍麻し、目はどんよりとしました。夫が遠い存在に感じられ、帰宅後に夫と話すことにほとんど興味を持てなくなりました。勤務している病院で救急車のサイレンを聞くと、たちまち娘を亡くした朝に連れ戻され、心臓の鼓動が速まり、汗が噴き出しました。床に倒れ体を丸めて縮こまりたいと感じるときさえありました。リトリートに行く前もサイレンの音を聞くのは嫌でしたが、今や耐え難い苦痛になりました。絶望と恐怖の間を揺れ動きながら、こんな状態で看護師として働き続けられるのか、この悲しみから解放される日が果たして来るのかと思い悩むのでした。

覚醒の制御不全

なぜブルックはパニックと麻痺のあいだを激しく変動したのでしょう。もしマインドフルネスが原因であるなら、それはどのように状態を悪化させたのでしょう。また、マインドフルネスの場でブルックのような人に出会った場合、トラウマセンシティブな対応とはどのようなものになるでしょうか。

これらの質問に答えるには、耐性の窓とそれに関連するいくつかの理論的概念を知っておく必要があります。ひとつは、中庸の道に関連した概念です。二つの極端な状態の中間にとどまる平衡の例はあらゆるところに見られます。例えば、読者の皆さんの身体は、基本的な体温を極度の高温と極度の低温の間の比較的安全な摂氏36度前後に維持するという複雑な作業に従事

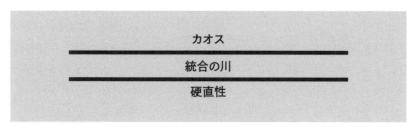

図 5.1　統合の川

しています。もうひとつは、私たちの学習をサポートする「発達の最近接領
域」と呼ばれる概念です[3]。処理できないほど大量の情報を一度に浴びせら
れたら圧倒されて学習できなくなり、逆に情報が少なすぎれば退屈してしま
うという考え方です。

　シーゲル（Siegel, 2010）はマインドフルネスにおける「発達の最近接領域」
を、川の両岸の間に流れる水域のイメージで説明しています（図 5.1 参照）。
上側の岸はカオス状態です。そこにいると、生活はかき乱され、不安定で制
御不能と感じるでしょう。下側の岸は硬直性です。そこにいると、生活は停
滞して流動性がなく、身動きが取れず息苦しさを感じるでしょう。この二つ
の極端な状態（岸）の間に川があります。この川にはバランスのとれたハー
モニーと柔軟性があり、私たちの人生は自在に流れることができます。シー
ゲルはこれを**統合の川**と呼びます（図 5.1 参照）。カオスと硬直性の間にある
統合の川は、後に説明するように耐性の窓と密接にリンクしています。

　トラウマセンシティブ・マインドフルネスで私たちが関心を持つべきは、
瞑想実践者の「覚醒」の度合いです。**覚醒**とは、生きるための基本的な準備
がどれだけできているかを意味する用語です。覚醒は脳幹に発し、自律神経
系（ANS）を活性化し、世界（外界）の要求に応えるのに役立ちます。ベッド
から起きる、子どもをだっこするなど、何かをするためにエネルギーが必要
な場合に覚醒度は増大し、休憩時には減少します。トラウマは急性の覚醒を
引き起こします。戦うか逃げるかの選択を迫られると、私たちの身体はアク
セルを踏み、覚醒度が一気に高まります。その後、凍結状態になると、身体
はブレーキを踏みます。心的外傷後ストレスでは、覚醒はこれら両極端の間
を激しく行き来して、アクセルとブレーキのペダルがどちらもいっぱいに踏

み込まれた状態になってしまうのです。

　これは、**覚醒制御不全**（dysregulated arousal）と呼ばれる自己制御能力が著しく損なわれた状態です。トラウマとなった出来事を思い出させるものに過度に敏感になると、**過覚醒**ないし**低覚醒**、あるいは両者の間を制御できずに揺れ動く状態に陥ります。それは危うく不安定な状態で、トラウマが強いる残忍な苦しみのひとつです。過覚醒状態になるとエネルギーが溢れかえり、思考が侵入し、不安になり、些細なことに圧倒され、リラックスも集中も困難になります。これはシーゲルのモデルの上側の岸です。下側の岸の低覚醒状態では、エネルギーに欠け、感覚が鈍麻して集中できず、不動性に支配された状態を体験します。この状態に陥った人たちは、受動的で無関心でやる気がなく、麻痺してしまったようだと報告します。

　ブルックとの最初のセッションで彼女が語っていたのは、この覚醒制御不全の症状に合致します。彼女は頭の後ろに両手を当て、指をゆっくり髪に通しながら「私は身体を制御できなくなったと感じています」と言いました。「身体がもう自分のものではないように感じるのです」。彼女は毎朝目を覚ましても、その日の自分の状態を予測できませんでした。過敏な日があったかと思うと、翌日は麻痺して感覚がなく、引きこもり状態になります。つまり、カオスと硬直性の両極端を行き来して消耗していくばかりでした。「家庭でも職場でも、自分がいない気がするんです」と彼女はかすれ声で言いました。「何かがいつも自分を乗っ取っている感じで、何をしてもそれが少しも良くならないんです」

　リトリートでのブルックのように、マインドフルネスと瞑想は、覚醒状態の制御ができていない人にとって、大きな苦痛を伴う可能性があります。本来マインドフルネスは自己制御能力を高めるものですが、第2章で説明したように、トラウマ・サバイバーの制御不全を悪化させるケースもあります。トラウマ的なイメージと記憶に注意を集中させると、ブルックのように過覚醒状態に陥ってしまい、瞑想が役に立ちません。死んだ娘の顔が思い浮かぶたびに不安が増し、慣れない場所に独りでいることで苦痛がより生々しいものになりました。家にいれば、夫との日常的な接触や自宅の見慣れた光景や音や匂いが安定をもたらし、制御を助けてくれましたが、リトリートではそれがありません。その結果、瞑想はトラウマ症状を悪化させ、彼女を耐性の窓の枠外に追いやってしまったのです。

	感覚の鋭敏化
	情動的な反応
	神経過敏
	イメージの侵入
過覚醒領域	認知処理の無秩序化

耐性の窓
最適な覚醒領域

低覚醒領域	感覚の低調
	感情の鈍麻
	認知処理の著しい低下
	身体的活動の減少

図 5.2　耐性の窓（Ogden, Minton, & Pain, 2006, p.27）

耐性の窓について教える

　ここで耐性の窓 —— 過覚醒と低覚醒の間にある領域 —— に戻り、もう少し詳しく見てみましょう（図5.2）。私たちが過覚醒状態にあるとき、音に過敏になるなど諸感覚が異常に敏感な状態になり、周囲に対して強い情動的反応をする傾向があります。これはカオスの状態です。反対に低覚醒になると感覚が鈍麻し無気力の状態に陥るため、すべては硬直化に傾きます。これに対して、耐性の窓の枠内にいるとき、私たちはどんな経験をも許容し受け入れる備えがあります。覚醒レベルは臨機応変に上下し、あるときは鋭敏、あるときはリラックス、別のときは集中することができます。

　耐性の窓は認知処理と結びついています。過覚醒になると認知処理のプロセスは統制を失い混乱しがちです。周囲から流入する刺激が多すぎて、しばしばひとつのものに注意を払うのが困難になります。低覚醒状態では認知処理能力自体が低下します。クリアに考えることができず、心ここにあらずで物事に集中できなくなり、日常生活をうまくこなしていくのが難しくなります。混乱した認知処理プロセスでは、特に計画や意思決定や日常的行為の秩

序だった遂行など、実行スキルを要する日常行為を処理できなくなるのです。私が心理療法を行ってきたクライエントにも、トラウマ体験のあとでは心と生活の管理と制御ができなくなってしまったと語る人がいます。

　これが、サバイバーにとってマインドフルネス瞑想が苦しいものになり得る主な原因です。第4章で説明したように、心的外傷後ストレスを経験しているときは、感情を司る脳の特定の部位が脅威の信号を送り続けます。脳の理性的な部分は、それに抗して秩序を回復するようにはできていません。サバイバーが（例えば「覚醒制御不全」により）いったん耐性の窓の枠外に出てしまうと、マインドフルネス瞑想を適切に実践することはきわめて困難です。どんなに努力しても、指導者の基本的な指示に従おうとしても、自分の注意力を制御することができないのです。これは、心的外傷後ストレスに苦しむ瞑想者にとって苛立たしいことです。

　ブルックとの心理療法では、まず最初に紙に絵を描きながら耐性の窓を説明しました。娘の死後に始まった覚醒の揺れは悲劇に遭遇した際によく起こることだと指摘した上で、トラウマが覚醒制御不全を引き起こし、彼女の日常に混乱をもたらしたことについて話し合いました。私が望んだのは、ブルックが自分の身体と心がどういう状態にあるかを理解し、どう働きかければ好転するかを考えることです。それがうまくいけばクライエントは正常化に向かうことが多く、この話を聞いてすぐに自己制御能力の改善を実感する人さえいます。

　ブルックに耐性の窓を紹介したあと、私たちは、窓の枠内にいるか枠外にいるかを自覚するためのサインを特定する作業を始めました。もやもやした気分や無気力、感覚の鈍麻は低覚醒のサインであり、過敏、不安、動悸は過覚醒のサインです。この中間に耐性の窓があり、この領域にいるときは物事がはっきりと見え、深く息を吸うことができ、足が地に着いていると感じられました。私が目指したのは、ブルックが窓の枠から外れたときにそれを自覚し、最終的に枠内に戻るスキルを身につけることです。何をするにしても自分が主体者であるという感覚——自らの神経作用をある程度制御する力とスキルをもっている感覚——を取り戻すことが先決でした。その感覚を取り戻せなければトラウマの解決は進まず、セラピーを続けてもさらに悪化させるリスクさえあったからです。

　「ほっとしました」と彼女は和らいだ目つきで言いました。「ここに来たと

きは、あの恐怖とまた向き合わなければならないと思っていたので」

　このような言葉はよく耳にします。回復するためには過去のトラウマと正面から対峙しなければならないと考える人もいますが、それは違います。感情的なカタルシス —— 激しい感情の浄化 —— は必ずしもトラウマの統合を意味しません。そのような試みは、耐性の窓の枠外にその人を押し出してしまう可能性が高いのです。心を安定させるためにサバイバーにまず勧めるべきは、耐性の窓を継続的にチェックして、向き合えるものと耐えられないものについてよく知ることです。自己制御できるようになるためにはまず自分を知る必要があります。

　耐性の窓は時と場合によって変化することを理解するのも重要です。窓はときに広く開いて、覚醒の大きな振幅に耐え、現在にとどまることができます。逆に窓が狭くなって、いつもより簡単にトラウマ反応がトリガーされる場合もあります。ブルックは看護師として鍛えられていたこともあり、娘を亡くす前はストレスの多い状況にも問題なく対処することができました。働いていた病院では、彼女は危機的状況下でも落ち着いていることで知られていました。しかし娘の死後は、わずかなストレスにも屈するようになり、惨めな無力感を覚えました。昼の休憩時間まで我慢できずに泣いてしまうことが何日もありました。

　耐性の窓の開き幅は、**反応の閾値** —— 覚醒を誘発するのに必要な刺激の量 —— にも関係しています[4]。閾値が低い場合、覚醒はほんのわずかな刺激で引き起こされます。逆に閾値が高い場合、反応を引き起こすのにより多くの刺激が必要です。心的外傷後ストレスに苦しんでいる人の反応の閾値は、ほとんどの場合、非常に高いか非常に低いかのどちらかです。ブルックは特に閾値が低かったので、わずかな音でも彼女の神経に響きました。家に一人でいて周囲が穏やかなときでも彼女は過敏でした。私の別のクライエントはブルックとは対照的に閾値が非常に高く、アパートの外で大きな自動車事故が起きてもほとんど反応しませんでした。近隣の人たちは助けを求めて奔走しましたが、彼は静かに落ち着いて動じませんでした。

　閾値は、**トリガー** —— トラウマ的な出来事に結びついた記憶やフラッシュバックを誘発する可能性のある刺激 —— にも当てはまります。トリガーとなるのは、人物、場所、物、状況、内的体験などですが、それぞれの人に固有のものです。トリガーのない環境を作り出すのは困難です。匂い、

記憶、対人関係 —— そのどれもがトリガーとなることがあります。ブルックは救急車のサイレンの音に特に敏感になり、サイレンが聞こえると気を失いそうになったり、過覚醒状態になったりしました。娘が亡くなった日の記憶がよみがえることもあれば、思い当たるふしのない情動が湧き起こる場合もありました。予測不能な激しい変化の波に襲われるたび、彼女は制御を失う感覚に苛まれました。

　トラウマセンシティブ・マインドフルネスの実践者ができることのひとつは、人々の耐性の窓を可能な限り継続的にチェックすることです。サバイバーにはそれぞれ固有の閾値とトリガーと耐性の窓の幅があります。その人が明らかに窓の枠外にいる場合には、基本的なマインドフルネスの指示は、彼らを窓の枠内に戻すのに十分ではありません。私たちは、瞑想者の耐性の窓の状態に細やかな注意を払い、その人の心が安定するよう導く必要があります。

覚醒領域とポリヴェーガル階層

　ここで第4章を振り返ると、トラウマセンシティブ・マインドフルネスの基盤をなす理論の概要が見えてきます。覚醒の三つの領域（過覚醒、低覚醒、耐性の窓）は、前章で説明した多重迷走神経階層（ポリヴェーガル階層）の三つのサブシステムと照応しています（図5.3参照）。強盗の被害にあった写真家ティムの例で見たように、この三つのサブシステム —— 腹側迷走神経複合体（VVC）・交感神経系・背側迷走神経系 —— は、トラウマ体験に対する主要な防衛ラインとして機能します。

　三つのサブシステムの相互作用を示す例を挙げましょう。通りを自転車で走っていて、近くの庭から犬がけたたましく吠えるのを聞いたとします。その庭を通りすぎたあたりで庭の扉が音を立てて開き、後ろを振り返ると大きな犬があなたを追いかけてきます。犬は怒っており猛然と追ってきますが、誰も犬を呼び戻そうとしていません。この状況で望ましいのは、血液が脳ではなく手足に流れることです。犬にどんな合図を出せば反応するか（腹側迷走神経複合体）を知る必要はありません。できるだけ速くペダルをこぐこと（交感神経系）が必要です。無事逃げ切れたとわかれば、あなたの身体は最適

過覚醒領域	交感神経による 「闘争か逃走」反応
耐性の窓 最適な覚醒領域	腹側迷走神経による 「社会的関与」反応
低覚醒領域	背側迷走神経による 「不動」反応

図5.3　三つの覚醒領域とポリヴェーガル階層（多重迷走神経階層）
(Ogden et al., 2006, p.32)

な覚醒領域に戻ります。交感神経系の反応によって生成されたエネルギーが完全燃焼し、耐性の窓の枠内に戻るわけです。腹側迷走神経複合体によって仲介された社会的関与システムが再び機能し始め、友人とこの話を共有することで体験を統合できます。

　心的外傷後ストレスは、しばしば社会的関与システムへのアクセスを失わせます。サバイバーは、耐性の窓の枠外に出たまま、交感神経系による過覚醒反応ないしは低覚醒の「不動」反応によって脅威の感覚に曝され続け、立ち往生してしまいます。社会的関与システムは自律神経系（ANS）の制御に関連しているため、このアクセスが途絶えると事態はいっそう深刻なものになるのです。サバイバーがいったん耐性の窓の枠外に出てしまうと、枠内に戻るのはとても困難になります。

　なぜそうなるのでしょう。

　私たちが安全であると認識すると、副交感神経系（PNS）が始動して心拍数が低下し、ストレスホルモンであるコルチゾールの生産は減少します。周囲を見回して自分を追いかけてくる猛犬から逃げ切ったとわかれば、私たちは緊張を解いて休むことができるのです。しかし、圧倒的な出来事があり、脅威が去った後も交感神経系が活動し続け、自己制御能力が失われると、リラックスした状態に戻れません。それが心的外傷後ストレスの状態です。犬のフラッシュバックが引き起こされ、落ち着くことができなくなるのです。このことについて、ラヴィーンは次のように述べています。「社会的関与シ

ステムは本質的に自己鎮静的であり、そうであることによって、交感神経覚醒システムによる身体組織の『ハイジャック』や、より原始的な緊急シャットダウン・システムによる強制的な不動状態への、身体に組み込まれた一種の防衛装置となっている」(Levine, 2010, p.94)

　さて、このことはトラウマに配慮してマインドフルネスを教えるにあたりどんな意味を持つのでしょう。まず覚醒制御不全の人に瞑想を促すことの問題点を考えてみましょう。過度に覚醒している場合、その人は侵入的イメージやトラウマ的感覚や混乱した認知処理に直面する可能性があります。低覚醒状態の場合は、感情の鈍麻、解離、認知処理の障害を体験するかもしれません。このように、その人がいかに誠実に瞑想を深める努力をしても、瞑想自体がさらなる苦痛を引き起こしかねないのです。

　例えばブルックは、リトリートに参加した初日の大半は安定を感じていましたが、瞑想の後半で覚醒状態に激しい揺れが生じ、それまで苦しんできた侵入的なイメージがさらに悪化して、過剰刺激と放心状態に交互に襲われました。彼女は明らかに耐性の窓の枠外にいました。リトリートの性質上、周囲の人たちが彼女に関わることはほとんどなく、その社会的関与の乏しさのために自己制御の補正が効かず、彼女は制御を失ったまま、自分を窓の枠内に戻すことができなかったのです。

自己との関係、他者との関係

　社会的関与システムへのアクセスを失うことは、他者との関係に、さらには自分自身との関係にも影響を及ぼします。トラウマ・サバイバーの家族や友人にとって最も悲痛な経験のひとつは、トラウマ的な出来事の後に当人の性格が激変することです。パートナーが突然暴れ始める、友人が茫然自失となって引きこもる、家族の誰かが薬物を使い始めたり無謀な行動に出たりする、といった思いもかけぬことが生じます。ブルックは、瞑想のリトリートの翌月には夫を疎遠に感じるようになり、身体的接触にも感情的接触にも興味を失いました。2回目の面接で彼女は私に言いました。「ほとんどいつも、彼に触れたくないし触れられたくないのです。彼を愛してはいますが――ただ内面的に何も感じないのです。寝る前に彼の目を見ても何も感じませ

ん。もう最悪です」

　マインドフルネスの実践者は、トラウマ・サバイバーが対人関係に困難を抱えることを知っておくべきです。自分は制御を失っていて、いつまたトラウマに襲われるかもしれないという感覚に彼らは苦しんでいます。この容赦のない恐怖と不安定に懸命に耐えているとき、他者と良好な関係を保つための余力は失われがちです。抑圧と対人関係の暴力によるトラウマを体験したサバイバーは特に、自分の安全が脅かされているという感覚に苦しみます。

　トラウマインフォームドの実践における人間関係の本質的な役割については第8章で述べるとして、ここでは、トラウマが他者との関係に安全を感じ、人間関係によって成長していく私たちの能力を損壊するということを強調しておきたいと思います。

　トラウマはまた、自分自身との関係にも影響を与えることがあります。そうなると、マインドフルネスに熟達していく能力も影響を受けます。シーゲル（Siegel, 2007）は、『マインドフル・ブレイン』（"The Mindful Brain"）という本で、心理的愛着の観点から、つまり対人関係が私たちの社会的、感情的、認知的発達をどのように培うかという視点から、自分自身との関係を探求しています。彼は、マインドフルネスが私たちの社会的関与システムと同じ神経回路を強化するのではないかと主張しています。私たちは他者との関係だけでなく、自分自身との関係を保つためにも社会的関与システムを利用しているのです。小児期のトラウマを専門とする心理学者のダニエル・ヒューズは、「社会的関与システムは、**マインドフルな関与システム**とも呼ぶことができるかもしれない。私たちは、関与の対象が人間であっても、花であっても、道路の騒音であっても、あるいは私たち自身の呼吸であってもこのシステムを使う」と述べています（Hughes, 2013, p.21）。

　このように考えれば、耐性の窓の枠外にいる人にとってマインドフルネスを学ぶのが困難なのも無理はありません。社会的関与システムへのアクセスに障害があると —— 呼吸であれ、思考であれ、意識の対象となるものなら何であれ —— 現在の瞬間と**関係を保つ**ことが難しくなります。耐性の窓の枠内にいる限り注意力は働き、リラックスして、マインドフルな意識をサポートする状態にあります。しかしサバイバーが闘争・逃走・凍結の状態にあれば、マインドフルな意識を支える脳の部位が遮断されてしまうのです。

　ではどうすれば、マインドフルネスを実践しながらサバイバーが耐性の窓

の枠内にとどまるのを助けることができるでしょう。この章の残りの部分では、耐性の窓をサポートするように考案された基本的なマインドフルネス実践における八つのモディフィケーションを挙げることにします。ただしこれらのモディフィケーションは、処方箋として事務的に適用すればよいわけではないことに注意してください。相手に合わせて調整すべき提案です。一人ひとりのサバイバーにぴったり合うように適宜改変を加えながら使うツールと考えてください。

耐性の窓にとどまる —— トラウマセンシティブなモディフィケーション

（1）覚醒制御不全に気づく

　トラウマに対応する前に、まずトラウマを認識する必要があります。新規の瞑想学習者が会話の中で過去のトラウマについて話すこともあるでしょう。あるいは最初に書いてもらうアンケートでトラウマ経験が明らかになるかもしれません。しかし、非言語的な手がかりに気づけるかどうかは私たち実践者次第です。相手が耐性の窓の限界に近づいている可能性、あるいは超えている可能性を示す手がかりを見逃さないことです。

　しかし、一般的なマインドフルネス瞑想の場では固有の難しさがあります。講師としてグループを相手に毎週の瞑想クラスで教える場合、各個人の覚醒状態をどのようにチェックすればよいでしょう。メンタルヘルスの専門家ならば、面接の最中の表情やその他の非言語的な手がかりによって相手の覚醒状態を直接評価できますが、沈黙の中で行われる瞑想の実践中はそのような機会はほとんどありません。

　グループにマインドフルネスを教える講師は、主に観察に頼ることになります。以下に示すのは、耐性の窓の枠外にいる可能性があることを示唆する基本的な内的・外的サインの一部です。瞑想学習者やクライエントの心的外傷性ストレスが活性化していることを確実に示すわけではありませんが、何らかの介入が必要であることを示唆しています。

・筋肉の極端な弛緩（虚脱状態、顕著な無表情）
・筋肉の著しい硬直

- 過呼吸
- 誇大な驚愕反応
- 過度の発汗
- 顕著な解離
- 顔面の顕著な蒼白
- 感情の不安定（激怒、過剰な啼泣、恐怖）

会話や面接では、

- 無秩序な発話、不明瞭な発語
- 視界がかすむという訴え
- 面接中や会話中に目を合わせない
- フラッシュバック、悪夢、侵入的思考の訴え

　活性化したトラウマを面接とアンケートから見定める方法については第8章で説明しますが、上記のサインを示す瞑想学習者やクライエントを見つけたら、個別の面談を考慮してもよいでしょう。例えばこんなふうに切り出すことができます——「瞑想中に、あなたがたくさん汗をかいていることに気がつきました。瞑想が終わっても立ち上がるのが難しそうでしたね。そのことについて少し話し合ってみましょうか」「グループ面接のとき、注意を集中するのが難しそうで、少し意識が朦朧とされていたようです。瞑想の進み具合について、ここに座って少し聞かせていただいてもいいですか」

（2）安定と安全に注目する —— 段階的アプローチ

　セラピストとして働き始めた頃、私はセラピーは良い効果しかもたらさないという思い込みから、クライエントに激しい感情が湧いたらそれを深く掘り下げるように勧めることがありました。すすり泣いたりクッションを叩いたりするのは、何らかの突破口を体験しているしるしだと考えていました。しかし、感情を浄化すること（カタルシス）は必ずしもトラウマの統合を意味しません。一週間後、同じクライエントがまた同様の症状を繰り返すことがよくありました。打ち寄せる波があらゆる努力を洗い流してしまうのに、砂浜で穴を掘り続けているような思いでした。

　ブルックの例で説明したように、トラウマインフォームドの実践の最初の作業は、安定と安全を築くことです。ブルックとの初回のセッションでは、彼女に娘を亡くした朝について詳しく語るようには求めませんでした。私が目指したのは、彼女の「現在にとどまる」能力が育つのを支えることです。これはマインドフルネスにおけるトラウマに配慮するアプローチと似ています。私たちマインドフルネス実践者の最優先事項は、瞑想に参加する人が覚醒制御不全を繰り返さず、より大きな安全を感じながら現在にとどまり、その人らしい人生を生きることです。第4章で見たように、トラウマを思い出して再体験するだけで、情動の脳にある警報システムが活性化し強化される場合があります。私たちが援助する人にトラウマの歴史があったり、実際にトラウマ症状が現れている場合、私たちが最も気にかけるべきはその人の安定と安全です。私たちの仕事は、その人にトラウマの記憶を語ってもらうことによってトラウマの統合をサポートすることではありません。その人が瞑想中に決して再トラウマ化しないように配慮することです。マインドフルネスはトラウマに関連した刺激とともにとどまる能力を高め、それによってトラウマを最終的に解決するための土壌が耕されていきます。

　安定と安全を強調するのは、トラウマの回復に対する考え方が**段階的アプローチ**を反映しているからです。段階的アプローチとは、第3章で紹介したフランスの心理学者ピエール・ジャネの創始したものです。1898年の論文で、ジャネはトラウマの回復に必要な三つの基本的段階を提示しました。

　第一段階　安定化と安全
　第二段階　トラウマの想起とその記憶の処理
　第三段階　家族・文化・日常生活との統合

　第一段階では、内的にも外的環境との関係においてもトラウマ・サバイバーが安定と安全を確立できるようにサポートします。第二段階ではトラウマ的な記憶を積極的に処理する作業が中心となり、過去のトラウマ的な出来事の検討と再評価を行います。第三段階では統合が焦点となり、身体、心、家族、コミュニティなど、サバイバーの生活の多くの領域に癒しを浸透させていきます。

　ロスチャイルドは、トラウマからの回復作業におけるジャネの段階的アプ

ローチは**常識に適ったアプローチ**（common sense approach）であると述べています[5]。トラウマ的な記憶を速やかに処理してしまおうと焦るのは賢明ではありません。症状をほんの少し制御できるようになるだけでも、全体的な回復への一歩を踏み出したことになるのです。期待するペースよりは遅いかもしれませんが、回復に向かう可能性は着実に高まります。トラウマ治療は一時的に安定を失わせる危険があり、サバイバーがその不安定な状態に陥る前に、現在にとどまり自分自身とともにあるスキルを学ぶ必要があります —— 別の言い方をすれば、それは耐性の窓の枠内にとどまるスキルです。それ以外の方法は、挫折や苦痛を強化する原因となることがあります。

　トラウマインフォームド・マインドフルネスにおいて、耐性の窓の枠内にとどまることが何より重要な理由がここにあります。安定と安全を重視することによって、マインドフルネスの実践を安全に継続でき、成功する可能性が高まるのです。少しでも早く次の段階へと急ぎたくなるのが人情ですが、第一段階で安定と安全を確立する必要性はどれだけ強調しても強調しすぎることはありません。

（3）耐性の窓について伝える

　ブルックの例で見たように、耐性の窓は私たちが瞑想学習者やクライエントと協力体制を築く際の共通標識として機能します。瞑想者が覚醒状態にあると判断した場合、私たちは実践を中断してはどうかと勧めたり、瞑想で起きていることについて話し合って、どうすれば最も良く安定をサポートできるか尋ねたりすることができます。

　これは、瞑想講師やセラピストだけでなく、瞑想学習者やクライエント自身にも当てはまります。自分の耐性の窓を秘密にしておく必要はありません。自分の窓がどのようであり、どうすれば窓の枠内にとどまっていられるかについて、瞑想講師やセラピストと積極的に話し合えばよいのです。耐性の窓の重要性を教える（伝える）ことにより、あらゆる瞑想者、特に初めて瞑想を実践する人がトラウマと覚醒の関係の基本を理解し、自分にはどのような実践法が適しているかを確実な知識に基づいて選択できるようになります。前述したように、ブルックとのセッションで私は耐性の窓の図を紙に描いて説明しました。これはセラピストとしての個人面談でしたが、彼女がマインドフルネスを学びたいだけだったとしても同じことを行ったでしょう。

　瞑想学習者とクライエントに耐性の窓について教える（伝える）ことは彼らをエンパワーします。同時に私たちもマインドフルネスの講師ないしメンタルヘルスの専門家として、最善の策を知っているのは自分だというおごりを免れることができます。私たちは、あらゆる瞑想実践者が自分の心と身体への信頼を培うのを助けたいのです。トラウマ・サバイバーは瞑想経験を積むにつれて、ひとつめのモディフィケーションで紹介した耐性の窓の枠外にいることを示すサイン（過覚醒を示す硬直した顎や反復的思考、低覚醒を示す感覚の鈍麻やアパシーなど）に、また窓の枠内にいるサインである深い呼吸や集中力に気づき始めるようになります。こうして次第に自分で自分の覚醒レベルをチェックすることに習熟し、ある場合には瞑想を一時休止したり、うまく自分の心を制御して窓の枠内にとどまったりしながら、再トラウマ化を回避するスキルを身につけることができるのです。

（4）マインドフル・ゲージを使う

　瞑想指導者は、トラウマセンシティブ・マインドフルネスの理論的知識を教えるだけでなく、実際に役立つツールも提供できます。そのひとつがマインドフル・ゲージです。これは、今この瞬間に生起するさまざまな刺激への反応を評価する**尺度**（ゲージ）で、トラウマの後遺症に苦しむ人が主体性と自己調整を再確立するのに役立つツールです。

　マインドフル・ゲージとして使えるものには、身体感覚、気分、感情、思考などがあります。ブルックとのセッションで私は、それぞれの領域について説明し、彼女にとってどのゲージが最も強く感じ取れるか観察するよう伝えました。何度か試行したあと、彼女は自分の呼吸、特に呼吸が深いか浅いかが最も強力なゲージであることに気づき、そのときからずっと呼吸に注意を払い始めました。夫が一緒に散歩に行くか尋ねると、彼女は自分の呼吸の具合を確認しました。胸が開いていて呼吸しやすいと感じたときは、散歩が彼女にとって良いという合図でした。胸が締めつけられる感じがしたときは、散歩ではなく別のことをしたほうが良いしるしだと理解しました。危険性の少ない選択を重ねることによって、ブルックは娘の死後失っていた心の声を取り戻し始めました。マインドフル・ゲージは彼女の自己制御に役立ったのです。

　マインドフル・ゲージはロスチャイルドによって考案されたものです

が [6]、その着想は神経科学者アントニオ・ダマシオの**ソマティック・マーカー**（somatic marker）に由来します [7]。前頭前皮質に損傷を受けた人の体験を調査したダマシオは、彼らが身体感覚をほとんど、あるいは全く自覚していないことを発見しました。それは身体の内的感覚において顕著でした。彼らは身体の内部で起きていることを感じ取るのが難しく、その結果、自分の感情の把握と意思決定に支障が生じていましいた。内的感覚が標識として存在していなければ、自分の気分にも取るべき最善策にも確信が持てないのです。ダマシオはこの研究によって、身体と感情の把握が選択を行う上で不可欠だと結論づけました。そして彼は、私たちが遭遇する経験は「快と不快の痕跡であるソマティック・マーカーを身体に刻み、それが将来の意思決定の指針となる」という考えを打ち出しました（Rothschild, 2011, p.13）。つまり、私たちは特定の経験を理性的に吟味して意思決定しているわけではなく、過去の経験が残した「快と不快の痕跡」に気づき、その感覚を手がかりとして判断しているというわけです。

　この点でマインドフル・ゲージは、サバイバーが自己制御を促進する決定を行うのに役立ちます。瞑想の場面では、ゲージを利用してその瞑想実践が自分に適しているかどうかを評価できます。リトリートに参加するかどうか、グループが瞑想している間に一人抜け出して散歩に出るかどうかといった決定もこれに含めてよいかもしれません。トラウマにより自己制御能力を失った人にとって、自分独自のゲージを見つけることは回復のための道を見つけたにも等しいのです。

（5）いつブレーキを掛けるべきかを知る

　瞑想学習者とクライアントは、トラウマに取り組むときは自分に合ったペースで徐々に行えばよいのだと理解する必要があります。**ブレーキを掛ける**ことは、マインドフルネスが再トラウマ化のきっかけにならないように耐性の窓にとどまるための方法です。ロスチャイルドが名づけた「ブレーキを掛ける（applying the brakes）」[8] とは、サバイバーが安全と安定を実感できるように意図的にマインドフルネス実践のペースを落とすことを意味します。サバイバーがしばしば自己制御を失う感覚を経験することを考えると、トラウマ的な刺激を受けたときの自己制御の手段を身につけ、制御を失ってアクセルが踏まれたときは自分で「ブレーキ」を掛けられることが重要です。少

なくとも、瞑想の実践によって覚醒の制御不全を悪化させてはなりません。
　ブレーキを掛ける方法はいくつもあります。

・瞑想実践中に目を開ける
・マインドフルネスの実践に定期的な休憩を組み込む（例：歩く、ストレッチ、時間をあらかじめ決めない）
・ゆっくりと深呼吸する
・自分を落ち着かせるようにセルフタッチする（例：心臓に手を当てる）
・自分を落ち着かせてくれそうな周囲の対象物に注意を向ける（第6章で解説）
・瞑想実践の時間を短くする

　提案する相手によってブレーキは異なります。誰かにとって落ち着きを与えてくれるものが、別の人のトリガーになる可能性があります。私たち実践者の仕事は、一人ひとりのニーズに対応しながら、誰かが圧倒されそうになったときにブレーキを掛けるよう促すことです。
　かといって、マインドフルネス瞑想では「何でもあり」だと言いたいのではありません。皆さんはそれぞれさまざまなマインドフルネスの伝統や制度の中で指導していることでしょう。マインドフルネス瞑想の実践においては、一定のフレームワークをしっかりと保ち、人それぞれの目標を達成するよう促すのは大切なことです。しかし、これまで多くの例を通して述べてきたように、トラウマを扱う場面では、マインドフルネス実践の際に巧みで繊細な対応が必要になります。あまりにも厳密なフレームワークを定めると、一部の人に効能をもたらしたとしても、心的外傷後ストレスを経験している人には制御不全のリスクを負わせることになります。私たちの仕事は、瞑想者が自分で耐性の窓に対応できるように、またあらゆる場面で常識を適用できるように、適宜ガイドしていくことです。

（6）呼吸を上手に使う

　オグデンがトラウマへの介入に関する書（Ogden, 2015）で指摘しているように、呼吸の導入はトラウマを扱う人々にとって貴重な補助手段となります。呼吸は、サバイバーの耐性の窓を支えているものに応じて、覚醒を強化ないし低下させる手段となります。呼吸法は制御不全の全面的な解決策には

なりませんが、過覚醒や低覚醒に苦しむ人に提供できる効果的なツールのひとつです。

　呼吸の利用のための基本的なガイドラインは比較的簡単です。過覚醒の場合はゆっくりと深呼吸して、それが自己制御に役立つかどうか確認します。低覚醒状態の場合は逆に、呼吸のペースや強さを徐々に増していきます。例えば、ブルックが第一段階の作業で安定を達成したとき、自宅で瞑想の実践を再開したいと私に相談してきました。彼女は過覚醒の傾向があったので、実践を始める前と、彼女のゲージが過覚醒を示したときはいつでも4から6回の深く長い呼吸を勧めました。呼吸の厳密な制御を意図した提案ではなく、深呼吸によって覚醒の度合いを下げ、彼女の瞑想の実践を支えるためです。

　呼吸を使う際の注意点を二つ挙げておきます。第一に、呼吸は過度に変化させないことが重要です。過呼吸を引き起こすほど呼吸の速度を上げたり、逆にあまりにも緩慢に呼吸したりすると、感情が浄化され（カタルシス）、その人を耐性の窓の枠外に押し出して、安定を見つける努力が裏目に出てしまうことがあります。かつて慢性的に低覚醒状態にあったクライエントに呼吸を増やすよう提案したところ、彼はやりすぎてしまいました。ある夜、ベッドに横になって10分間大きく深呼吸すると、彼は情動的な活性化と刺激を感じました。ところが、度が過ぎたために彼は耐性の窓の枠外に出てしまい、制御不全になって一晩中興奮状態が続いてしまいました。第二に、このモディフィケーションはすべての人に効果があるわけではありません。オグデンとフィッシャーが述べているように、「心臓疾患、喘息、肺気腫、糖尿病、偏頭痛、抑えがたい怒りを抱えている人にとっては、呼吸を使った作業が病状を悪化させる場合があります」（Ogden and Fisher, 2015, p.370）。呼吸への介入は万人向けの処方ではなく、個々人に合わせて調整し、臨機応変に適用する必要があります。

（7）覚醒スケールを活用する

　前述したように、耐性の窓の幅（領域）は人によって違います。幅が広くて多くの刺激に耐えられる人もいれば、幅が狭くて少ない刺激でも制御不全になる人がいます。自分が「窓枠」の内・外のどちらにいるのかを自覚できようになると、自己制御に成功し、衝動的ではない意思決定ができるようになります。

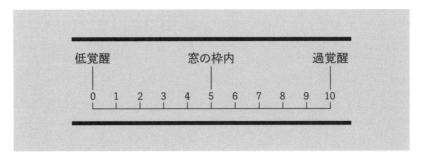

図 5.4　覚醒レベルを評価する覚醒スケール

　瞑想学習者やクライエントが自分の覚醒状態を継続的にチェックして、そ
れを講師やセラピストに報告するためのツールが 0 から 10 までの覚醒ス
ケールです。
　スケールの左端は、極度の倦怠感、無気力、さらには不動性（低覚醒）を、
右端は極度の興奮や情動的反応の高まり（過覚醒）を経験している状態です。
瞑想学習者やクライエントが報告する実際の数値はいささか恣意的ですが、
スケールを使用することで覚醒のレベルをチェックし、自分でレベルを決定
することで「窓枠」の幅の基準値がわかり、瞑想講師やセラピストに覚醒レ
ベルについて自己申告することができます。
　覚醒スケールはさまざまな方法で利用できます。トラウマを抱えた学習者
がいる瞑想クラスの講師は、例えば実践の前と後の覚醒レベルを一人ひとり
に報告してもらうとよいでしょう。これにより、学習者は自己診断の機会を
二度与えられ、講師も彼らが瞑想にどのように反応しているかについて情報
を得ることができます。また、瞑想中に耐性の窓の枠内にとどまるためにど
のようなアプローチを取ったらよいか話し合う機会にもなります。

（8）あなた自身が窓の枠内にとどまって指導する

　実践の終わりに、瞑想学習者が講師に近づいてトラウマの過去を打ち明け
るところを想像してみてください。その講師が耐性の窓の枠内にいれば、社
会的関与システムへのアクセスによって効果的にコニュニケーションが取
れ、学習者の制御力を高める方向で関与できるでしょう。しかし、その講師

が耐性の窓の枠外にいれば、学習者の打ち明けたトラウマの詳細によってトリガーされ、講師の耐性が低下し、明確で効果的なコミュニケーションの能力が損なわれる危険性があります。

　私たち瞑想講師やセラピストは影響力を持つ立場にあり、自らの耐性の窓が瞑想学習者やクライアントとの関係に影響することを覚えておく必要があります。私たち自身の情動的・身体的活性のレベルは、どんな内容の話し合いなら安全で、どんな内容の話し合いなら否定されるかについてのメッセージを相手に伝えます。この点で効果的な指導ができる講師やセラピストの多くは広い耐性の窓を持っていて、外部環境や内面からのさまざまな刺激を受けながらも現在の自分にとどまる能力を備えています。癒しとガイダンスを求めている人たちは、この能力をしばしば本能的に感じ取ることでしょう。

　週1回行われる瞑想の入門コースに参加した私の友人は、このモディフィケーションの重要性を際立たせる話をしてくれました。3週目のセッションで、彼女は一人の講師に、瞑想中に性的虐待を受けたときの記憶がよみがえるがどうすればよいかと尋ねました。ところがその講師は驚いた様子で、どこを触られたのか、なぜ周囲に守ってくれる人がいなかったのかなど、彼女を咎めるような一連の不適切な質問をしてしまいました。彼女はその講師自身がトリガーされて耐性の窓の枠外に出たのだろうと察し、賢明にも会話を途中で打ち切りました。そのあとで別の講師に話をしたところ、明白な違いを感じました。この講師は心地よいアイコンタクトを保ちながら、彼女が率直に打ち明けてくれたことにまず感謝し、瞑想中にそうした記憶が立ち上がる体験はよくあることだと言いました。私の友人は自分が理解されたと感じ、会話からいくつかの具体的なヒントを得ただけでなく、心強い味方を得た気がしました。

　私たちが耐性の窓を幅広く保つためのセルフケアに取り組み、自分自身の全般的な健康を維持することは、効果的で十分なケアを他者に提供する能力の強化つながります。セルフケアの実践とは次のようなことを指します。

・0から10の覚醒スケールを使って、自分自身の内的リソースのレベルを評価する
・ウェルビーイングとレジリエンスを養うための努力をする（例: 運動する、自然の中で過ごす、社会活動に参加する）

・他の同僚と定期的に会い、ピア・サポートを提供するとともに、お互い
　の考えや課題を話し合う

　トラウマに取り組む際に覚えておくとよいのは、誰かの痛みに関与すると
き、その痛みを自分のものとして受けとめる必要は必ずしもないということ
です。他者の苦痛に心を開きながらも、自分の痛みとは見なさないよう意図
するのです。社会活動家でソーシャルワーカーのローラ・ヴァンデルヌー
ト・リプスキー（Lipsky, 2009）は、これを**トラウマ・スチュワードシップ**と
呼んでいます。マインドフルネスの講師であれメンタルヘルスの専門家であ
れマインドフルネスの実践者であれ、トラウマに直面したときに自己の存在
を保ち現在にとどまる能力を育てれば、他者の痛みに触れ、影響されながら
も、それに呑み込まれずにいることができます。

　本章で紹介したモディフィケーションの目的は、マインドフルネスを実践
するトラウマ・サバイバーを保護しサポートすることです。マインドフルネ
ス瞑想のインパクトを調整する方法を習得すれば、その人はエンパワーされ
ます。極端なアプローチを避け、常に中道に立ち返ることは、トラウマセン
シティブな実践の基盤であり、残りの章で紹介する四つの原則はこの上に成
り立っています。

第6章
トラウマセンシティブ・マインドフルネスの原則 その2
安定のために注意をシフトする
恐怖と不動性のサイクルを回避する

あらゆるものごとに対して何の制限もなく向けられるマインドフルな注
意は、PTSDを抱える人々の心をかき乱すような侵入思考や圧倒される
ほどの覚醒を活性化する場合があり、これらはしばしば、落胆、自己批
判、自責、さらなる制御不全につながります。
　　── パット・オグデン

　ピーター・ラヴィーンはその著書『身体に閉じ込められたトラウマ ──
ソマティック・エクスペリエンシングによる最新のトラウマ・ケア』(*"In an
Unspoken Voice: How the Body Releases Trauma and Restores Goodness"*) において、
メデューサの神話を例にトラウマと身体と注意の関係を説明しています [1]。
神話では、メデューサは翼のある怪物で、髪の代わりに無数の生きた毒ヘビ
が頭にうごめく恐ろしい生き物として描かれています。彼女の顔を見た人間
は身動きが取れなくなり、石になってしまうのです。メデューサを倒す任務
を課せられたギリシャの英雄ペルセウスは、知識の女神アテナに助言を求め
ます。アテナはペルセウスに、メデューサを決して直接見ず、磨かれた盾を
使って彼女の視線を反射するよう指示します。この戦略を使ってペルセウス
はメデューサの洞窟に入り、怪物を退治することに成功しました [2]。
　ラヴィーンがトラウマのアナロジーとしてメデューサを起用したのは非常
に適切です。不動性が心的外傷後ストレスの本質であることを思い出してく
ださい。逃げることも戦うこともできない場合、私たちは凍りつき、少なく
とも比喩的には ── 石になります。心的外傷後ストレスは私たちを凍結状
態にするため、統合されていないトラウマの要素が何度でも蘇るのです。そ

の結果、侵入的な思考に苛まれながらベッドの上で眠れぬ夜を過ごしたり、身の危険を知らせる胸の圧倒的な感覚に苦しんだりするでしょう。私たちの身体の外で起こった恐ろしい出来事が、トラウマとなって身体の内側に閉じ込められてしまうのです。

　これは、マインドフルネスを実践しているサバイバーにとってジレンマとなります。ごく基本的な瞑想のガイダンスでさえ、それに従っていれば遅かれ早かれトラウマ刺激に遭遇するからです。例えば、決して消えない侵襲的な思考や腸がよじれるような身体感覚が挙げられるでしょう。こうした刺激を観察して受け入れることを学ぶのは回復の重要な一部ではあるものの、そのような刺激に**注意を払いすぎる**と、トラウマ症状が強まる可能性があります。その理由はこの章で追って説明しますが、トラウマ的な刺激に対して継続的に注意を向け続ければ、制御不全やトラウマ状態を再び誘発し、私たちを耐性の窓から押し出してしまう可能性があります。アテナがペルセウスに与えたアドバイスなしには、マインドフルネスだけでは癒すことのできない外傷性の刺激にサバイバーの注意が繰り返し引きつけられ、そこに膠着してしまうのです。

　これは、トラウマセンシティブ・マインドフルネスの第二の原則である**安定のために注意をシフトする**につながります。サバイバーが耐性の窓にとどまるためには、マインドフルネスの実践中にトラウマ刺激から別のものへと焦点を移動できるようになる必要があります。これには、目を開けて、窓の外にある木や部屋の中のオブジェなど、周囲の環境に注意を払うことも含まれるでしょう。あるいは、瞑想を始める際に呼吸に集中するのではなく、地面に触れる足裏の感覚など、より安定した注意のアンカーを選択してもよいのです。私たちが目指すのは、瞑想学習者やクライアントが自分のニーズに応じて、自らの耐性の窓をサポートするように注意をシフトすることです。彼らがメデューサの目に釘づけになっているとき、私たちが伝えるべきは意図的に視点を移す方法です。

ディラン

　最初のセッションの中盤を過ぎた頃、ディランは自分のトラウマ的な過去

について語り始めました。背が低く、穏やかな口調のディランはノースカロライナ州出身のトランスジェンダーでした。これは彼のストーリーの核となる部分です。「どんな枠にもはまることができなかったんです」。初めて会ったとき、眼鏡を鼻に押し上げ野球帽を被り直しながら彼は言いました。「女の子として育てられたけど、とにかく居心地悪くて。髪を短くして服装を変えたとき、周りのみんなはどうしていいかわからなかったみたい」

　15歳のとき、ディランは教師とクラスメートに自分を「彼女」ではなく「彼」と呼んでほしいと伝えました。それから嫌がらせが本格的に始まったと言います。高校最後の2年間は、数名の生徒たちのせいで毎日が生き地獄でした。ソーシャルメディアで笑いものにされ、日常的にやじを飛ばされ、うつむいて廊下を歩いているだけで威嚇される日々が続きました。「週の終わりが近づく頃にはもう我慢の限界で、それ以上耐える自信がありませんでした」。彼は、小さく泣き出しそうな声で語りました。

　幸いなことに、ディランは生き延びました。彼は4年前に引越して、いまの生活をとても気に入っていました。安心できる温かなコミュニティを見つけ、そばにはいつも飼い犬のミロがいてくれます。しかし、彼の不穏な過去は故郷を離れてもなおディランについてまわりました。慢性的な悪夢に悩まされ、学校の前を通っただけでいじめの場面がフラッシュバックしました。安全なはずの自宅にいるときでさえ、理屈抜きに恐怖を感じました。それは、ノースカロライナ州がHB2と呼ばれる法案（通称「トイレ法」）を可決してから特に顕著になりました[3]。出生証明書に記載されている生物学的性別と合致しない公共トイレの使用を禁止する法律です。それから何週間にもわたって、ディランは目につく限りの記事を読みあさり、故郷のニュースに触れるたびに胃が重く沈むように感じました。彼は自分の父親が法案を支持していることを知っていました。そして、十代の頃に父親に言われ傷ついた侮辱的な言葉を頭の中で繰り返し再生し続けました。夜になり、目を閉じて眠ろうとすると、父親や同級生の声やニュースを伝える記者の声が押し寄せてくるのでした。

　ディランにとって最も困難だったのは、自分の注意を制御することです。彼は瞑想を習慣としていて、それゆえ私に助けを求めたのでしたが、注意をコントロールできなくなったと感じていました。もともと彼は、自分の性別と一致しない身体に生まれたことに違和感と不快感を覚えていました。加え

て今は、絶えず胃をかき回されているようで、首の後ろがチクチクすることもありました —— それは誰かが背後から襲いかかろうとしているかのような感覚でした。目を開け、周りに誰もいないことを確認してもなお、脅威は消えません。感覚のあまりの激しさに凍りつき、身動きが取れなくなることもありました。瞑想中は、自分の緊張した筋肉に注意を払うことで恐れが増幅し、瞑想していないときは、特定の色味の青を街中で強迫的に探すようになりました。高校時代の加害者の一人が嫌がらせをしたときに着ていたのと同じ色です。ディランはその青を目で追わずにはいられず、その色を見るたびに不安が溢れました。

「あいつらがまだ頭の中にいるなんて、本当に腹立たしい」。歯を食いしばり、フラストレーションでいっぱいの目をしてディランは言いました。「それから逃れるために引っ越したのに、まだ心の中に居座っている。自分の一部が奪われてしまったような感じで、それを取り戻したい」

注意を向ける —— 定位反応

注意（attention）はラテン語の attendere —— 文字通り**向かって伸びること** —— から来て、古フランス語の atendre —— これは**人の心やエネルギーを向ける**と訳されます —— につながります。ここでの基本的な前提は、エネルギーは注意の後を追うということです。例えば、今この本を読んでいるとき、あなたはトラウマセンシティブ・マインドフルネスというトピックに自分のエネルギーを投じています。あるいは、自分の身体に注意を向け、周囲の環境と接している部分[訳註]を感じることもできます。または、あなたの愛する人に注意を向け、その人の素晴らしさに集中することも選べます。何に注意を集中するかは私たちの気分に影響し、エネルギーを捧げる対象を決定するのです。

人間の注意は元来、自動的かつ衝動的です。この本を読んでいるときに、とてつもなく大きな音が聞こえたとしましょう。するとすぐさま一連の事象が発生します。頭と身体は音の方向にわずかに向きを変え、瞳孔は拡張し、

訳註——例えば、椅子とお尻の接触面など。

覚醒の高まりに応じて皮膚の電気的特性が変化します。あなたの注意は音の発生源に強制的に向けられるでしょう。これは考えた上で行うことではなく、本能的に発生する自動的なプロセスです。

　この刺激に関する情報収集のための反射的な意識の狭窄は**定位反応**として知られ、こうした注意の方向づけには、目に見えるものも見えないものもあります。音に対する反応を例にすると、目を細めたり身体の動きを遅くしたり、よく聞こえるように音の方向へ頭を傾けたりといったものが、状況評価のための身体的な外部調整です。目に見えない精神的な変化としては、身体の外で起こっている事象（音が発生した場所など）と自分の内面的な感情や緊張した表情などとの間で、注意を交互にシフトさせるといったことが起こります。これらはそれぞれ外示反応（外から観察可能）および内示反応（外から観察不能）と呼ばれます。

　これはトラウマセンシティブ・マインドフルネスとどんな関係があるのでしょうか。トラウマに苦しむ人々は、**トラウマに関連する刺激に反射的に定位反応を示す傾向**があります。そのような刺激には、特定の音やイメージといった外部刺激、トラウマ体験に関連する感覚などの内部刺激があります。多くの場合それは両方の組み合わせでしょう。ディランのケースでは、環境内にある特定の色味の青と首のチクチクした感覚でした。瞑想するたびに、注意を制御できていない事実がよりクローズアップされ、それが彼を悩ませ、憤慨させていたのです。

　トラウマ関連刺激に対するディランの反射的な定位反応は、合理的な生存戦略です。たとえそれが彼を疲労困憊させるものだとしても、脅威に注意を向けることは安全確保のための努力にほかなりません。潜在的な脅威を回避しようとして、彼は常に危険の気配を探していました。トランスジェンダーのディランには、高校でのトラウマ的な経験に加え、自らの身の安全を危惧する十分な根拠があります。米国では、トランスジェンダーの人々が暴力に遭う割合は幼少期から過度に高く、彼らがさまざまな種類のトラウマ的な暴行を受けるリスクは、トランスジェンダーでない人に比べてより高いことがわかっています[4]。すでに指摘したように、抑圧のシステムの標的となる人々にとって、継続的な脅威の感覚は紛れもない現実なのです。

　一方で、ディランの反射的な定位反応は、現時点における環境内の安全性を正確に評価する妨げとなっていました。過去のトラウマのレンズを通して

現在を生きる身体に閉じ込められ、ディランは、かつては安全に直結していたものの、今となっては無関係な脅威の手がかりに過度に焦点を合わせていました。いじめっ子はすでに存在せず、父親は遠く離れていました。しかし、ディランの情動の脳は警鐘を鳴らし続け、内的な脅威の感覚を持続しながら、トラウマ関連の刺激に強制的に注意を向けさせていたのです[5]。

　ディランとのセッションでは、内的な安全と安定の感覚を確立するために、彼の注意に注目しました。私たちはまず、彼が注意を向けた際に快適で落ち着きを感じる身体の領域を見つけるところから始めました。時にそれは、背中やお尻がソファに接する感覚、特に、そこに全体重を預けられる感覚でした。また別のときは、オフィスに生けてある花に焦点を合わせ、花を見たあとに胸が広がるような感覚に意識を向けました。これは、彼が自分の痛みから目を背けたり、気を紛らせたりするためではありません。統合されていないトラウマにいずれは取り組む必要があるにせよ、まずはディランの耐性の窓を整え、自己制御が注意の制御を助けるという事実を体感してもらいたかったのです。何より彼は、自分の人生の制御感覚を取り戻す必要がありました。

恐怖と不動性のサイクル

　ラヴィーンは心的外傷性ストレスに関する研究を進める中で、野生の動物は長期にわたって凍結または不動性の反応に膠着することはめったにないと気づきました[6]。凍結が哺乳類の生存の可能性を高めることをいま一度思い出してください。凍結反応は、捕食者が獲物を殺す衝動を軽減し、時間を稼いだり、極度の痛みや恐怖から身を守るための麻痺状態を作り出したりします。ラヴィーンが観察したのは、生命を脅かす危機と遭遇したあとの動物たちが、身体を揺すったり走ったりすることで凍結から抜け出す様子でした。これは、身体内部で動員された生存のためのエネルギーをリリースするのが目的です。ロバート・サポルスキー（Sapolsky, 1994）の著書『なぜシマウマは胃潰瘍にならないか―― ストレスと上手につきあう方法』（"Why Zebras Don't Get Ulcers"）で詳しく説明されているように、野生の動物たちは極度のストレス経験の統合に非常に長けているのです。

　この顕著な例を見せてくれるのが、捕らえられた野生のホッキョクグマの映像です。ビデオでは、科学者がヘリコプターでホッキョクグマを追跡し麻酔矢 —— 人工的な凍結のようなものです —— を撃ちます[7]。意識が戻り始めたホッキョクグマは体を震わせ、逃走のために活性化されたエネルギーを放出しますが、スローモーションではクマの足が走る動作を模倣するかのように動くのをはっきり見て取れます。身体をこのように揺らしたあと、制御のための深い呼吸を数回し、生存のためのエネルギーを放出してバランスのとれた状態に戻るのです。

　第1章の終わりで説明したように、人間が不動性から抜け出すのははるかに難しいのが現実です。生存のためのエネルギーを放出してトラウマ体験を統合するのを、恐怖や恥などの感情が妨げる場合があるからです。ラヴィーンがさらに注目したのは、不動性と恐怖の関係でした。私たちがトラウマに曝されると、不動と恐怖の両方を同時に経験して、「恐怖による硬直」状態に陥ることがあります。これが起こったとき、不動性に関連する感覚が激しい恐れや無力感と関連づけられてしまうとラヴィーンは考えました。ベルの音と餌を関連づけられたパブロフの犬のように、不動性と恐怖が喚起する感覚を相互に関連づけるよう条件づけられてしまうのです。一方の刺激を受けると、もう一方の感覚が刺激され、強化されるというこの一連の流れを、ラヴィーンは**恐怖と不動性のサイクル**と呼びます[8]。例えば、不動性反応の一部である肺の収縮を感じ始めると、激しい恐怖が生まれます。この恐怖が凍結を促進するため肺はさらに収縮し、それがさらに恐怖を生むという悪循環になるのです。

　恐怖と不動性のサイクルが明らかにするのは、トラウマ的な刺激への注意が実際のトラウマ状態を再び誘発しうるということです。恐れが凍結反応を引き起こし、促進する様子はディランにも見られました。瞑想中に胃の中にある恐怖の固まりに気づき、この感覚に注意を向けると、彼はわずかに凍った状態になります。軽い麻痺が起こり、動いたり息を吸ったりするのが難しく感じられると、それはディランにとって不快であるだけでなく、自分の身体を制御できない恐怖を喚起するのでした。いまこの瞬間の経験にマインドフルな注意を払うことが、彼が軽減すべく取り組んでいる症状をかえって強めることになっていたのです。

　これがまさに、私が**メデューサ問題**と呼ぶ、瞑想時にトラウマ的刺激に過

度に注目する傾向です。自らの経験にていねいに注意を払うようサバイバー
に指示すれば、統合されていないトラウマの残骸と接触するよう彼らを誘導
することになります。例えば、呼吸できない感覚や恐怖で緊張した顎が、恐
怖と不動性のサイクルを引き起こすかもしれません。サバイバーは自己永続
的なループに閉じ込められ、無力を感じて孤立し、恐れを抱くでしょう。基
本的な瞑想のガイダンスに従うことで、彼らはメデューサと目を合わせ、石
に変えられたかのように動けなくなってしまうのです。

　注意によってトラウマ状態が再びトリガーされうることは、私たちトラウ
マセンシティブな指導者にとって重要な知識です。この事実と、恐怖と不動
性のサイクルを理解していれば、瞑想中に実践者が自らのトラウマを再発さ
せてしまうのを防ぐことができます。マインドフルネスのクラスに参加した
せいで症状を悪化させてしまったと感じて、屈辱的な思いでその場を離れる
サバイバーを減らし、彼らのそうした経験をより一般的なものとして捉え直
すことが可能になるでしょう。アテナからペルセウスへのアドバイスのよう
に、サバイバーが実践においてうまく対応し、トラウマを統合するステップ
を助けるための、実用的で根拠のある提言が私たちに求められます。

安定のために注意をシフトする
── トラウマセンシティブなモディフィケーション

（1）メデューサを知る

　メデューサ問題を含む注意の役割についての基本的な心理教育は、マイン
ドフルネスの潜在的な落とし穴をサバイバーに知ってもらい、瞑想学習者や
クライエントの実践をエンパワーするのに役立ちます。耐性の窓とメデュー
サはいずれも、彼らが実践する際に活用できる基本的な枠組みとなるからで
す。

　ディランとの2回目のセッションでは、メデューサ問題について取り上
げました。数年にわたって自分を安定させ、活力となってきた瞑想が事態を
悪化させていることに、彼はフラストレーションを感じていました。このと
きの私の第一目的は、ディランに共感し、彼の経験を一般化することでし
た。ディランのトラウマ的な経験に対して、彼の意識と身体は自らの安全を
守るために反応していたにすぎません。こうした反応が彼を悩ませるもの

だったとしても、彼の中にある部分[訳註]がディランを守ろうとしていることは事実であり、それに対して私は敬意を感じていると伝えました。

「そんなふうに考えてみたことはなかったな」。ディランは私の語った内容に驚いて言いました。「これはどうにかして乗り越えなきゃいけない問題だと思っていました。ありがたいことだなんて思ってもみなかった」。それから数週間で、ディランは自分が常に危険を追跡していたことに思いやりを抱けるようになりました。私たちは、彼がトランスジェンダーであることが何を意味するか、また、これまでの経緯を踏まえれば、彼が強迫的なまでに安全を求めていることが、いかに理にかなうかを話し合いました。さらに彼は、なぜ瞑想するときに自分の注意に気を配らなければならないのか、耐性の窓から外れることがなぜ制御不全につながるのかを理解するようになりました。

　メデューサについて瞑想学習者やクライエントに伝えるのは簡単ではありません。サバイバーが自らの内的世界に対してすでに感じている以上の恐怖を、彼らに抱かせたくはないからです。しかし、自ら採用する戦略のフレームワークを彼ら自身が理解することは、トラウマセンシティブなモディフィケーションを取り入れる際の足場となって機能します。単なるテクニックとして機械的に適用するのではなく、なぜそうするのかを知ってもらいたいのです。モディフィケーションの背後にある基本的な理論を説明し、ていねいに謎解きを行うことは、私たちが支援する人々を教育し、エンパワーすることにほかなりません。

(2) 安定した注意のアンカーを確立する

　通常のマインドフルネス瞑想では、**注意のアンカー**と呼ばれるものを使います。これは、精神の安定をサポートするのに役立つニュートラルな焦点の対象を指します。アンカーには、鼻孔を出入りする息の感覚や、腹部が上下する感覚などが適しているでしょう。瞑想中に思考に引きずられたときは、意識をアンカーに戻し、あらかじめ選択した感覚に注意を向けるのです。

　しかし、アンカーはトラウマを強化することもあります。例えば、多くのサバイバーにとって呼吸はニュートラルとはほど遠いものです。トラウマに

　　　　訳註──内的家族システム療法（IFS）でいうところの「パーツ」。

関する緊張を抱え込むものであると同時に、生命を脅かすほど圧倒的な出来事と関連する身体領域だからです。ディランが腹部の上下に注意を向けると、廊下を歩く昔の自分をあざける顔が思い出されました。また、息が詰まるような感じを胸に覚えると、トラウマを想起させる不動性の感覚が呼び覚まされました。端的に言って、ディランにとって呼吸は中立的なアンカーなどではなかったのです。

　救済策として、私たちはサバイバーに**安定した注意のアンカー**を確立するよう促すことができます。これは、耐性の窓をサポートする注意の対象を見つけることであり、制御不全とは逆の神経系の安定を生み出します。適したアンカーは人それぞれです。太ももに置いた手の重みが適している人もいれば、クッションに臀部を預ける感覚が適している人もいます。安定を促すアンカーは、聴覚や視覚などまったく別の感覚器官である場合もあります。ディランとのセッションでは、彼の興奮を煽ることのない身体の部分を見つけるまで、しばらく時間がかかりました。最終的に彼は、聴覚が中立的な注意のアンカーであることに気づき、私のオフィスでは鳥の鳴き声や外を走る車の音を聞いて自らを安定させていました。

　「ほんのわずかだけど」と彼は言い、目を開けて首の後ろを手でこすりました。「威圧される感じが確かに少ない。前のようにイライラしないから、それだけで楽になります」

　私と一緒のときは、ディランはセッションの開始時にまずアンカーに注意を向け、圧倒されたと感じるたびにそこに意識を戻しました。自宅での実践に関しては、耐性の窓にとどまれるのであれば短時間の瞑想を勧め、彼は聴覚をアンカーとして選び、それを「ホームベース」と呼ぶようになりました。

　「ようやく避難場所を見つけられた気分です」。お腹の上に手を置きながら、彼は静かに言いました。「長い間、自分の身体を安全だと感じられなかったから……この身体の中で生きる方法をようやく学べているようで、ほっとしています」

　マインドフルネス学習者やクライエントに勧められる注意のアンカーには、呼吸した時の腹部や鼻孔の感覚に加え、さまざまな身体感覚（足裏、臀部、背中、手）やその他の感覚器官（視覚、嗅覚、聴覚）が含まれます。私のクライエントの一人は、柔らかい毛布にゆっくり触れることをアンカーにしていま

した。別のクライエントはキャンドルを使っていました。歩行瞑想がより安定した注意のアンカーを発見するための優れた方法となる人もいます。安定性と耐性の窓をサポートするものであれば何でも構いませんが、地面に触れる足裏の感覚など、いろいろと実験してみることが鍵となるでしょう。

　微かな刺激をアンカーとして使用するには、メリットとデメリットがあります。呼吸を扱う利点のひとつは、呼吸が動的であり、注意を引きつけやすいことが挙げられます。これに対し、触知性がより少ない感覚（例えば聴覚）を使う場合は、簡単に気が散ってしまう傾向があります。アンカーが体感覚を伴うものであればあるほど、注意がさまよったときにアンカーに戻りやすくなるでしょう。

（3）注意を別のものに移す

　耐性の窓をサポートしてメデューサ問題を回避するもうひとつの方法は、実践中に注意の方向を変えることです。誰かが呼吸に集中していて興奮が亢進したときは、目を開けて別のものに注意を向けるよう伝えましょう。無理して特定の刺激に集中し続けることは、サバイバーにとって不必要なだけでなく助けにもなりません。自分の状態に正しく反応し、制御不全を起こしそうな場合は注意をシフトすることを彼らに学んでもらいたいのです。しかし、トラウマ的な刺激から注意をそらすことは必ずしも簡単ではありません。それは、生き残るための戦略に反することがあるからです。三度目のセッションでガイダンスとともにマインドフルネスを実践した際、ディランの顔は緊張し始め、突然意識が遠のいたようでした。「何も感じられない」とディランは言いました。「あなたがここにいることすら感じません。まるで氷山に乗って漂っているような感じです」

「ディラン、以前はそれが本当に賢明な対応だったんだよ。でも、いまこの瞬間は、私と一緒にここにとどまることができるか、やってみよう」。私は優しく、しかしキッパリと彼に言いました。「床に置いた足の裏を感じてみてごらん。注意を別のものに移せるか確認してみよう」。彼は首を振り始め、私は目を開けるよう促しました。彼の顔は驚くほど恐怖に満ちて、怯えた若い青年のようでした。「いつも絡んできた先輩のジェイク、あいつを頭の中から追い出せない」

「いま、身体の中で安定している部分はあるかな」と私は尋ねました。ディ

ランは一瞬私を見て、自分の足の裏だと言いました。私は彼とのアイコンタクトを保ちながら、床の上に置いた足の感覚に数分間集中するよう彼に指示しました。その感覚をなぜよいと感じるのかに気づき、そこに注意をとどめてほしかったのです。

「一瞬だけ、どこか遠くに行っていました」。はっきりと意識が部屋に戻ってから彼はそう言い、私は頷きました。繰り返しになりますが、ディランの注意への私の働きかけは、トラウマ的な記憶を永遠に消し去るためのものではありません。私たちはまだ安全と安定性を育てる初期の段階にあり、まずは彼が耐性の窓にとどまるようにする必要があります。

　一人で行う瞑想では、注意の方向を変えることはより困難です。私が一緒のときは、彼の覚醒レベルをみながら調整不全につながる注意のクセに介入することができます。しかし、ガイドなしでこれを行うのは難しいのです。理想的には、サバイバーが瞑想と日常生活の両方で、自らの注意を確実かつ自信を持って方向づけし直せることが求められます。注意を向けている対象が自分を制御不全にしていると感じた場合、サバイバー自身が焦点をシフトできるようになり、一定の時間、意図的に別のものに注意を向けることが望ましいのです。しかし、この方法を習得するには時間と訓練が必要であり、ほとんどの場合それはトラウマの専門家の助けを借りて行われることになります。

　少なくとも指導者は、サバイバーを不安定にする何かに繰り返し注意を払わせて彼らを追い込んではなりません。彼らが耐性の窓から押し出されてしまう可能性が高くなるからです。そうではなく、注意のアンカーを自由に選んでよいと彼らが考え、安定性をサポートする方法で実践できるようにしてほしいのです。と同時に、サバイバーが直接の監督なしに瞑想すべきではないケースもあります。一貫して耐性の窓にとどまることができない場合はトラウマの専門家の支援を求めるべきです。覚醒の制御不全に苦しむサバイバーは、直接の監督・指導・サポートから利益を得るでしょう。

（4）周囲に注意を向ける

　上で説明したモディフィケーションに加えて、サバイバーは周囲の環境に注意を方向づけすることで、耐性の窓をサポートすることができます。これは、瞑想中に目を開けて辺りを見回すといった単純なことで構いません。ト

ラウマは私たちを過去の苦しみに引きずり込みますが、周囲の環境へと意識の向きを変えることは、いまこの瞬間とつながる強力で実用的な方法です。

　ディランは私のオフィスでも自宅で瞑想するときも、これを頻繁に実践しました。記憶や感覚に圧倒され始めたら、彼は目を開けて窓の外を眺めました。感覚を通して体験的に周囲の環境とつながることで、自分が少なくともその瞬間は安全であることを神経生理システムに思い出させるためです。例えば、いじめの記憶がフラッシュバックした場合、彼は外の景色を見て、自分が育った街とは別のところにいることを意識に刻みました。ディランは、彼にとって抑圧的な社会の現実を考慮すれば、自分の警戒心は正当なものであると理解していました。しかし、環境を利用しながら安定と安全を見つけることで、高校時代に奪われた自分の力を取り戻したいと願ったのです。

　マインドフルネスの実践の中で自分の環境に注意を払うことは簡単です。目を閉じて瞑想している場合は、目を開けることができます。また、自分の身体に触れたり周囲の音に耳を傾けたりすることも環境への定位を助けます。また、部屋の内外に見えるものや感じられるもの（椅子、窓、車の音、樹木など）に頭の中でラベルをつけるのもよいでしょう。

（5）まず狭めて、それから広げる

　マインドフルネスの実践においては、通常二つの注意の形式があります。特定の対象に自発的かつ直接的な注意を集中させる**フォーカスト・アテンション**と、注意を集中しようとせずに経験を観察する**オープン・モニタリング**と呼ばれるものです[9]。フォーカスト・アテンションでは、ただひとつのものに焦点を合わせます。オープン・モニタリングでは、注意を方向づけたり制御したりすることなく、何が起こっているのかを自分自身に認識させます。マインドフルネス瞑想はこの両方の形式を使い、例えば呼吸だけに焦点を合わせた注意から始め、のちに注意の幅を広げ、意識内で最も顕著なものを観察するといったことをします。

　もちろん、その人がマインドフルネスにどのように反応するかを予測することはできません。フォーカスト・アテンションが安定性の助けとなる人もいますが、制御不全の原因となる人もいます。基本的な進め方は、それが耐性の窓をサポートしうる限り、フォーカスト・アテンションからオープン・モニタリングに進むことです。瞑想学習者やクライエントには、まず呼吸に

焦点を合わせて注意を向けてもらい、その後少しずつ注意の対象を広げ、より多くの刺激を意識に含めるよう促すとよいでしょう。と同時に、自分の耐性の窓をしっかり観察してもらうことが重要です。安定を助けるアンカーがある場合は、フォーカスト・アテンションからオープン・モニタリングへの移行がスムーズにいくはずです。

　数か月におよんだ私とのセッションで、ディランは瞑想に役立つ新しい知識やツールを手に入れ、自宅でも実践を再開しました。私たちは、彼が耐性の窓にとどまるための方法を一連のステップにまとめました。まず聴覚のアンカーに焦点を合わせることから瞑想をスタートし、次に身体感覚と思考を含めるように注意を拡大します。トラウマ的な記憶や強烈な感覚が立ち現れた場合は聴覚に戻ります。もし自己制御に失敗したら、目を開けて周囲の環境に注意を定位し、これもうまくいかない場合は犬のミロを呼ぶ、という流れです。最後の部分は、この章で紹介するもうひとつのモディフィケーションにつながります。

(6) レジリエンスに焦点を合わせる

　注意に関連するもうひとつの方法は、トラウマと相対する**レジリエンス**に焦点を合わせることです。ステイシー・ヘインズによれば、「レジリエンスとは、恐ろしい経験のさなかやその後にあっても美しさを見いだし、つながりを見つけ、自分よりも大きなものと交流し、創造する、私たちの生まれ持った力」です（著者との私信、2016年6月20日）。これは、逆境やストレスに効果的に対処する私たちの能力を反映しており、マインドフルネスとトラウマの両方に深く関係しています [10]。

　エネルギーや喜びをもたらすものに意図的に注意を向けることもレジリエンスに含まれます。神経心理学者のリック・ハンソン（Hanson, 2009）は、これを「善を取り入れること」（taking in the good）と呼びました。私たちが意図的に取り組むことができる、ポジティブな体験を内面化するための実践です。愛する人や物を思い出すことはレジリエンスの一例であり、セルフケアの実践や、私たちの心を潤すコミュニティの出来事なども同様です。私たちの身体が、トラウマと痛みだけでなく喜びの源にもなり得ることを、私たち自身に思い出させてくれます。コミュニティそのものもまた、トラウマや抑圧に対する集合的なレジリエンスの実践に取り組むことができます。現在

オードリー・ロード・プロジェクト※のディレクターを務める黒人のクィア活動家兼ヒーラーであるカーラ・ページは、集合的レジリエンスを次のように定義しました。

> 最悪に思える状況の中でも個人レベルの変容は可能であり、それまで私たちになされたことに介入して、それを変えるために行動することができます。私たちに対する肉体的な侮辱、感情的な侮辱、スピリチュアルな侮辱がほぼ当たり前となったこの社会においても、私たちは尊厳や敬意に値すること、そして、どのようにしてウェルビーイングを維持できるかを探求する権利があることを覚えておいてください。それ自体が集合的なレジリエンスです。[11]

　トラウマセンシティブな実践においては、ウェルビーイングの感覚と結びついた場所や活動や記憶などを想起することもレジリエンスに含まれます。これは私がステイシー・ヘインズから学んだ方法で、マインドフルネスの実践中に簡単な介入を用いるか、別途ガイドに沿って瞑想することによって培います。レジリエンスの資源となる刺激（安全な場所にいる感覚、またはポジティブな記憶）に注意を安定させることができたら、その注意の対象に関連する身体感覚を感じるように導くのです。
　ディランの愛犬ミロはレジリエンスのよい例でした。自宅で瞑想しながら落ち着きや安定を得るのが難しいとき、ディランは部屋の向こう側にいるミロに目をやりました。ミロの温かく満たされた顔を見ただけで、ディランは心が和らぐのを感じました。私のオフィスにいるときであれば、家の近くの公園でミロと一緒に走る場面を想像しました。このとき、ディランの呼吸は深まり、沸き上がるエネルギーで彼の足が満たされました。それから彼は下半身を駆け巡る心地よい感覚に注意を向け、彼の身体と心をしっかりと結びつけました。
　レジリエンスは、痛みを伴う人生の領域を避けて通るためのものではありません。また、社会の不公平や抑圧的な暴力を覆い隠すためのものでもあり

※——オードリー・ロード・プロジェクトは、米国のニューヨーク市エリアを中心に活動するレズビアン、ゲイ、バイセクシュアル、トゥースピリット、トランスジェンダー、ジェンダー・ノンコンフォーミングの有色人種のためのコミュニティ・オーガナイジング・センターです。詳細は alp.org を参照してください。

ません。代わりに、レジリエンスは私たちが現実のままの人生を生きる力を
高めます。この章で紹介したモディフィケーションは、トラウマの文脈にお
いてレジリエンスを助けるものです。サバイバーが意図的な注意の向け方を
身につければ、たとえトラウマ症状の渦中にあっても、マインドフルネスを
通して安定を得ることができるのです。

第7章
トラウマセンシティブ・マインドフルネスの原則 その3

身体を常に意識する
解離への働きかけ

トラウマの犠牲者は、自分の身体感覚に親しみを感じられるようになる
までは回復が望めない。……身体の自意識を持つことは、過去による圧
政から解放されるための最初のステップである。
―― ベッセル・ヴァン・デア・コーク

人種差別は身体の芯で体験される。そのことから目をそらしてはならな
い。社会学、歴史学、経済学のどれを読んでも、グラフ、図表、統計値
のどれを見ても人種差別の苛烈さを物語っており、それらすべてが暴力
となって身体を打ちのめす。そのことを決して忘れてはならない。
―― タナハシ・コーツ

　レジナルド・レイは、集まった人たちを見渡して一息つきました。レイは
人気のある仏教の講師で、『悟りに触れる』（"Touching Enlightenment"）という
仏教の実践・身体・変容に関する著作から朗読することになっていました[1]。
暖かい秋の夜、集まった私たちは講話が始まるのを期待していましたが、レ
イには別の考えがありました。「みなさん、横になってください」。あまりに
唐突だったので、聴衆はそのままじっとしていました。「いや、本当に」と、
レイはいたずらっぽい笑顔で言いました。「私は真面目に言っているのです。
横になれる場所を見つけてください」
　レイは型破りな言動で知られていましたが、聴衆もこれには意表を突かれ
ました。講堂は満員で、見知らぬ人と身体を接触せずに横たわるのは不可能
でした。ぎこちない雰囲気の中、みんなで横になりながら、私たちの注意は
壇上のレイに注がれていました。

「この40年、私は瞑想を実践し、指導し、たくさんの驚きを経験しました」
と、レイは本の朗読を続けました。「中でも一番驚かされたのは、瞑想する
だけでは効果は保証されないという理解です。これはとても苦しい発見でし
た」(Ray, 2008, p.4)。聴衆が静まり返る中、彼はさらに続けました。「私の経
験は、問題が非常に単純であることを示唆しています。私たちは身体をそっ
ちのけにしたまま瞑想を実践し、スピリチュアルな道をたどろうとします
が、これは必ず失敗に終わります」

　みんな呆気に取られました。西欧におけるマインドフルネスの普及に貢献
した一人であり、尊敬されている仏教の指導者が、瞑想の効果に疑問を投げ
かけたのです。しかしレイがこう言ったのは、発破をかけてみなを奮起させ
るためではなく、私たちが身体のことを**頭で考え**、瞑想を身体の内側で実践
していないということに気づかせるためでした。聴衆を横にならせたのも、
概念的に捉えずに身体内部につながりやすくするためだったのです。

　こうした問題を提起しているのはレイだけではありません。最近の心理学
では身体が注目され、癒しと変容に不可欠な要素とされていますが、これは
特にトラウマの分野に当てはまります。よく知られるトラウマ関係書籍のタ
イトル――『身体はトラウマを記憶する』(*"The Body Keeps the Score"*) [2]、『身
体は覚えている』(*"The Body Remembers"*) [3]、『身体が重荷を担う』(*"The Body
Bears the Burden"*) [4] など――を見ても、トラウマは精神だけでなく身体もが
経験するものと認識されているのがわかります。心的外傷後ストレスは、私
たちの頭の中だけでなく、骨、細胞、体組織に刻まれるのです。

　心的外傷後ストレスに苦しむ人々にとって、身体はしばしば地雷原であ
り、恐ろしい感覚、圧倒的な出来事にまつわる感覚が炸裂する予兆に満ちて
います。身体はトラウマの苦悶が繰り広げられる舞台です。このため、トラ
ウマ・サバイバーは身体から頻繁に解離します。そうすることで身体内の世
界から注意を引き離し、体内から休みなく発せられる警告信号を断ち切るの
です。これは心的外傷の症状を一時的に抑えるのに役立ちますが、身体感覚
を切り離すことで、十全に生きている感覚が失われるという代償を伴いま
す。

　トラウマを扱う上で身体が重要な領域であることは明らかです。トラウ
マ・サバイバーがトラウマから回復するには、最終的には自分の身体とのつ
ながりを修復する必要があります。主体性と制御感覚を取り戻すには、自ら

の身体内の世界に親しむことが求められますが、マインドフルネスはこれを助けます。体内感覚への意識を高め、内部で起きていることを見つめ、それに耐える力を強めてくれるのです。しかしこれは簡単ではありません。トラウマに関連する感覚を見つめることは、しばしば緊張と恐怖を伴います。「身体に意識を向けるように」という指示は、多くのトラウマ・サバイバーにとって重苦しく厄介な課題であり、これをうまくこなすためには講師からの適切な提案やモディフィケーションが必要になります。

　トラウマセンシティブ・マインドフルネスの三つめの原則、**身体を常に意識する** (keep the body in mind) とはこのことを指します。マインドフルネス指導者は、マインドフルネスの実践において上手に身体を扱えるよう瞑想者を導きたいと考えるでしょう。そのためには、ボディスキャンをはじめとする身体内部に継続的に注意を向ける実践の利点とリスクを理解する必要があります。また、瞑想者のニーズに応える物理的な環境の整備も重要です。これによりトラウマ・サバイバーは、マインドフルネスを実践する際に安全と尊厳と身体制御の感覚を保ちやすくなります。

ジーナ

「今、何に意識が向いていますか」。私はクライエントのジーナに尋ねました。40代半ばのもの静かで内気なジーナは手を握りしめ、片方の親指をもう一方の親指に押しつけながら座り、注意がさまよっているようでした。

「わかりません」と、ジーナはゆっくりと目を開け、部屋の向こう側にある本棚を見つめながら言いました。「意識がどこかへ行っていたみたいです」

　私はうなずいて、彼女の経験はよくあることだと安心させた上で続けました。「そんなふうに見えました。どこに行っていたかわかりますか」

　ジーナはちょっと考えてから、指を天井に向けて「**上の方**です」と言いました。

「それがわかるのはとてもよいことですね」と私は答えました。「前にもそこに行ったことがある感じがしましたか」

　ジーナは頷き、目を瞬いて涙を抑えました。意識がどこかへ行ってしまう体験は、彼女が私に助けを求めてきた理由のひとつでした。

　4年前、ジーナは親密なパートナーにレイプされました。二人は支配と服従のロールプレイと緊縛のセックスプレイを試していました。ある夜、パートナーが越えてはならない一線を越え、ジーナは恐怖で凍結し、叫ぶことすらできませんでした。ジーナは怒りと恥辱に震え、制御不全に陥ってしまったのです。

　それ以後ジーナは苦しみ続けていました。パートナーと別れ、一人安全にベッドで寝ているときも、身体は危機の警告をやめず、解離と自失状態に陥っている自分に気づくこともありました。新しくつき合い始めた人と身体的に近づいたときは特にそうなりました。彼女は消耗して、もう誰とも交際できないのではないかと不安に思っていました。

　ジーナは、友人の勧めるマインドフルネスを試してみようと思い立ち、地元の瞑想グループに加わりました。内部に感じる脅威を瞑想によって消し去るか少なくとも減らしたい、再び人とつき合えるように感情を制御したいと思ったからです。最初は実践が楽しく、今までにない内面の静けさを見出すことができました。実生活においても自分の存在を感じ始め、一緒に瞑想をしている人たちにも親近感を持ちました。

　しかし同時に、マインドフルネス瞑想中に耐え難い経験もしました。恐怖の感覚に突然襲われ、それが胃に来るのです。目を開け、恐れるものは何もないことを確認してもそれはやみませんでした。この思いもよらない経験は苛立たしく、自分がみじめになりました。「ここは安全だとわかっているし、周囲の皆さんも私を迎え入れて親切にしてくれます。それなのに、わけもなく怖くなるんです」。そして数か月後、彼女は瞑想をやめようかと考えるまでになりました。

　それでも恐怖から解放されたいと必死だったジーナは、終日の瞑想リトリートに参加してみました。集中的に瞑想すればよい結果が出るかもしれないと考えたのです。午後になると、静寂と集中状態に没入し、周囲が無音になり静止しました。歩行瞑想の始まりを知らせるベルが鳴ったときも、動こうという気になりません。歩行の時間も座って瞑想を続け、その後のセッションもずっと座り通して、夕食まで3時間くらい不動のまま瞑想を続けました。このような経験は初めてのことでした。その日の終わりに講師は彼女の集中力を褒め、翌月も参加するよう勧めました。ジーナは、癒しに向けて確実な一歩を踏み出したことを誇りに思い、達成感と希望を感じました。

　しかしその夜、自分が遠くにいるような茫然とした感覚に陥り、寝る前にシャワーを浴びているときも、肌にお湯が当たるのをほとんど感じることができませんでした。リトリートで解離してしまったのではないかと不安になりました。その後の数日間、朦朧として自分がどこにいるのかもわからない感覚が続き、文章をつなぎ合わせるのにさえ苦労しました。それでもマインドフルネスが好きなのは変わらず、彼女が私に相談に来たのも実践を継続したいという思いからです。回復に役立つマインドフルネスの方法を学び、自分に合ったやり方で実践したいという明確な意思をジーナは私に示しました。

身体とトラウマ

　私たちの身体は驚くほど複雑かつコンパクトなシステムです。小腸は身長の約 3.5 倍の長さで、およそ 7m あります [5]。脳には 1,000 億個もの神経細胞があり、ひとつの細胞を一枚の紙として積み重ねると、8,000km を超える高さになります [6]。心血管系のすべて（動脈、静脈、毛細血管）を繋いで一直線に伸ばすと 96,000km に達し、地球を二周します [7]。私の師であるリチャード・ストロッチー＝ヘクラーが述べるように、私たちの身体には何十億年もの進化の叡智が凝縮されているのです [8]。

　この叡智は主に身体感覚として伝えられ、私たちが誰であるのかという情報は、絶えずこの瞬間にあります。この例証として、今の私はどんな気分かと自分自身に問いかけてみてください。

　さて、どうやってその答えにたどり着きましたか。頭で考えましたか、それとも身体のどこかに手がかりを探しましたか。通常私たちは、さまざまな内部感覚の総和によって情動の状態を評価します。喉の狭窄、肩の凝り、呼吸の浅さを「不安」と解釈し、胸郭の広がる感覚を「幸福感」と捉えます。私たちは身体からの情報によって経験を理解し、現実世界を生きていく針路を与えられ、「自分」という感覚を築き上げていくのです。

　心的外傷性ストレスは、その内部感覚への信頼を難しくします。私たちは通常、自己制御のために必要な情報を空腹や疲労などの内部感覚から与えられます。しかし、トラウマによって身体的な情報の信頼性や一貫性が揺らぐと、脳の感情を司る部位は警鐘を鳴らし続けます。すると私たちの身体は、

たとえそれが現実でなくても、何らかの脅威が差し迫っているように反応し続けるのです。メキシコ系アメリカ人女性の文筆家でクィア理論の研究者、グロリア・E・アンザルドゥアは次のように書いています。

> 私たちは、身体は無知な動物であり知性は頭にのみ宿ると教えられます。でも、実際には身体は賢いのです。身体は外部からの刺激と想像から来る刺激を区別しません。想像上の出来事に対しても、実際に起こった出来事と同じように反応します。
>
> (Anzaldúa, 1987, p.37)

心の中の脅威に身体が反応するこのプロセスにより、トラウマ・サバイバーは外部情報と不協和な身体内部の感覚に不信感を持つようになります。

ジーナの場合、夜中にベッドで目を覚ましていると、何かひどいことが起きようとしていると感じることがよくありました。理由もないのに心臓は動悸を打ち、胃はキリキリと痛み、後頭部が疼き、脅威が差し迫っていることを伝えます。部屋から部屋へと歩き回り、誰もいないことを確認してみたりもしましたが、それでも安心することはできません。ようやくベッドに戻って横たわると、レイプされた夜と同じ感覚が襲ってくるのです。

新しい相手とデートしたときも、身体的に近づくと頻繁にパニック状態に陥りました。汗をかき始め、身体で感じていた恐怖を隠すのに必死でした。さらに悪いことに、自分の身体が発する情報を信じてよいものかどうかさえおぼつかなくなりました。何かがおかしいという身体内部の感覚を信頼すべきか、デートの相手は安全だと信じて恐怖に耐えるべきか。完全に解離してしまい、デート中に動いたり話したりするのに苦労することさえありました。翌日になると、自分がそんな状態になったことを恥じて、その人と会うのをやめてしまうのでした。

人をこのような状況に追い込むのがトラウマの残酷なところです。心的外傷性体験は統合されないまま、身体を通して幾度も幾度も同じ苦痛をもたらします。脅威への短期的な対処として適切だった反応が、時間の経過とともに不健全な反応と化して問題を引き起こします。身体の内部感覚という私たちの中心的なナビゲーション・システムは機能不全となり、「現在」を正確に評価する能力が失われます。何が安全で何が危険であるかの認識力が弱まり、自分の体験を信用できなくなることさえあるのです。

外受容感覚と内受容感覚

　トラウマを理解する上で特に重要なのは、**外受容感覚**と**内受容感覚**という二つの感覚についての知識です[9]。外受容感覚は、身体の外で起きていることを感じ取るためのもので、いわゆる五感（触覚、味覚、嗅覚、視覚、聴覚）がその代表です。外受容感覚に関連する神経を外受容器と呼びます。私たちは、お湯の温度を知るために浴槽に手を入れ、皮膚にある外受容感覚を使って温度の情報を収集します。一方、内受容器は身体内部に関連した神経で、私たちの体内で起きていることを知覚するのを助けます。いわゆる「自己」の感覚を具現化するのも主に内受容器の働きです。特に内臓は膨大な量の内受容情報を伝達し、私たちの身体組織全体に影響します。例えば、腸（gut）の神経網には5億個を超える神経細胞があり、私たちが**直感**（gut feeling）や**本能的直感**（gut instinct）と呼ぶものを伝えます[10]。

　外受容感覚と内受容感覚が統合されるのが理想です。私たちの内部の経験と外部の経験が一致すると、どのように行動すべきかについて効果的な意思決定を行うことができます。美しい夕日を見て、胸が温かくなって膨らんでいるのに気づけば、もう少し立ち止まって眺めていようと決めるでしょう。また、友人が部屋に入ってきたときに急に胃がざわつく感じがしたら、その日は何事もなかったかと相手に確かめるかもしれません。私たちは、外受容感覚と内受容感覚に依存しながら、現実世界に何とか対応しているのです。

　トラウマを抱えていると、内受容器と外受容器の統合がうまくいかないことが起こります。トラウマ的な出来事から何年も経たあとで、突然、内受容器が脅威が迫っていることを知らせ、外受容器は脅威の原因を見つけ出せないといったこともあり得ます。ジーナはその一例です。外受容器からの情報は環境が無害なことを示しますが（例えば、視覚的・聴覚的に脅威の兆しは感知されない）、内受容器は何かが異常であることを知らせる（例えば、彼女の胃には捻れるような感覚がある）のです。こうした二つの感覚の容赦ない対立が続けば、混乱、フラストレーション、苦痛が生じるのは当然です。

　心的外傷後ストレスを経験している人は内受容感覚に過度に注意を向ける傾向があり、体内から発せられる警告信号に釘づけになります。そして、トラウマ・サバイバーがこの内部感覚をたよりに外部環境を評価するようになると問題が生じるのです。ロスチャイルドはこう述べています。「[トラウ

マ・サバイバーは］しばしば、不安を掻き立てる内的現実についての情報（内受容感覚）に圧倒されて、これを外的現実と混同する。その結果、自分を取り巻く環境に関する外受容器を介した実際の状況把捉ができず、内受容感覚に基づいた結論や判断に飛びついてしまう」(Rothschild, 2017, p.57)

　マインドフルネス瞑想でトラウマ・サバイバーに起きることは、これで説明できます。マインドフルネスの実践では、目を閉じて内部に集中するように求められます。当然その人は内受容感覚に多大な注意を払うことになります。そのこと自体は必ずしも問題ではありません。しかし、内受容感覚がひっきりなしに脅威を伝えるとしたらどうでしょう。ジーナが瞑想を始めたときがそうでした。彼女は目を閉じて、身体内部の感覚（例えば、胃が引き絞られるような感覚）から脅威のメッセージを受けとりましたが、外部世界はそれとは一致していませんでした。

　ジーナとのセラピーにおいて、この二つの感覚の食い違いを解決するための鍵は（第2章で説明した）二重意識を育むことでした。二重意識とは、複数の視点を同時に維持している状態です。内的現実と外的現実の意識のバランスを取ることができるようになるには、この二重意識が不可欠です[11]。ジーナが内受容器にのみ焦点を合わせていると気づくと、私は急いで彼女が注意の焦点を外受容器に向け直し、外部の情報を取り入れるよう促しました。一度このように誘導したとき、彼女は私を見上げて驚いたように言いました。「私が瞑想中にできていなかったのはまさにこれです。これまでは内部の脅威に焦点を合わせ続けて、最後には自失状態に陥っていました」

　トラウマ回復の初期段階では、トラウマ・サバイバーが内受容感覚と外受容感覚の両方に意識を向けるのに、しばしば個別のコーチングとガイダンスが必要となります。一人でその方法を探り当てるのはきわめて困難です。次章では、トラウマの専門家と協働してマインドフルネスを行う利点 ―― 必要性と言ってもよいかもしれません ―― について述べます。トラウマ・サバイバーには、トラウマセンシティブなツールやモディフィケーションと同時に、瞑想を安全に行うことが必要です。それがなければ、マインドフルネスの基本的な実践がトラウマ的経験の苦痛を増幅して、混乱や失望、フラストレーションや制御不全を引き起こす危険性があるのです。

解離

　制御不全に対処する際の常套手段のひとつが、身体的・感情的体験から自分を切り離すこと、すなわち解離です。内的感覚がひっきりなしに脅迫的な情報を伝えているとき、身体を切り離すことはストレスを最小限に抑えるための方略です。これは生物としての賢明な生き残り戦略であり、トラウマセンシティブな実践者はこの現象を認め、尊重した上で、どのように働きかけたらよいかを考えることが望まれます。

　トラウマと同様に、解離にもスペクトラム（連続性）があり、周囲からほんの少し分離するだけのものから、日常生活からの完全な絶縁に至るものまであります[12]。例えば、空想にふけるのは「ノーマルな」解離状態です。車を運転していて、ふと自分がぼんやりしていたことに気づくときがあります。私たちの多くはこうした解離を経験しますが、それは必ずしも病理的とは言えません。しかし解離はより強力な形 —— 極端な心理的麻痺[13]、健忘症、非現実感（自分や世界が現実のものではないという感覚）など —— で表面化することがあります。これらは予期せぬときに起きて、説明がつかず、大きな不安を掻き立てます。

　解離はしばしばトラウマ体験とつながっています[14]。トラウマ・サバイバーは、自分が身体から遊離するとか、状況を制御できずにいる自分を外部から見るといった離人症と呼ばれる体験を語ることがあります[15]。特に幼少時からの児童虐待のケースでは、虐待の深刻度と解離のレベルに相関関係が見られます[16]。解離は、トラウマの嵐が吹き荒れている最中には耐え難い苦痛をやわらげ、嵐が過ぎ去ったあとには、トラウマ的感覚を緩和したり耐えられる範囲に収めてくれます。その意味で解離は、私たちが逃げられないときに逃避を可能にしてくれる非常手段となっているのです。

　スゼット・ブーン、キャシー・スティール、オンノ・ヴァン・デル・ハート（Boon, Steele, and van der Hart, 2011）は、『トラウマに由来する解離への対処』（"Coping with Trauma-Related Dissociation"）の中で、解離をその反対の概念である統合と対比させながら定義しています。第1章で、トラウマを理解するには統合の観点が不可欠であると述べたのを思い出してください。統合は、思考と感情と経験を結びつけ、自分は誰かという安定した感覚を私たちに与えてくれます。統合されているとき、私たちの身体の諸システムは協調しま

す。解離はその統合の失敗です。自分の経験の特定の部分（感情や思考）を経験の総体から切り離してしまうと、自己感覚が混乱します。多くのトラウマ・サバイバーにとって解離は理にかなった防衛的な戦略であり、可能な限り自己調整を助けてくれます。ただこの戦略には、彼らが長期にわたり束縛され、痛みが区分化され、トラウマが統合できないままに放置されるという問題がついてまわります。

　ジーナはこの厄介な問題に縛られていました。解離は内部の嵐に耐えることを可能にしてくれた反面、彼女を前に進ませてはくれませんでした。彼女は解離を望んでいませんでしたが、自分にとどまって感情に耐える方法をまだ知りませんでした。マインドフルネス瞑想に戸惑いを感じたのはそのためです。実践が「現在」の感覚を高めるのを感じ、呼吸などの諸感覚に注意できる日もありました。でも別の日には、終日リトリートのときのように解離して、ずっと自分から離脱したままになってしまうのです。彼女をさらに困惑させたのは、じっと座って長時間瞑想できたことを講師が褒めたことでした。彼女は私に尋ねました。「私は進歩しているのでしょうか。それとも現実から弾き出されてしまっているのでしょうか」

　私はジーナに、解離するとき（例えば「上に」行ってしまうとき）はどのようにそれが起こるかに注意を払うよう促しました。一度解離しかけていることがわかると戻りやすくなりました。また、どんなものが解離のトリガーとなるか（例えば、胃に来る恐怖感）にも注意しました。こうした努力を重ねていくうちに、彼女は解離しそうな瞬間に気づき始め、そのときの自分に優しく接するようにしました。「離れて行きたいのはわかるわ」と、腕に手を置きながら心の中で自分に語りかけるのです。「ひどい目に遭ったけど、今ここは安全よ」

　トラウマセンシティブな実践家は、解離を悪者扱いしてはなりません。解離はサバイバル戦術であり、特に苦痛を処理するための戦略であって、断罪されるべきものではないからです。解離に悩む人を「現在」にとどまれないことで辱めたり、強制的に現在に連れ戻したりするのは避けるべきです。むしろ解離が瞑想にどのような形で影響しているかを見守り、私たちが提供できる最善のサポートは何かについて、その人と話し合うのがよいでしょう。

　マインドフルネスの実践において、解離をうまく取り扱うにはどうしたらよいでしょうか。トラウマ・サバイバーが内受容感覚と外受容感覚の制御不

全を経験するとき、何を心得ていれば助けになるでしょうか。以下に、トラウマ・サバイバーがマインドフルネス実践中の制御不全に対処する際に役に立つと思われる 10 項目をモディフィケーションとして提示しておきます。

身体を常に意識する —— トラウマセンシティブなモディフィケーション

（1）本人の選択を尊重する

　トラウマを望んで経験する人はいません。自然災害であれ、壊滅的な事故であれ、他者からの暴力であれ、トラウマは多くの場合、犯された感覚と無力感を残します。したがってマインドフルネスの実践では、トラウマ・サバイバーが自律性と選択可能性を感じられることがきわめて重要です。実践では、本人に自己制御の感覚を常に自覚してもらいます。何も強制されない、自分に合ったペースで進んでよい、どんな実践であれいつでも中断することができる —— こうした点を強調することにより、トラウマ・サバイバーが無力感を脱して主体としての力を取り戻すのを助けます。

　このプロセスの中心にあるのが身体です。トラウマ・サバイバーは、自分の身体からのサインを無視せず耳を傾けることが重要だと知っている必要があります。それが、耐性の窓にとどまることにつながります。どんな言葉を使うかにも注意が必要です。こうしなければならないと断定的な指示を与えるのではなく、相手の自主性を促すような話し方がふさわしいでしょう。いくつか例を示します。

- 「準備ができたら、何度か呼吸しながら目を閉じてみませんか。あるいは、目を開けたまま下の方を見るのでも結構です」（「目を閉じなさい」ではなく）
- 「瞑想の終わりのほうで、過呼吸になっているように見えました。そのことについて少し話し合ってみるのはどうでしょう」（「あなたは怖がっているように見えました。そのことについて話し合う必要があります」ではなく）

　すべてのやり取りにおいて、指示は命令形ではなく相手を招くような話し方にするのがよいでしょう。

　さまざまな選択肢を示すことで、本人の選択を強調するのもひとつの方

149

法です。瞑想学習者やクライエントに、目を閉じるか開けるかを選んでもらったり、自分にとって一番効果的だと思われる姿勢を（例えば、立っていても、座っていても、横になってもよいなど）決めてもらうのも一案です。さまざまな選択肢を示したら、特定の優れた方法があるわけではないという立場から、どれが選択されても自然なものとして受け入れるのがよいでしょう[17]。瞑想の間は、終了の時間まで続けるように促すのは構いませんが、参加者は──特に「耐性の窓」を超えてしまった場合は──いつでも部屋を出てよいと伝えておくのが望ましいと思います。

　選択肢の提供はジーナとのセッションでは不可欠でした。マインドフルネスを行うときは、いつもいくつかの選択肢を用意しました。例えば、実践中は目を閉じても開けたままでもよい、注意を向けるアンカー（心をとどめておく対象物）は呼吸以外でもよい、といったように。当初ジーナはマインドフルネスの実践には「正しい方法」があると信じていました。目を閉じ、脚を組み、呼吸に集中するのが正しく、それができなければ失敗とみなしていたのです。トラウマを癒そうと必死になるあまり、しばしば自分を責め、癒しに役立たない方法で自分にプレッシャーをかけていました。しかし、時が経つにつれて、ジーナは自分自身の身体の声に耳を傾け、それに応じて耐性の窓を尊重することがマインドフルネスを深める方法であると理解し、身体を「自己」と見なすことを学んだのです。

　選択および自律性の強調は、トラウマ・サバイバーを甘やかすことではありません。選択肢の提示以外の部分で、トラウマインフォームド・マインドフルネスの実践に規律や厳格さを取り入れる余地は十分にあります。自己変容を助けるための規律を守るのはよいことだと伝えて構いませんが、それを強制すべきではありません。トラウマ・サバイバーにとって何が最善かはどんなときであれその人自身が一番よく知っているということを、本人に伝えることが大切です。その信頼があれば、こちらが指示を出しても、その人を関心を持って見守り尊重していることをわかってもらえるでしょう。

（2）動作を導入する

　自分の身体に注意を向けるようトラウマ・サバイバーに指示する際は相当な配慮が必要です。トラウマの原因となった出来事を思い出させる潜在的感覚に直接触れるよう導くことになるからです。しかし同時に、私たちはその

人が悲痛な感覚に耐えて見つめる力を身につけてほしいと願います。「自己」を身体内部に置きながらマインドフルネスを実践するためのツールを習得してもらいたいのです。

　マインドフルネスの実践に身体の動きを組み込むことは、これを達成するためのひとつの方法です。一部のトラウマ・サバイバーにとっては、座る瞑想よりも、身体を動かしながらする歩行瞑想やストレッチなどのほうが、その瞬間の感覚と共存しやすいようです。マインドフルネスをベースにしたほとんどのプログラムには、歩行瞑想が組み入れられています。参加者は座る瞑想と構造化された歩行瞑想を交互に行いますが、これにさらに追加したい選択肢があります。トラウマ・サバイバーがマインドフルネスを培う上でサポートになるようであればという条件つきですが、座る瞑想の前に数分間身体を動かすと、身体とつながる上で効果的です。また、座る瞑想のセッションを歩行瞑想で代替するのも悪くないでしょう。歩行瞑想のほうが強力な場合さえあります。空間を自由に動きながら、意識的に内受容感覚と外受容感覚の両方を感受しようとする努力は、自己制御能力の向上につながります。

　マインドフルネスの実践中に動くことはジーナにとって非常に大きな助けになりました。自宅で瞑想中に解離しそうになったときも、下半身を感じる必要を思い出すために、脚に手を優しく押しつけることをしました。別のときには、「現在」に自分をグラウンディングさせるために脚をマッサージしましたし、実践よりも外で散歩することを自分に許すこともありました。彼女は地面に足が着いている感覚に注意を集中したり、内受容感覚（例えば、肺が拡張・収縮する感覚）と外受容感覚（例えば、樹上で鳴く鳥の声）に交互に注意を移したりしました。あるときは、いつもマインドフルでいる緊張を解くために、ボーッとすることを自分に許しました。その日、その瞬間に自分に必要なことをする —— それがトラウマ・サバイバーが身につけるべき重要なスキルです。

　トラウマと動作の関係は、マサチューセッツ州にあるジャスティス・リソース・インスティテュートのトラウマセンターが詳細に報告しています。研究者たちはヨガのアーサナ（坐法）と生物学的マーカーとして心拍変動との関係を調査しました。これは覚醒システムの統合度を測定する方法です。これによると、トラウマセンシティブな配慮がなされたヨガのプログラム

は、覚醒レベルを実際に制御し、PTSD 症状によい影響を与え得ることが実証されました [18]。デイヴィッド・エマーソンとエリザベス・ホッパーの『トラウマをヨーガで克服する』(*Overcoming Trauma Through Yoga*, 2011) は、このプログラムを詳細に説明しながら、動作を取り入れたトラウマインフォームドの実践について貴重な洞察を提供しています。

(3) 解離の兆候に注意する

　トラウマセンシティブな実践者は、瞑想学習者およびクライエントの解離の兆候に注意することが重要です。それは、解離しているか／していないかの診断を下すためではなく、瞑想で問題をきたしている人たちを見つけ出すためです。解離しつつある人に気づいた場合は、そっと対話に招き入れて、次にどうするか最良の選択肢を話し合うのがひとつの方法です。個別のインストラクションに従って瞑想を続けることも考えられますし、トラウマの専門家からより綿密なガイダンスを受けるのがよい場合もあります。その人にとって何が最も役立つかを探るには、協力して考えるプロセスが必要です。

　以下は、解離の可能性を示すいくつかの兆候です。瞑想中の人を外から観察するだけでは解離を特定するのは難しいため、主に会話中に現れる兆候も加えました。

- 朦朧としており、身体とのつながりを失ったように見える。
- 自動的な動きをして、感情が極度に鈍麻している。
- 自分が遠く離れて感じられると言う。
- 講師の声が聞こえない。質問を繰り返してほしいとしょっちゅう頼む。
- まばたきせず、質問にも答えず、ただ虚空を見つめている。
- 時間の感覚を失い、以前にあったことを思い出せない。
- 意識が不規則に変動しているように見える。「うわの空」であることがわかり、内部の混乱に心を奪われている。
- 会話の中で、ストーリーや経験についての連続性を保てない（例えば、ころころ話題が変わるなど）。
- その瞑想学習者／クライエントと会話していると、あなた自身が朦朧としたり、混乱したり、意識の変動を感じ始める。これは相手が解離し始めていることを示している可能性がある。

　解離と深い集中を区別するのが難しい場合もあります。瞑想の伝統には複数の流派があって、体外離脱体験についてそれぞれ異なる説明や評価をします。例えば、もしジーナが同じ講師のところで瞑想を続けていれば、以後何年もの間、それまでと同じ実践を続けるよう奨励されていたかもしれません。そして最終的に**スピリチュアル・バイパス**にはまり込んだ可能性があります。スピリチュアル・バイパスとは、教師で心理療法家のジョン・ウェルウッドの造語で、苦しい感情や発達課題を回避するために、スピリチュアルな実践や瞑想を利用することを指します[19]。結果としてその人の成長は阻害されてしまいます。そもそも解離現象そのものを確認するのも容易ではありません。解離は制御不全の延長線上にあり、他のレベルの制御不全と連続的な関係にあるため、明確な境界線が引きにくいからです。それゆえに、トラウマ・サバイバー自身が自分にとって何が最善かを決めることが重要になってくるわけです。それでも疑問が残る場合は、トラウマの専門家に連絡してサポートを受け、相談するのがよいでしょう（第8章を参照）。

（4）グラウンディングのために外受容感覚を利用する

　瞑想学習者やクライエントが解離しそうな場合、外受容感覚に焦点を合わせることはグラウンディングのための有用なスキルになり得ます。触覚、味覚、嗅覚、聴覚、視覚の五感は、トラウマを抱えた瞑想者が現在に立ち戻るのに役立ち、耐性の窓の枠内にとどまるのをサポートしてくれます。ここではいくつかの例を紹介しておきます。

- **触覚**　トラウマ・サバイバーに、触ることでグラウンディングと安定に役立つと感じられる物を見つける（持参する）よう勧めてもよいでしょう。柔らかな毛布やどんな物でも構いません。物を持ち込まなくても、固い床に手を置くだけで効果があることもあります。自分の身体の部位を使うこともできます（例えば、手と手を押しつけ合う、舌を口蓋に押しつける、胸のあたりを優しくさする）。
- **味覚**　実践中に解離する傾向のある人は、口に入れると心地よく濃い味がするもの（例えば、キャンディや薬用ドロップなど）を持ち歩くのもひとつの方法です[20]。その味をアンカーとして集中を維持しながら、「今・ここ」にグラウンディングすることができます。トラウマセンシティブ

153

な実践者があらかじめ用意しておけば、必要に応じて瞑想者に提供する
ことができるでしょう。

・**嗅覚**　味覚のアンカーと同じように、エッセンシャル・オイルの小瓶や
ハンドローションなどの匂いのアンカーを持ち歩いてもよいでしょう。
意識が朦朧としても、「現在」に自分自身を再びグラウンディングさせ
るのに役立ちます。ただし、匂いのアンカーはあとで述べる無香空間を
作り出すための調整と相容れないので、共有スペースではなく屋外で使
用することをお勧めします。

・**聴覚**　トラウマ・サバイバーは、解離しそうに感じたときに音を使う
こともできます。どんな音であれ周囲の音をアンカーとして利用して、
「現在」に自分自身をグラウンディングさせることができるでしょう。

・**視覚**　第6章で紹介したモディフィケーション（4）のように、私たち
はトラウマ・サバイバーに、周囲の物に意識を向けて言葉にすることを
勧めることがあります。そうすることで「現在」に気づきを向けて統合
をサポートできます。特定の家具でも何かの色や物でもよいのですが、
見たときにサポートを感じられるものがよいでしょう。それを心の中で
言語化する（例えば、「ソファ」や「青色」）ことが「現在」に戻る有効な方
法となることもあります。

　前出の書籍『トラウマに由来する解離への対処』では、こうした感覚のア
ンカーを連鎖的に組み合わせることが推奨されています。瞑想参加者は、そ
れぞれの感覚ごとに三つのもの（例えば、その部屋の中に見ることができる三つの
物）をあらかじめ選び、一つひとつにしばらく注意をとどめます。異なる外
受容感覚を使い、その瞬間に自分がいる空間でアンカーとなるものに気づく
ことにより、「現在」にグラウンディングしやすくなります。

（5）ボディスキャンを行うときの注意点

　ボディスキャンは MBSR などのプログラムで利用される手法で、身体へ
の意識を高め、緊張をほぐし、心を穏やかにします。最も広く行われている
ボディスキャンでは、仰向けに横になり、脚を広げ、腕を身体の横におき、
手のひらを上に向けるようにします。ボディスキャンは中断なしで行うと全
体で30分から45分かかり、非常に効果的だとされています。例えばトリ

シュ・マグヤリは、サバイバーの中にはトラウマの回復にボディスキャンが最も役に立った人たちがいたと述べています[21]。

　しかし前章で触れたように、トラウマ・サバイバーにとって身体感覚への注意の集中は制御不全を招くリスクがあります。またトラウマを抱える人に、かなり長い時間仰向けになって身体の特定の部位に細かな注意を向けさせること自体、苦痛を引き起こす可能性があります。ボディスキャンはリラクセーションと安らぎを与えるものとして認識されることが多いため、その目的を達成できないとなれば恥じてしまうかもしれませんし、基礎的な実践すらまともにできなければ疎外感の原因にもなります。このためトラウマセンシティブの実践では、ボディスキャンは一定のモディフィケーションを加えた上で慎重に提供する必要があります。

　本章で提示したモディフィケーション（1）「本人の選択を尊重する」に基づき、トラウマ・サバイバーがボディスキャンを実践するときは、自分に選択肢があると実感していることが重要です。自分に役立つ方法で、実践全体を自分でコントロールしているという認識が必要なのです。具体的には、目を開けておくか閉じるか、どの姿勢を選ぶか（例えば、座るか・身体の片方を下にして横臥するか）といった選択肢があります。途中で中断することを選んだ場合は、再開できそうならどこからでもかまわないと勧めてもよいでしょう。

　ボディスキャンの事前の情報提供は、自主性の力を与えるためのもうひとつの鍵です[22]。実践で予期されることや、耐性の窓をサポートするモディフィケーション（例えば、目を開けても姿勢を変えてもよい）をあらかじめ知っていれば、適切に実践をやり遂げる準備ができます。見通しが与えられれば、安全と信頼が醸成されます。また、ボディスキャン中に身体の感覚が鈍麻することがあっても大丈夫だし、特定の身体の部位に注意をとどめるかどうかは本人次第であると明示的に伝えておくとよいでしょう。トラウマ・サバイバーは、ボディスキャンでは異なる身体の部位の感覚を**感受できるべき**であり、感受できない自分には欠陥があると考えがちです。でもこれは違います。多くのトラウマ・サバイバーは、最初は身体のそれぞれの部位を感じ分けることができず、それはよくあることだと伝えて安心してもらう必要があります。むしろ何も感じられないと気づくことこそ、前進のための大事な一歩なのです。

　ボディスキャンのあとには個別に、もしくはグループで対話する時間を設

けて、どんな経験だったか簡潔に報告してもらうことも役立ちます。私たち実践者にとって、人々の体験は有益な情報になりますし、誰かがグループ実践の最中に解離したと感じた場合は、その後の実践では個別に支援することができます。トラウマ・サバイバーにとっても、他者とのやりとりを通じて社会的関与シスムが活性化され、それが情動の制御を促進し、耐性の窓をサポートするという効果が見込めます。また互いに体験を語りシェアすることによって、新しい学びを深め、異常だと思っていた自分の体験がよくあるケースなのだと気づくことができます。

（6）姿勢に関して柔軟に対応する

　瞑想時にどんな姿勢を取るにせよ、マインドフルであると同時にリラックスしていることがゴールです。大切なのはバランスです。従来の姿勢には、座位、立位、臥位がありますが、トラウマセンシティブ・マインドフルネスでは耐性の窓がサポートされるような実践を第一に考えるので、姿勢については柔軟に対応したいと考えます。実践者はさまざまな選択肢について説明する際に、併せて実践中に姿勢を変えても構わないと周知しておくのがよいでしょう。また皆が集まるスペースでは、全員が座って瞑想するのに十分な数の椅子を用意することも忘れてはいけません。

　横になっての瞑想では、誰かが瞑想中に眠ってしまう問題が生じます。瞑想ホールでのいびきは他の人たちの集中の妨げになります。仰臥瞑想をしている人は、床に伸ばした腕の肘から上を宙に上げるようにしておけば、眠ってしまうと腕が落ち、それによって目が覚めるでしょう。同じように、注意力を維持するためのさまざまな工夫ができると思います。

（7）身体的 領 分 ^バウンダリー を尊重する

　すべての瞑想者の身体的領分（バウンダリー）を尊重することは、トラウマセンシティブ・マインドフルネスの柱のひとつです。他者との境界を尊重することは一般的にも適切な習慣ですが、トラウマ・サバイバーにとってはきわめて重い意味を持ちます。私たちの前で、そして私たちが用意した環境で、自分は尊重され安全で、行動には選択の余地があるとサバイバーが感じることがどうしても必要なのです。私たちは、相手に触れる前に許可を求めることに始まり、瞑想者が自分の空間を選択する自由を感じられるようにす

ることまで、彼らの身体的、精神的な安全に怠りなく注意を払わねばなりません。

　前述したように、トラウマ・サバイバーは身体の中で起こることを制御できないと感じることがよくあります。思考や感情の意識への侵入や、慢性的な覚醒制御不全に耐えています。彼らの身体はトリガーが地雷のように埋まっている危険地帯なのです。特に対人的なトラウマを抱える人は、個人の境界を犯される経験をした可能性があります。同意なしに選択の自由を侵害され、自主性を踏みにじられたのです。そのため私たちは、自らの身体的存在が他者に与える影響に常に注意を払う必要があります。例えば、トラウマ・サバイバーのすぐ後ろを歩くとか、背後に長くとどまるのを避けることが大事です。このような行為は、相手に「忍び寄られている」感覚を呼び起こしたり、過去の忌まわしい体験のトリガーになったりしかねません。相手の視界に身を置き、相手が安全を絶えず確認できるように配慮しましょう。

　これは身体的な接触にも当てはまります。誰かと接近して話すとき、例えば相手が瞑想用のクッションに座っていて、そのそばにひざまずいて話すとき、気遣いを示すつもりでもその人の脚や肩に触れるべきではありません。あるいは、泣いている人の肩や背中に衝動的に手を置きたくなっても、必ず許可を求めるべきです。「肩に手を置いてもいいですか」という簡単な質問で、こちらが積極的に相手の同意を求めていること、相手の身体的領分を尊重していることが伝わります。こちらが相手よりも社会的な力を持っている場合は特に注意するべきです。私たちは瞑想学習者やクライエントよりも強い立場にあります。私たちのほうにより大きな社会的特権がある場合（例えば、教える側が男性で学ぶ側が女性の場合）、力の差は増幅されます。私たちの立場が相手への共感を助けてくれることもあれば、力の差により私たちの存在そのものが相手のトリガーとなることもあります。重要なのは、私たちがこうした社会的力学にどんな場面でも適切に対応することです。

（8）より安全な空間を作る

　トラウマ・サバイバーの実践を支えるより安全な空間を作るために、環境のさまざまな側面に気を配るべきです。可能な限り安全で安心な環境を用意しましょう。以下に安全でトラウマセンシティブな場を作るための案をいくつか挙げておきます。ただし、環境のニーズは場所によっても瞑想者が何を

必要としているかによっても変わってきます。

- **照明**　トラウマに配慮した空間は比較的明るくする必要があります。薄暗い（ないし暗い）空間は、安全性を継続的にチェックしにくいため、トラウマを引き起こしやすくなります。何らかの理由で空間の照明を変える場合は、そのことを瞑想参加者に知らせるか、許可を求めてください。
- **プライバシーの保護**　瞑想する空間に窓があり、建物の外から中を覗くことができる場合は、プライバシーの保護のために窓を覆うのがよいでしょう。
- **出口**　出口がどこかわかりやすいこと、出口に簡単にアクセスできることを確認してください。基本的な安全確保のためでもありますが、瞑想中になんらかの支障が生じた場合にいつでも部屋を出られることが大切です。出口への経路が明確で、閉じ込められていないと感じられることが、トラウマ・サバイバーにとって重要な安心の基盤になります。
- **スケジュールの提示**　グループにマインドフルネスを教える場合は、参加者が主体性と自分でコントロールできる感覚を得られるように、毎セッションのスケジュールをあらかじめ提示しておきます[23]。トラウマ・サバイバーは、（例えば、いつフラッシュバックに襲われるかわからないなどの）不確実性に頻繁に悩まされています。私たちが事前にスケジュールを提示し一貫した基本構造を維持することで、受講者は予測可能性と透明性を与えられ、安全と信頼を確保できます。コースの進行に応じて、あるいはグループに新たなニーズが出てきたときには、コースの構造に修正を加えても構いません。

（9）無香環境を提供する

　すべての人々、とりわけトラウマ・サバイバーは、自己変容と癒しを促進する安全な空間を必要としています。この点を念頭に、トラウマインフォームド・マインドフルネスでは、匂いがトリガーにならないような無香空間を理想とします。そのためには、香水をつけたり香りのある洗剤で洗った服を着たりしないよう、瞑想参加者に前もって断っておく必要があります。これはトラウマ・サバイバーの安全、参加しやすさ、健康、快適さを優先した配慮です。

　無香空間を作ることがトラウマ・サバイバーにとって特に意義があるのは、嗅覚がトラウマ的なトリガーを瞬時に刺激する強力な感覚だからです。特定のコロンや香水は、苦痛を伴う記憶を即座に呼び起こす可能性があります。また香りのない空間は、**化学物質過敏症**（化学物質への過度の曝露に起因する症状）の人々の参加を助けます[24]。さらに、有色人種や貧困層の出自で社会的抑圧を被ってきた人々は、化学物質に汚染された環境で働くことが多く、臭いのある空間にいられない健康状態になっていることもあります。私たちはどんな人にも、トラウマ的症状や化学物質過敏症を経験していてもいなくても、マインドフルネスの実践に万全な状態で参加してもらいたいと考えます。無香空間の設営はこれを実現するためのひとつの準備作業です。

　カリフォルニア州オークランドにあるイーストベイ瞑想センター（EBMC）は、無香の実践を採用しているグループであり大変参考になります。EBMCは、仏教などの叡智の伝統に依拠する瞑想のトレーニングと教えを提供し、「心的解放、個人的・対人的癒し、ソーシャル・アクション、包摂的なコミュニティ建設の促進」（East Bay Meditation Center, 2017）の使命のもとに設立された施設ですが、ウェブサイトに無香についての整備された情報ページを提供しています。プログラム参加者が無香で参加するためにどうすればよいかが説明され、使用できる無香料製品の詳細なリストも掲載されています※。

　ガイドラインの具体例として次のようなものがあります。

- コースに参加する前の週は、洗濯に無香の洗剤を使用する（あるいは継続的に無香の製品を使う）。
- 強い香りがある柔軟仕上げ剤の使用を避ける。
- 無香の石鹸、シャンプー、ローション、ヘアケア製品を使用する。
- 身体や衣服に使用するすべての製品の成分ラベルを読む。

　無香空間を提供するために、会場でも瞑想のためのお香は焚かず、トイレの手洗い用液体石鹸も無香料のものを用意する必要があります。無香空間の

※——EBMC はこのリストの作成に多くの時間と労力を費やしました。これは無香の実践を習得したい人にとって強力な情報源です。このリストを瞑想学習者やクライエントと共有する場合は、EBMC への寄付を検討してみてください（プログラム登録料は無料です）。詳細は eastbaymeditation.org を参照してください。

設営には献身的な配慮と経験の蓄積が必要です。しかし実現すれば、安全で変容をもたらすトラウマセンシティブな瞑想の実践を求める人たちが参加しやすくなります。

（10）ジェンダー・ニュートラルなトイレを提供する

　誰が使用してもよいジェンダー・ニュートラルなトイレを用意することは、トラウマセンシティブな実践において安全性とアクセス可能性を担保するもうひとつの方法です。必ずしもすべてのトイレをジェンダー・ニュートラルに変える必要はありません。少なくともひとつ確保すればよいでしょう。ジェンダー・ニュートラルなトイレを常設することで、すべての人が安心・安全にトイレを使えるよう配慮されているというメッセージが瞑想学習者やクライエントに伝わります。

　なぜジェンダー・ニュートラルなトイレが必要かと言えば、トランスジェンダーとジェンダー・ノンコンフォーミングの人たちが社会的抑圧の対象となっているからです※——彼らは日常的にハラスメントや脅迫や暴力に直面しています[25]。これをトラウマと切り離すことはできません。トランスジェンダーの人々は直接的な暴力に曝されるばかりでなく、トイレの選択について絶えず非難されたり問いただされたりする形で圧力を受けます。後者は二次的暴力ないしマイクロ・アグレッション（副次的攻撃）と呼ばれ、打ちのめされる思いや制御不全につながる可能性があります。本書で触れてきたように、トラウマセンシティブな実践は、人々が社会的な抑圧のシステムによってどのように影響を受けるか、それがトラウマとどう関係しているかを意識することから始まります（これについては第9章でさらに考察します）。その意識を高めるためには継続的な関与が必要であり、幸運にもこうした社会的抑圧を免れて特権的立場にある人は特にその必要があります。ジェンダー・ニュートラルなトイレの提供は、あらゆる人が配慮され、安全で選択の自由が与えられていると参加者に感じてもらうためのひとつの方法になります。

　　　※——トランスジェンダーとは、「ジェンダー・アイデンティあるいはジェンダー表出が、誕生時に割り当てられた性別とは異なる人たちの総称」（GLAAD, 2017）です。ジェンダー・ノンコンフォーミングとは、男性らしさ・女性らしさに関する従来の観念と異なるジェンダー表出をする人のことを言います。トランスジェンダーの人がすべてジェンダー・ノンコンフォーミングであるとは限りませんし、その逆もそうとは限らないことに注意する必要があります。

　あなたが瞑想を実践する場にジェンダー・ニュートラルなトイレを設置するには、次のような方法があります。

- 一人用のトイレにジェンダー・ニュートラルの表示を掲示する。
- 壁で仕切られたトイレが二つ以上並んでいる場合、そのひとつをジェンダー・ニュートラルに指定する。
- ジェンダー・ニュートラルなトイレとジェンダー別トイレへの案内をそれぞれ掲示する。
- ジェンダー・ニュートラルなトイレを提供できない場合は、別の対策を講じる。例えば、会場に隣接する企業にジェンダー・ニュートラルなトイレ用スペースを共用ないし賃借させてもらえないか依頼してみる。また会場のある建物の所有者に打診してみる。
- ジェンダー・ニュートラルなトイレの重要性について、もしまだ十分な知識がなければ、適切な情報源から学ぶ（例：ハートランド・トランス・ウェルネス・グループ Heartland Trans Wellness Group, 2017）。

第8章
トラウマセンシティブ・マインドフルネスの原則 その4
関係性の中で実践する
サバイバーの安全と安定をサポートする

[トラウマからの] 回復は、人間関係の中においてのみ可能です。
孤立の中で回復が起こることはありません。
—— ジュディス・ハーマン

　私が初めてバーケン・フォレスト仏教僧院の泥だらけの駐車場に車を止め
たのは 2005 年のことで、そもそもこの場所が存在していたことに驚きまし
た。ブリティッシュコロンビア州内陸部の奥地にある人里離れた僧院は完全
に電力網の外にあり、誰もいない世界に迷い込んだ感がありました。上座部
仏教のタイ森林伝統に従い、バーケンはそこに暮らす僧侶や尼僧とともに実
践することを望む私のような一般人を迎え入れます。瞑想を深めたいと同時
に僧院での生活がどのようなものか知りたいと思っていた私は、2 週間の滞
在を予約していました。もっとも、私が抱いていた理想はすぐさま、車の外
で待ち構えていたブユの群れによってくじけそうになりましたが。

　修道僧の伝統に従い、バーケンの僧侶と尼僧は厳格な戒律と倫理指針に
沿って生活していました。修道僧たちは金銭の授受、食物の栽培と調理、他
者との身体的接触を控え、敷地内の美しい川岸に点在するクティと呼ばれる
各々のキャビンに住んでいました。このキャビンは電気も水道もトイレもな
い必要最低限の造りになっており、毎晩夕暮れどきに僧侶や尼僧が独り瞑想
するためにクティに戻るのを見て、彼らの厳かな献身に心を動かされまし
た。

　到着してから 1 週間ほどたった頃、僧院に来たばかりのレイチェルという
女性に会いました。彼女は工学部で学ぶ大学生で、瞑想の経験はなかったも

のの、どうせやるなら飛び込んだほうがよいとの思いでやってきました。彼女は瞑想のスケジュールを厳密に守り、適切な場面では質問もして、楽しく過ごしているようでした。しかし四日目になると、彼女の気分が著しく変化したのが見て取れました。公共のスペースではうなだれて歩くようになり、夜には隣の部屋の彼女の泣き声が聞こえました。翌朝の朝食の席でもかなりの感情的苦痛を感じているのは明らかでした。

　その翌日、僧侶との質疑応答の際にレイチェルは自身の話を語りました。彼女は4か月前に休暇でタイを訪れ、そこで歴史上最も壊滅的な自然災害のひとつである2004年のスマトラ島沖地震に遭遇していました。それ以来、彼女が目撃した死と破壊の光景は彼女に取りついて離れなくなりました。タイとのつながりが深いこの僧院にやって来たのもこのためでしたが、瞑想の最中に思い起こされる津波のイメージと記憶が彼女を苦しめていました。しかし、彼女にとって最も困難だったのは静けさと孤独だったと言います。「ここに来て沈黙に身を置けば癒されると思ったのに」と彼女は泣き始めました。「かえって思い出してしまって。記憶に対してマインドフルになろうとしても、悲しみと孤立を感じるばかりです」

　私たちは静かに座り、僧侶の応えを待ちました。僧侶は泣き続けるレイチェルにしばらく寄り添い、やがて言いました。「痛みにマインドフルであることは助けになります。しかし、それだけでは必ずしも充分とは限りません。ここに残っても構いませんが、家に帰って家族や友達と一緒にいた方がよいかもしれません。沈黙や孤独よりも他者の存在が一番の癒しとなることがあります」。レイチェルは顔を上げて頷き、彼の言葉に同意したようでした。これを聞いた私は驚きました。僧侶は沈黙と瞑想の実践を続けるように彼女を励ますだろうとばかり思っていたからです。僧侶の目には、僧院が提供できるものとは別の何かがレイチェルに必要だと映ったのでしょう。

　バーケン僧院を訪れた以後、僧侶が言ったことは正しく真実であると知りました。孤独の中でトラウマを癒すことはできません。回復には関係性が必要です。愛する人の心強い笑顔にしても、訓練されたトラウマ専門家の指導にしても、他者は私たちの自己制御の源です。私たちが安全であると感じ、覚醒を制御して、耐性の窓にとどまるのを助けてくれます。独りで行うマインドフルネス瞑想もサバイバーにとって強力なサポートとなり得ますが、対人関係を伴う実践と組み合わせるのが最も効果的なのです。

　これは、トラウマセンシティブ・マインドフルネスの四つめの原則である**関係性の中で実践する**に私たちを導きます。マインドフルネスは本質的に関係性による実践ですが、ここでは二人以上の人の間に生じる対人関係を指します。関係性の中で実践するとは、対人関係の潜在的な利点をサバイバーのために活用して、彼らの安全と安定と耐性の窓を支えることを指します。具体的には、瞑想リトリートでの面接をより長く、あるいはより頻繁に設けたり、サバイバーとトラウマ専門家をつなげたりすることが含まれるでしょう。また、そのコミュニティに合った独自のガイドラインを作ってサポートする場合もあります。僧侶がレイチェルにしたように、サバイバーそれぞれのニーズを突き止め、彼らの回復に最も役立つ助言を提供することが私たちの仕事なのです。

サム

　「僕がもっと強ければ、実践をやり通すことができるはずなのに」とサムは言いました。「でも僕にはできない。自分ができそこないのように感じるんです」

　私はコンピューターのカメラに向かって頷きました。友人の家の屋根裏部屋に住むサムは、イタリアからアクセスしていました。瞑想は長年にわたり熱心に続けていて、年に2回は10日間の瞑想リトリートに参加し、自宅でも真剣に実践していました。しかし、彼が最後に参加したリトリートは彼を大いに失望させました。日程の半分が過ぎた頃、彼は怒りとパニックに乗っ取られたようになりました。強烈なエネルギーの波が背骨を上下に動くのを感じ、瞑想ホールで叫び出したい衝動を抑えようと汗が出ました。そんなことがあり、サムは自分の部屋にこもって独りで瞑想を始めましたが、制御を失うことへの恐怖に気を取られて実践に没頭することができませんでした。自分の状態を認識するほどに彼の恐怖は膨れあがり、その夜はパニック発作を起こし始め、孤独な部屋で過呼吸に苦しみました。指導者に会って話をしたのは助けになりましたが、面接が終わった瞬間には以前と同じ不安と怒りと不確かさに放り込まれていました。

　リトリートから6週間経っても、サムは重度の制御不全に悩まされてい

ました。よく眠れず、現実感を失い混乱していて、一日おきにパニック発作に苦しみました。何を食べるかといった単純な決断さえ彼を圧倒したのです。彼はまた、リトリートで自分に起こったことを恥じており、他の誰かに話すたびに正しく理解してもらえていないと感じました。サムは友人の家で一日に二回ほど瞑想し、自分の身体のコントロールを取り戻すための虚しい努力を続けましたが、その実践が助けになっているのか妨げになっているのかさえわかりませんでした。

　ビデオ通話で私の前に座ったサムは、自分に何が起きているのか理解できずにイライラし不安定で、怯えていました。リトリートで経験した感情に思い当たることがあるか尋ねると、彼は頷きました。シングルファーザーに育てられ、父親はサムを一人残したまま何日も家を空けることがあったと言います。6歳になる頃にはサムは自分で食事を作るようになり、孤独を紛らわせるために本を読むようになりました。サムは、自分に何か問題があるという感覚を深く心に刻みながら育ちました。でなければ、父親が自分をないがしろにするはずがありません。今ほど酷くはなかったものの、パニック発作はこれまでの生活でも定期的に起きていましたし、心のなかにしばしば生じる不安感は常に耐え難いものでした。

　マインドフルネスはサムの救いとなりした。彼は10代の頃にこの実践に出会い、心の奥底に眠る怒りや傷つきや恥が強烈に組み合わさった感情をうまく抑えるのに役立つと気づきました。マインドフルネスはある種の緩衝材となり、自分の内面の世界に関するいくつかの視点をサムに提供しました。リトリートに参加しているときには父親を許すことを一瞬だけ想像できることもあり、ガイドに従って慈愛の瞑想を実践しながら父へのコンパッションを感じることもできました。しかし、最後のリトリートでこの思いは消えてなくなり、あとに残ったのは恐怖と憤慨のみでした。

　こうした感情がどんなことに関連しているかを尋ねると、サムは自分の過去についてさらに打ち明けてくれました。「子どもの頃は、自分の部屋に独りでいることがよくありました。父が家にいないときもです。父が台所で夕食を作ってくれているふりをするのが好きだったんです。リトリートの間に部屋を見回したら、あのときと同じような感覚がいきなり湧いてきました。僕のことを気にしてくれる人なんて誰もいないって」。サムは顎を食いしばり、目には涙を浮かべていました。「泣きたい気持ちと、壁を殴って穴を開

けたい気持ちがごちゃ混ぜになっています」

　これが、サムと深く関わることになったきっかけです。サムが経験したネグレクトは、幼い心と身体には耐えられないほどの孤独となり、彼の心に傷を負わせました。トラウマの影響は、パニック発作、辛辣な自己非難、統合できない記憶の形で現れていました。リトリートでのマインドフルネス瞑想がこのトラウマを表面化させてしまい、独りで実践を続けることで乗り越えられるとは考えにくい状況でした。内部に眠っている極端な怒りや自己卑下や悲嘆に取り組むために、彼には他者との良質なつながりが必要でした。マインドフルネスはトラウマ統合への道を歩む助けになりますが、この段階ではトラウマを癒す関係 —— 子どもの頃に与えられなかったケアと安全性をもたらす関係が必要でした。

安全性とニューロセプション

　安全性はトラウマセンシティブな実践の軸となる要素です。クライエントや瞑想学習者が安全を感じない限り、彼らの努力が迅速に実を結ぶことはないでしょう。指導者としての私たちの仕事は、彼らの安全を最重要項目として念頭に置くことです。

　安全は、基本的には損失や危険や危害から保護されている状態と定義できます。個人の安全には、食料や水や雨風をしのぐ場所へのアクセスのような物理的なものと、他者たちの中で自分のウェルビーイングが脅かされないことのような関係的なものがあります。私たちが安全だと感じるのは、人格が尊重され、生存が危険に晒されていないと信じられるときです。

　人が安全を評価する方法のひとつに**ニューロセプション**と呼ばれるものがあります。これは、スティーブン・ポージェスによる造語で、「状況や他者が安全か危険か生命を脅かすものかを神経回路が察知すること」と説明されています（Porges, 2004, p.19）。感覚器官から入力された情報の認知である**パーセプション**（知覚）とは対照的に、ニューロセプションは私たちの脳の最も原始的な部分で、意識に上らずに起こります。私たちは、自らの安全を判断するための環境的および行動的手がかりを推し測るようにできています。「ニューロセプションを通じて安全を感知した」状態では、私たちの神経系

167

は動物的な防御（闘争、逃走、凍結）を抑制し、社会的関与システムへのアクセスを許可します。このとき、私たちは耐性の窓にとどまることができます。ニューロセプションを通じて安全を感知できない状態では、闘争か逃走かといった防御的な交感神経系の反応に頼ることになるのです。

　一部のトラウマ・サバイバーは、「誤った」ニューロセプションと呼ばれるものを経験します。これが起こると、通常であれば脅威を感じない環境でも安全を認識できなくなります※。これは、侵入的思考や記憶や感覚が脅威の正確な判断を妨げる状態を指し、トラウマについてすでにわかっていることと一致します。オグデンは次のように説明しました。

> ［トラウマ・サバイバーは］ニューロセプションによる危険の察知が続くと、侵入的な恐怖や恐怖症、恥と絶望の波、助力を切望する衝動、闘争、逃走、凍結、シャットダウンを頻繁に経験し、機能しようとするその人の努力を阻害します。（中略）［サバイバーは］統合の継続的な失敗を経験し続けるのです。
>
> （Ogden, 2015, p.37）

　すでに触れたように、これはトラウマの身がすくむような代償のひとつです。恐ろしく圧倒的な出来事が、私たちの身体と心の中で無限に再生されるようになるのです。情動の脳は警報を鳴らし続け、サバイバーが安全を正確に評価できなくします。多くの人にとって、この危険はニューロセプションの誤りでは片づけられません。抑圧的な社会状況では、すべての人に安全が保証されているわけではないからです。しかし、誤ったニューロセプションが発生すると、すでにあるこの構造的なダイナミクスを増幅する可能性があり、安全なときとそうでないときを識別することは非常に困難になります。

　人間関係は、ニューロセプションに働きかけるのに非常に有効な領域です。サバイバーはしばしば人間関係で傷ついています —— 時には直接的に、時には激しい苦痛の瞬間に誰もいてくれなかったために。関係性という枠組みの中では、特にトラウマ専門家との連携においては、別の人の関与が安全

※——しかし、私たちはみな特定の社会的文脈に生きる人の安全が損なわれる世界に住んでいます。第1章で説明したように、例えば米国における有色人種や貧しい人々のように体制的に除外された人々は、抑圧のシステムに結びついた国家の暴力を経験する可能性が高くなります。多くの人々にとって、世界はまさに安全ではないのです。

を感じる手助けとなります。例えばサムとのセッションでは、彼の生活と私との関係の両方において彼が安全の感覚を育むことが重要かつ当面の焦点でした。私は彼の感情を追いながらそれに同調し、特にセッション内でトリガーされた恐れに共感するよう努めました。私はまた、その瞬間の安全を担保するために、質問や介入を通じて回復のペースを制御するのを助けることもありました。トラウマの症状と効果的に向き合うために、サバイバーはこの種のアンカーを必要とすることがよくあります。

　これは、マインドフルネス瞑想がサバイバーにとって問題となる理由のひとつです。一部の人々には、瞑想する場の環境がニューロセプションによる安心の察知を妨げる可能性があり、場合によっては安全上の懸念を直接引き起こすこともあります。瞑想の実践中は、私たちは安全に関連した社会的な手がかりを得る機会を失います。瞑想中は目を閉じていますし、目を開いたとしても自分の前にいる人たちの後ろ姿が見えるだけだからです。サイレント・リトリートでは、参加者は互いにアイコンタクトをしない場合が多く、数日ごとの講師との短い面接以外は誰かと話すこともありません。この孤独はマインドフルネスを支えるものですが、社会的関与の欠如が一部の人々にとってトリガーとなる可能性もあります。ここで重要なのは、サバイバーの関係性のニーズに私たちが柔軟に対応することです。孤独の中の実践が誰にとっても最適であるという一般化された考えに抗い、サバイバーの関係性のニーズを満たすようなモディフィケーションを提案し続ける必要があるのです。

関係性と自己制御

　サムとの初期のセッションでは、彼の自己制御を支えることに集中しました。具体的には、耐性の窓について彼に説明して、安定につながる注意の対象を見つけ、閾値に近づいた兆候を感知することです。サムは自己制御を感じるのに苦労しており、私はその逆の、安定と安全と基本的な選択の可能性を感じてもらうために働きかけました。

　安全と同様に自己制御はトラウマからの回復の重要な要素です。私たちが覚醒制御不全に苦しんでいるときは、充分に機能するのは非常に難しくなり

ます。壊滅的な内面の嵐に巻き込まれながら、外部の世界を航海するよう求められるようなものです。しかし、訓練を受けた専門家の支援を得ることができれば制御の方法を学ぶことができます —— まるで切実に必要としている力を専門家から借り受けるかのように。考えてみればこれは誰もが持つ生得権です。生まれたばかりの赤ちゃんは自己制御能力が限られており、覚醒を耐性の窓の枠内に保つことを最も身近な人々に依存しています。乳児は主に養育者を通して覚醒を制御する方法を学ぶのです。オグデンらの表現を借りれば、「自己制御能力が限られている状態で生まれた人間の乳児は、耐性の窓の枠内で覚醒を維持することを、主要な愛着対象という外部の媒介との相互制御に依存している」(Ogden, 2006, p.41) と言えます。

　このダイナミクスは時間とともに変化するとは限りません。大人になっても、私たちは覚醒の制御を他者に依存しています。大切な人のなだめるような声は、たとえ電話越しであっても辛い一日のあとで私たちが落ち着きを取り戻すのを助けます。誰かの顔を見れば制御はさらに進み、耐性の窓の枠内で機能する社会的関与システムが活性化します。特にトラウマ専門家との関係は、サバイバーが自らの覚醒を制御し、やがては一人で効果的に制御できるようになるプロセスを可能にします。ここでのポイントは、サバイバーが安全と信頼を感じられる他者であれば、アイコンタクトや身体的接触、もしくは全体的な存在感を通して彼らの覚醒制御を助けることができるということです。覚醒レベルが高すぎる場合は、他者から言葉をかけられ、深呼吸を促されることで、私たちは落ち着きを取り戻します。覚醒レベルが低すぎる場合は、他者から注意を刺激されることで、私たちはバランスを取り戻すことができます。養育者の乳児への関わりと同様に、これらの制御は非言語的であることが多く、主に呼吸やジェスチャーや発声などの手がかりによって行われます。

　サムとのセッションで私は、彼が言葉で語る内容と同じくらい、彼の生理学的サインに意識を向けました。ビデオ通話ではやや難しくなるものの、見落としてはならないわずかな変化（例えば、声の抑揚や顔の表情）がどれほど伝わるかにしばしば驚かされます。私がここに留意する理由は、トラウマは言葉で語られるだけでなく、その人の肉体と生きた経験の中にこそあるからです。サムが動揺して思考が混乱し始めたのを見て取ると、私は内面で起こっていることに気づくよう彼を促しました。彼の答えに応じて、例えば何度か

の深呼吸であるとかリソースとなり安心を与えてくれる領域への集中など、耐性の窓にとどまるための介入を提供します。まるでサムのダンスをリードするかのように、私は彼の身体が自己制御のリズムを覚えるのをサポートしたのです。

　サムはこれまでも常に覚醒レベルの制御に苦労していたと言います。すでに触れたように、彼は覚えている限りずっとパニック発作を起こしていました。彼はまた、他者に身体的に近づいたときに強い不安に襲われました。幼少期の父親との経験を思えば理解できる反応です。この問題を扱うために、サムが私との関係性の中で自身の覚醒レベルを評価する試みから始めました。ビデオ通話中に私は彼から注意をそらし、コンピューターから椅子を約45度回転させました。これが彼の身体にどう影響するかを確認したあと、今度は私が椅子を完全に回転させ、後頭部だけが彼に見えるようにしました。私はサムにこうした動きが彼の状態に変化を与えるかどうか気づき続けるよう促しました。

「すごい」と彼は言いました。「すごく不思議です。あなたが少し横を向いたときは、よりリラックスした気分になりました。胸が開いて床についた足を感じることができたんです。でもあなたが完全に背を向けたときは、喉にいつもの不安感を覚えて嫌な気分になりました」。練習を重ねるうちに、サムは外的要因が自分の覚醒に影響することや、耐性の窓にとどまるために、例えば呼吸やアイコンタクトをシフトできることに気づき始めました。彼が学んだのは、自分が常に他者から影響を受けており、それが制御を促す場合もあれば、制御不全の原因ともなりうることでした。セッションの中では、彼の安定感と耐性の窓をサポートするために、私がどういうあり方で接すれば効果的かについても話し合いました。

　専門用語ではこれを**対人間心理生物学的制御**（inter-relational psychobiological regulation）と呼び、他者との関係が私たちの覚醒制御に役立つことを指します。他者と安全に調和して接触しているとき、私たちはより容易に自らの社会的関与システムにアクセスできるようになり、それによって互いの覚醒を相互に制御することができるのです。これは、アイコンタクトをしたり中断したり、互いの身体との最適な距離を見つけたり、互いの声のトーンを聞き取ったりといった、非言語的な手がかりを通じて行われます。大きな集団もこの種のサポートの源となり、ダンス、歌、ヨガ、太鼓、武道などを通じて、

私たちの身体に相互のつながりがもたらされます。トラウマが自分自身や他者とのつながりを断絶するのに対して、コミュニティは互いに調和したリズム（同調性と呼ばれる）のなかに私たちを戻し、覚醒を制御するのに役立つのです。

コミュニティの力

　コミュニティはまた、トラウマからの貴重な保護要因となります。他者との絆は、圧倒されるような経験を私たちが生き抜くのを助け、最終的にはそこからの回復を支えます。トラウマ的な出来事が起こったとき、他者は私たちが安全であると感じさせ、覚醒を制御し、経験の意味づけを助けてくれます。彼らは私たちに異なる視点を提供し、私たちがより大きな何かの一部であることを思い出させてくれるでしょう。トラウマの専門家が回復プロセスの重要な部分を担うことはよくありますが、本来はより大きなサポートネットワークの一部であることが理想的なのです。

　著書『災害ユートピア —— なぜそのとき特別な共同体が立ち上がるのか』^{訳註}（ *"A Paradise Built in Hell: The Extraordinary Communities That Arise in Disaster"* ）の中で、エッセイストで社会評論家のレベッカ・ソルニットは、集団的トラウマのレンズを通してコミュニティの力を探求しました。ソルニットは、1985年のメキシコ地震やニューオーリンズを襲ったハリケーン・カトリーナといった一連の自然災害が、それを経験したコミュニティに与える影響を調査しました。ソルニットが報告したのは、私たちの先入観に反して、こうした出来事のあとでもコミュニティは暴力の蔓延によって崩壊することはなく、しばしば目的意識と回復力を伴う関係性が築かれたという事実です。ソルニットの研究は、抑圧された人々にとっては特に壊滅的となりうる自然災害の影響の美化は避けながらも、困難な経験を通して私たちを助けてくれるのはやはり他者であると再確認させてくれます。私たちを分断する社会のシステムが崩壊した瞬間に、創造性や回復力や命の肯定に満ちた方法で人々は集い、私たち一人ひとりに共有された人間性を思い出すのです。

訳註——高月園子訳、亜紀書房、2010年。

　ここでのポイントは、それが自然災害の余波であろうと、集合的な癒しのためのパワフルな場の構築であろうと、トラウマからの回復はコミュニティの中で起こるということです。多くの研究が示すのは、私たちのウェルビーイングから身体疾患の罹患率の低下まで、その中核となるのは対人関係であるという事実です[1]。ヴァン・デア・コークは以下のように述べています。

　　トラウマを抱えた人間は関係性の中で回復します。家族や愛する人、アルコホーリクス・アノニマス（AA）のミーティング、退役軍人組織、宗教団体、あるいはプロのセラピスト —— こうした関係性は、身体的・感情的な安全性を提供する役割を果たします。恥を感じることも責められることも批判されることもなく、起こった現実を認め、向き合い、処理する勇気を与えてくれるのです。

　　　　　　　　　　　　　　　　　　　　　　　　　（van der Kolk, 2014, p.210）

　トラウマセンシティブな実践者が仕事をする上で、コミュニティの力を活用することは重要です。心理療法家としての私は、トラウマからの回復が起こるのは密室の中であり、トラウマ専門家の前だと考えるように条件づけられてきました。しかし、トラウマの統合は私たちのウェルビーイングを気にかけてくれる家族やコミュニティ・メンバーの前でも起こります。瞑想ホールでたまたま隣に座った人や、私たちのそばに来て話しかけてくれる人、より大きなコミュニティとのつながりといった他者からのサポートに、私たちのクライエントができる限り頼れるようエンパワーすべきです。

　サムとのセラピーを始めた当初、私は彼にチーター・ハウス（Cheetah House）を紹介しました。チーター・ハウスはロードアイランド州プロビデンスにある非営利団体で、マインドフルネスに対する人々の副作用的反応に注目しています。第3章で紹介したブラウン大学のウィロビー・ブリトンにより開設されたチーター・ハウスは、瞑想で困難を経験して助けを必要とする人々をサポートしています。サムはチーター・ハウスのソーシャルメディアページを活用して有用な記事にアクセスしたり、ビデオやインタビューを見たり、瞑想にまつわるネガティブな経験について議論に参加したりすることができました。

　このコミュニティは、サムの癒しの旅の最も強力な要素となりました。私と彼の共同作業は、サムが安全を感じ始め、覚醒を制御できるようになる上

で役に立ちましたが、最終的にはこの新たなコミュニティとのつながりが、自分はトラウマを乗り越えられると彼が確信するのを後押ししたのです。彼は、自分の経験をわかってくれて、他では理解されない苦しさにも共感し、前に進むための実用的な提言を与えてくれる人々に出会いました。「以前のように、自分が化け物のような気はしません」と彼は言いました。「今は理解されていると感じますし、孤独もだいぶ和らぎました」。トラウマに取り組むという意味では、サムの道のりはまだ先の長いものでしたが、チーター・ハウスのコミュニティとのつながりは明らかに彼の旅路の重要な一歩となったのです。

　サバイバーが安全と安定を見出す際に関係性がどう関わっているか、また、このプロセスをマインドフルネス瞑想がどう妨げることがあるかについて説明しました。ここからは、基本的なマインドフルネスの実践で使えるモディフィケーションに目を向けたいと思います。以下に紹介する七つのモディフィケーションは、サムのような人々に有効な治療的スキルに焦点を合わせてはいませんが、対人関係を活用するために導入できる構造的な取り組みです。

関係性の中で実践する —— トラウマセンシティブなモディフィケーション

（1）トラウマのスクリーニングを行う

　スクリーニングは、人々の潜在的なニーズを特定して全体的な経験をサポートするための初期評価です。多くのマインドフルネスセンターはスクリーニング手順を持っており、参加者に関する情報を収集するためアンケートを行います。トラウマセンシティブな実践においては、スクリーニングはマインドフルネスにネガティブに反応する可能性のあるサバイバーを特定する機会であり、コース開始前に参加者とつながりを築くきっかけとなります。

　以下は、瞑想を行えるかどうかをスクリーニングするために対象者に尋ねる標準的な質問項目です。質問の前に、これはリトリートの期間中のすべての人の安全を確保するためであり、参加者の経験をサポートすることが目的であると強調するとよいでしょう。

- マインドフルネスの経験がありますか。これまでの実践の日時と期間を書き出してください。
- このコースから学びたいことは何ですか。
- 現在直面しているストレスにはどんなものがありますか。
- 過去の経験で、いまだにストレスとなっていることはありますか。
- トラウマの既往歴がありますか？　ある場合、そのトラウマに関連する症状がいまもありますか。例えば、フラッシュバックや悪夢や注意力の低下などです。
- 現在、セラピーやカウンセリングに通っていますか。通っている場合、あなたがこのマインドフルネス・コースに参加することを医師やセラピストは知っていますか。
- あなたは自分の命を絶とうとしたことがありますか。ある場合、差し支えなければそのことを話してもらえますか。
- 現在、身体的症状や心理的症状のための薬を服用していますか。服用している場合、その薬について教えてください。
- 私たちが知っておくべきその他の健康上の考慮事項はありますか。
- 現時点で他に知りたいことはありますか。

　回答後の質問票は、コース開始前により多くのコミュニケーション ── 電子メールや、場合によっては直接の会話 ── が必要な人を特定する機会を与えてくれます。このような働きかけは、早い段階で信頼を確立するのに役立ち、グループ全体をサポートすることになります。
　トラウマ症状が活性化している人、精神的な不安定を感じている人、希死念慮のある人には、グループでのマインドフルネス実践はお勧めしません。マインドフルネスをベースにした介入は有効かもしれませんが、グループに参加する前にまずはトラウマ専門家から個別の支援を得るのがよいでしょう。

（2）トラウマの専門家を活用する

　トラウマセンシティブ・マインドフルネスには、訓練を受けたトラウマ専門家との連携も含まれます。そうすることで、あなたが指導する瞑想者は、紹介もしくはその場でトラウマを扱う人々にアクセスできますし、あなた自

身もトラウマ専門家に相談してガイダンスやフィードバックを求めたり、トラウマへの対応能力を高めたりできます。助言を得られる幅広いネットワークを持つことで、トラウマの正しい理解に基づく支援を提供できます。

　トラウマセンシティブ・マインドフルネスについて相談するにふさわしいのは以下のような専門家です。

・心理学もしくはソーシャルワークのプログラムや、専門的な方法論（例えばソマティック・エクスペリエンシングなど）を通して、トラウマに特化したトレーニングを修了した人。
・自殺傾向や自傷行為など、潜在的に危険な精神状態について専門的な評価を行うことができる人。
・マインドフルネスと瞑想を自分で経験しているか、かなり精通している人。
・自らの社会的な位置（人種または階級）が他者にどのように影響するかを理解している人。これには、あらゆる状況において社会的文脈を評価する能力、トラウマにつながる抑圧を生み出す権力、特権、ダイナミクスを測る能力が含まれる。

　このリストの基準は高く設定してあります。トラウマとマインドフルネスに精通しており、短期または長期のリトリートに同行できる有資格の専門家を見つけることは困難な場合があり、どのような報酬が最適であるかはさらに複雑な問題です。しかし、上記のガイドラインは、トラウマセンシティブな環境をつくろうと努力する際に考慮すべき基準であり準拠点となります。

　トラウマ専門家を効果的に活用する方法は以下のようになります。

・毎週、毎月の、もしくは「必要に応じた」コンサルテーション契約をする。予約の取りやすさや緊急時の迅速な返信などについて、明確に合意しておくことが望ましい。
・瞑想学習者やクライエントがセラピストからトラウマ治療を受けている場合は、学習者やクライエントの許可を得てそのセラピストと直接連絡を取る。多くの場合、セラピストは地域の慣例的な情報開示の手順を案内してくれるだろう。

・一日以上の瞑想リトリートの場合、トラウマ・セラピストを雇って現場に配置する。
・マインドフルネスに関心のあるトラウマ・セラピストを、あなたが教える際のチームの一員として招待する。

　専門的な分野で訓練を受けた誰かに相談しながら行動するとき、私たち自身も学ぶ立場となり、すべての責任を一人で背負うのを避けることができます。トラウマへの対応について自らを過信したり、自分だけで対応したりすることは、あなたにとっても、あなたがマインドフルネスを提供している人々にとっても、問題を生む可能性があります。

　プロのセラピストが不在でも、瞑想リトリートはトラウマセンシティブとなり得るでしょうか。最終的にこれは、個人またはグループの治癒段階やマインドフルネスの経験の多寡など、多くの要因に依存します。あなたが検討すべき項目は次の通りです。

・マインドフルネス講師の中に、参加者のリソースとなりうるトラウマの（もしくは関連領域の）専門的なトレーニングを受けている人はいるか。
・リトリートで感情的な困難に直面して、帰宅を希望する参加者がいた場合の手続きが瞑想センターに用意されているか。
・トラウマに関する基本的な対応力が主宰者や責任者にあることを確認するための措置が取られているか。そしてそれが参加者にどのように提供されているか。

　すべてのトラウマセンシティブなモディフィケーションと同様に、最終的な裁量はあなたにあります。学習者やクライアント自身に確認し、他者と相談しながら評価を行えば、ともに実践する人々の安全、安定、包括的なウェルビーイングには何が役立つかを基準に決定できるでしょう。

（3）コースが始まる前に関係を築く
　このモディフィケーションは、マインドフルネスをベースにしたプログラムの適用とトラウマを抱えた個人への介入について研究を行った認定MBSR講師のトリシュ・マグヤリによるものです[2)]。マグヤリは、マインド

フルネスの指導者がプログラムを始める前に、予定される参加者と協力関係を築くことを提案しています。早い段階でつながりを形成すれば、安全、安定、成功に向けて関係性の力を活用できます。以下は、この信頼関係の確立に関するマグヤリの提案を言い換えたものです。

- 参加者がアンケート（前述）に回答していることを確認する。
- トラウマ既往歴や現時点で症状があると報告したすべての参加者に連絡し、講師と一対一で会話する選択肢（対面または電話で）があることを伝える。この連絡を、より多くの情報を集め参加者をコースに方向づける機会とする。
- 会話の中では、彼らの実践の助けとなりそうな特定の要望やニーズがあれば知らせるように参加者に依頼する。マグヤリによると、「特別な要望とは、ホール内の特定の場所（講師のそば、ドアに面した位置、ドアの近く）に座りたい、何をするのか事前に知りたいといったものから、プログラム中に動揺した際に講師が対応できることを確認したいというものまである」（Magyari, 2016, p.346）。参加者に対して正直であることも重要で、どのような要望に対応できるか、できないかについて話し合い、可能な限り多くの情報を提供して、彼らの期待を明確にし選択肢を与える。
- 参加、不参加についての選択は彼らにあることを保証し、リトリートを中断して帰宅したくなるほどの苦痛を感じる場合は講師に知らせるよう参加者に促す。最後まで残ることができないのではないかと心配している場合は、どのような症状が出たときに実践を中止せざるを得ないのか尋ねる。またこのようなことは一般的であるとの認識を可能な限り共有する。

　早い段階で関係を築くことで、コース中に自分をコントロールして選択できるように参加者をエンパワーできます。また、マインドフルネスで成功体験を得るためのツールや提案を提供し始める機会にもなります。

（4）コミュニティ合意を形成する

　集団で行うマインドフルネス実践のための環境を整えることも、安全に貢献します。守秘義務など一連のコミュニティ合意を形成することは重要な方

法のひとつです。私たちはサバイバーの方々に、グループに期待してもよいこと、参加するかどうかは自分で選択できること、プログラム中に共有する内容は自分で判断してもよいことを知ってもらいたいのです。

　コミュニティ合意とは、グループ内の約束とお互いへの期待を明確にすることであり、厳格なルールを決めることではありません。講師がルールを提案することはできますが、最終的にはそれぞれのグループにとって意味のある約束事を自分たちで策定するのが望ましいでしょう。とは言え、どんなグループにも利益をもたらす合意としては以下のものがあります。

・**守秘義務**　グループ内で共有されたことはグループ外に持ち出さないという基本的な合意。友人や家族など、ともに人生を生きる人々とマインドフルネスの経験を分かち合うことは奨励されるが、個人を特定するような詳細は共有しないように求める。
・**講師間における守秘義務**　チームでマインドフルネスを教える場合、参加者それぞれの利益のために講師間で情報を共有する可能性について参加者の理解を得る。講師が互いに秘密を保持することなく、参加者一人ひとりの進歩について最新の情報にアクセスできれば、まとまりのあるチームとして機能できる。
・**尊厳**　メンバーの尊厳を尊重し、屈辱を与えたり、虐げたり、意図的に危害を加えたりしないことを各参加者と確認する。暴力や脅しは許されない。

　以下は、どんなグループにも講師から提案して議論できる任意のコミュニティ合意のリストです。

・**一人ずつ話す**　お互いに割り込みはせず、一度に話すのは一人だけという基本的な要望。
・**ギアを入れ替える**　グループで共有する際、多く話す傾向がある人はより多く聞くよう心がけ、あまり話さない傾向がある人はギアを上げリスクを取ってより多くの情報を共有してみるよう推奨する。
・**自分の経験をもとに話す**　理屈で考えたりストーリーを語ったりするのではなく、可能な限り「自分」を主語に発言するよう促す。一般化せず、

自分にとっての真実を共有すること。互いにおせっかいなアドバイスを
しないことを約束するのもよい。

・**許可を求める**　トラウマに関する個人的な話を共有することは強烈な体
験となることがあるため、まずは共有の許可を求める。グループの許可
を得ずにトラウマ的な出来事の詳細を話し始めると、ルール違反だと感
じられる可能性がある。参加者同士やグループ内で互いに質問したり、
話を共有したりする際に許可を求めるように参加者に伝える。（例えば、
「あなたの感想を聞いて、ありがたく感じました。私にも、あなたの感想に関連す
る過去の話があります。聞いてもらえますか」）

・**選択**　参加者は、どの実践も参加は自由選択でありグループでの共有を
パスできることを承知しておく必要がある。

　こうした合意がなされたあと、トラウマセンシティブな指導者としてのあ
なたの主な責任は、コミュニティ内の約束事が守られているか確認すること
です。サバイバーは、グループの安全とバウンダリーを維持する役割を講師
に期待しますし、合意が守られない場合はメンバーの信頼を損なう可能性が
あります。

（5）対人関係を活用する

　トラウマセンシティブ・マインドフルネスでは、一人で行うマインドフル
ネス瞑想の利点と、対人関係の潜在的な有益性とのバランスをとります。ク
ライエントや学習者にはそれぞれ異なるニーズがあることを踏まえ、このモ
ディフィケーションは二つの要素を含みます。マインドフルネス講師との接
触を適宜増やすこと、そしてグループにおける参加者間の対人関係を促進す
ることです。

　インサイト瞑想の伝統に沿った典型的なリトリートでは、参加者は通常、
二日ごとに 15 〜 20 分程度、講師と面接します。このセッションはグルー
プ面接の場合もあれば一対一の場合もあります。リトリート・スタッフの数
に応じて、この頻度を一日一回にしたり、より長時間にする選択肢を用意し
たりすることができます。このモディフィケーションは、対人接触の機会を
増やし、参加者がトラウマ的な刺激に圧倒され、押し流されないようにする
ことを目的としています。また、面接は参加者の社会的関与システムを刺激

し、調和と安全、ひいては耐性の窓をサポートするのに役立ちます。

　二つめの提言は、参加者同士の接触機会を増やす選択肢を用意して対人関係を強化することです。これは、独創的なさまざまな方法で達成することができ、あなたの裁量に任せられます。選択肢の例は次の通りです。

- グループごとに瞑想の感想を5〜10分かけて共有する。感情の状態と気づいたことについて簡単に報告し合う。これにより、参加者をより綿密に追跡して参加者の間のつながりを刺激することができる。こうした短い確認は、それぞれの抱える課題を起こり得ることと捉え、励ましと成功を共有する場にもなる。
- 選択肢として「バディシステム（二人組のペア）」を用意する。これにより、参加者は自ら選択したパートナーとあらかじめ計画された簡単なやり取りを行うことができる。お互いの確認は、その時点の気分や直近の実践における成功と困難の共有を基本構造とする。すべての指導者がこれを望むわけではないが、対人関係の層が追加され、参加者が圧倒されて迷子にならないようにするのに役立つ。
- プログラムの外でもサポートネットワークやピアグループを形成するように奨励する。こうしたグループの形成はあくまで任意とする。

　このような面接や短い共有の場面では、単発の出来事であれ現在も続く経験であれ、サバイバーが自らの「トラウマ・ストーリー」を全編にわたって語ることは避けたいと考えます。私たちは参加者がいまこの瞬間に可能な限りとどまることを推奨します。いまこの瞬間がトラウマに関連する思考や感覚や記憶や感情で満たされてしまうこともありますが、私たちはその思考や感覚や記憶や感情に焦点を合わせたいのです。過去を物語るのを制止したいわけではありませんが、自らを現在に戻して耐性の窓にとどまるよう彼らを促します。ここで重要なのは、トラウマをタブーにしないことと、トラウマの再体験を防ぐために過去を再現する話をしないこととの間で、バランスをとり続けることです。

　対人接触の頻度はあなたの判断に任せられます。講師とスタッフは、リトリートの長さや、グループの規模と人間関係と個別面接から得た情報などに基づいて、グループの特定のニーズを判断して対応します。ここでのポイン

トは、単独での実践がもたらしかねない潜在的な悪影響を相殺するために、参加者の対人関係の量を増やすことです。

（6）フラッシュバックを止めるプロトコルを学ぶ

　瞑想学習者やクライエントがフラッシュバックを経験しているとき、私たちは対人関係を活用して、サバイバーがフラッシュバックを制御するのを助けることができます。有用な戦略のひとつは、ロスチャイルド（Rothschild 2000, p.133）によって開発された**フラッシュバック停止プロトコル**です。言葉による刺激を使って、フラッシュバックを経験している人々が現在の瞬間にしっかりつながるのを助けるよう作られており、サバイバーがトラウマ症状の自己制御を獲得する可能性を高めます。プロトコルはトラウマ専門家との協働の代わりにはなりませんが、サバイバーが一時的な安定を得て耐性の窓に戻るのを助けます。

　フラッシュバックが起きている間は、サバイバーはトラウマ的な出来事に関連する感覚やイメージや感情に溺れていることを思い出してください。外傷的な経験の中に引き戻されて、彼らは現在の瞬間における二重意識の能力を事実上失います。このとき、起こっていることを認識して視野を保つことができる**観察する自己**が、**経験する自己**と一体化しています。フラッシュバックの最中は、出来事そのものを体験しているのか、出来事の記憶が蘇っているのかを判別するのが難しくなります。フラッシュバック停止プロトコルは二重意識をサポートして観察する自己を関与させ、サバイバーがいまこの瞬間にいてトラウマを再体験していることに気づくのを助けます。

　プロトコルは、学習者やクライエントが空欄を埋めながら声に出して言うようにあなたから示す一連の文章です。

- 私がいま感じている感情は＿＿＿です。
  （現時点の感情を言葉にする。多くの場合「不安」が挙げられる）
- そして私の身体は＿＿＿を感知しています。
  （現時点の身体の感覚を言葉にする。少なくとも三つ挙げる）
- なぜなら私は＿＿＿を思い出しているからです。
  （トラウマにつけた名前だけを言う。具体的な詳細には触れない）
- 同時に、私はいまいる場所を見回しています。今年は＿＿＿年です。

（実際の年を入れて言う）

・そして私には＿＿が見えます。

（その場所で、現在目に入るものをいくつか挙げる）

・そして私は＿＿が今はもう起こっていないことを知っています。

（再びトラウマにつけた名前だけを言う）

（Rothschild, 2000, p.133）

このプロトコルを使用する際にはいくつかポイントがあります。

・経験しているトラウマが、過去のものではない可能性に留意してください —— あなたのクライエントや学習者は、今も直接的な危険に晒されているかもしれません。この場合、訓練を受けた専門家にすぐに相談する必要があります。また、過酷で強固な制度的抑圧に直面し続けている場合もあるでしょう。このプロトコルは不変のレシピではなく、人々のニーズを満たすために制御することを前提としたガイドラインであることを覚えておいてください。

・外受容感覚（または外受容器）はフラッシュバック停止プロトコルの重要な要素です。外受容感覚は、私たちの身体の外で起きていることを知る五感（触覚、味覚、嗅覚、視覚、聴覚）に関連する神経であることを思い出してください。サバイバーが体内で起こっていること（すなわち内受容感覚）に注目するのではなく、周囲の環境に注意を向け、現在に戻る方法とするように支援します。

（7）リソースになる —— トラウマについて学び続ける

　トラウマセンシティブ・マインドフルネスの実践は、目的地ではなく道のりです。トラウマについて知っておくべきことのすべてを知りつくすことはできません。一方で私は、トラウマを理解していると自認する際の最低限の適正 —— 例えばトラウマの症状を識別できるなど —— があると思っています。トラウマセンシティブな実践者であるためには、学び続ける姿勢が要求されます。トラウマ研究の進展を常に追い、治療の現代的アプローチを把握している必要があるでしょうし、トラウマの歴史を研究してトラウマと抑圧と現代の社会的正義運動との関係を常に追跡することもできます。瞑想学習

183

者やクライエントのリソースであり続けるために、トラウマに関する能力を継続的に磨く方法は数多くあります。

　自分でトラウマ・トレーニングを受けたいと思う人もいるかもしれません。特定の様式の訓練を受け、クライエントに会い、職業としてマインドフルネスとトラウマの複雑な関係を探求することもできます。カリフォルニア州ウッドエイカーにあるスピリット・ロック瞑想センターは、米国で最大のマインドフルネス講師トレーニング・プログラムのひとつを主宰しており、参加者にトラウマ・トレーニング・プログラム（通常はソマティック・エクスペリエンシング）の受講を求めています。

(8) 内的家族システム療法（IFS）

　本章では、マインドフルネスとトラウマの文脈において、制御を助ける対人関係の役割にのみ注目してきました。しかし章の終わりに、トラウマの**個人内の関係性**と、サバイバーに特に役立つ心理療法的アプローチである内的家族システム（IFS: Internal Family Systems）に触れたいと思います。IFSはトラウマを抱えた自分自身の部分（パーツ）と上手につき合っていくための実用的なモデルです。

　私たちはみな、自分自身のなかに複数のパーツを持っています。それぞれのパーツは異なる望みがあり、別々の方法で世界を経験しています。同じ瞬間に、あるパーツは運動したいと思うかもしれませんが、別のパーツは休みたいと思うかもしれません。ロマンティックなパートナーとの間では、あるパーツは心を開いて自分をさらけ出したいと願うかもしれませんが、別のパーツは恐れを感じて距離を取りたいと思うかもしれません。私たちがこの世界で生きていくためには、これらのさまざまなパーツを取りまとめ、先導する必要があります。性格や関心の異なる多様な生徒たちを前にした担任教師のように、私たちは自らのさまざまなパーツを考慮に入れ、進むべき方向を見出ださなければなりません。

　心的外傷性ストレスは、自己に統合されないパーツを生じさせます。意識から切り離されたパーツは区分化され、見えない存在となり、激しい痛みの重荷を担わされます。こうしたパーツは統合されないままの特定の記憶や感情を抱えており、私たちの思考パターンとして現れたり、身体を通して表現されたりします。このようなパーツは、耐え難い過去を担う私たち自身の一

部なのです。

　私が本書を通して述べてきたように、トラウマを癒すためには自分の中にいる異なるパーツを統合しなければなりません。マインドフルネスはこうしたパーツに光を当て、可視化するのに非常に有用な方法のひとつです。しかし、トラウマを抱えたパーツに意識を向けるだけでは、必ずしもパーツの統合につながるとは限りません。トラウマに関して言えば、ただ観察するのではなく、関係性を育むようにこれらのパーツと向き合い、つながりと信頼を築く方法を見つける必要があります。これができれば、トラウマを癒すためにマインドフルネスの力を最大限に活用することができます。

　IFS はこれを可能にします。リチャード・シュワルツによって開発された IFS [3] は、ナラティヴ・セラピー、構造派やその他の家族療法など確立された治療モデルの概念を融合しています。IFS では、私たちの心が「パーツ」と呼ばれるさまざまな副人格で構成されていると捉えます。これは、気質の異なるさまざまなメンバーの集まりである家族と同じです。IFS のセラピーでは、内的対話やビジュアライゼーションや身体の感覚などを通じて、自らのパーツと関係性を育てながら向き合う方法を学びます。

　すべてのパーツには価値ある類まれな性質があり、私たちらしさを作りだしています。締め切り直前になると生産性を最大限に発揮するパーツや、他者とのつながりを大切にするパーツがいるかもしれません。IFS では、これらの個性的な個々のパーツが、私たちというより大きな総体の中で有用な役割を果たしていると考えます。トラウマがある場合、私たちのパーツが破壊的で極端に見える役割を引き受けさせられることがあります。ある経験が私たちを圧倒したとき、パーツはさまざまな方法でトラウマを吸収し、対応しようとします。あるパーツは恐れて凍りつき、別のパーツは自分を責めたり怒りを感じたりするでしょう。IFS は、さまざまな方法で反応するパーツとのつながり方を学び、冷静さや落ち着き、パーツに対する思いやりや理解をもたらすことができます。

　IFS が提供する最も重要な洞察のひとつは、各パーツは、私たちが圧倒されないように懸命に努力しているということです。痛みを隠したり、管理したり、経験を和らげようとしたりすることで、すべてのパーツは最善を尽くして私たちを守ろうとしています。そこには彼らなりの肯定的な意図がありますが、私たちにはそのように感じられないこともままあるでしょう。どう

してもつながることができないパーツがあり、それが私たちを苦痛に閉じ込めてしまうからです。しかし、彼らが果たしている役割に好奇心を持って向き合うことができれば、それが重要な転換点になる可能性があります。私たちの心や身体を問題として扱ったり、病的なものと見なしたりするのではなく、たとえ厄介に思われるパーツであっても、それについて探究心を持ち続けることが鍵になります。ヴァン・デア・コークの言葉を借りれば、ここでの作業は「すべてのパーツが歓迎されることを内的システムに伝え、自暴自棄なものや破壊的なものも含めたすべてのパーツが、自己システムを守るために形成されたのだと安心させることです。たとえ一部のパーツがそれを脅かすように見えたとしても」(van der Kolk, 2014, p.283)。このように、IFS は私たちを深く思いやりのある方法で自分自身に向き合わせます。これはマインドフルネスに通じる点ですが、IFS はセルフ・リーダーシップに向けたさらなる一歩を踏み出させてくれます。

　IFS は、私たちの癒しに不可欠な役割を果たす普遍的な「セルフ」があるという考えに基づいており、この点で仏教の教えと異なります。IFS では私たち全員が、例えば勇気や落ち着きや思いやりや明晰さといった普遍的な資質を備えたセルフを持って生まれると考えます。セルフを太陽とすれば、パーツは太陽をさえぎる雲のようなものです。太陽は雲に隠れることがあっても常にそこに存在しますが、時に雲であるパーツが地平線を埋め尽くし、私たちの視界を覆い尽くしてしまうことがあります。私たちが目指すべきは、常にそこにあるセルフとつながり、セルフとパーツの関わりを生みだし、セルフの資質をパーツにもたらすことです。

　IFS の考え方に基づけば、セルフは変容の必要がありません。それは防衛的なパーツの背後に常に存在する私たちの本質であり、トラウマで傷つけられることはなく、覆い隠されてしまうだけです。パーツがセルフに取って代わって主導権を握っているとき、IFS ではセルフがパーツと「ブレンド」していると表現します。このような場合、セルフはパーツがショーの進行役をしていることを認識できず、そのパーツに特徴的な行動を取ってしまいます。私たちの一部が怖がったり、自分を守ろうとしたりするのではなく、私たちがパーツと**同化**してしまい、そのパーツの信念に従って行動してしまうのです。

　IFS では、**マインドフルなセルフ・リーダーシップ**の発達と育成がトラウ

マを癒す鍵だと考えます。マインドフルネス自体も、意図と思いやりを持って自らのいまこの瞬間の経験に向き合うことで、より深く、より親密な方法で自分を知り、自分と豊かな関係を築くことを可能にしますが、セルフ・リーダーシップはさらに積極的に自分のパーツと関わる手法です。IFS は、私たちの自己システムにセルフのエネルギーをより多くもたらすための実用的なメソッドを提供し、防衛的なパーツをリラックスさせ、傷ついているパーツをなだめます。これがマインドフルな意識と組み合わさることで、トラウマを癒すための強力なツールになるのです。

　セルフ・リーダーシップの育成は、最初は自分一人でできるものではありません。IFS は単純なテクニックではなく、複雑で、精巧に構築されたシステムです。マインドフルなセルフ・リーダーシップを育むには、IFS のトレーニングを受けたセラピストの力を借りる必要があります。というのも、特にトラウマを癒す際には、自分がいつパーツの状態にあり、いつセルフの状態にあるのかを認識するのが難しいからです。トラウマを経験すると、一生懸命働く複数のパーツからなる全体的なシステムが生み出され、再びトラウマを経験しないために機能します。防衛的なパーツは、私たちを外傷的な経験から切り離したり、未来について考えることで私たちの気をそらしたりするのです。真の癒しのためには、自分の中のパーツが織りなす多面的なシステムを整理する手助けが必要となります。多くの場合、パーツに「一歩下がってもらう」よう働きかけ、セルフとパーツをより深く関わらせることで最終的な癒しにつながりますが、IFS システムを熟知している人と取り組まなければ、自分の内部に存在するパーツのマトリックスで迷子になってしまうかもしれません。

　パーツに一歩下がって主導権を手放すように求めるという考え方は、トラウマの治癒に関する IFS の最も強力な側面です。すなわち、パーツに対して提案をすることで、パーツの回復を支援するのです。トラウマを抱えているパーツと関係を築くとき、私たちが圧倒されることは珍しくありません。恐怖を感じたり、吐き気を催したり、トラウマについての思考や記憶が溢れかえったりするでしょう。特定のパーツが私たちの意識を占拠し、過去に経験したことや抱えていることを私たちに提示するからです。IFS では、これらのパーツに要望を出し、よりつながりやすくするためにテンションを下げて欲しいとお願いすることができるようになります。傷を負ったパーツはし

ばしば接触に絶望しており、自暴自棄になって私たちを圧倒することがあります。表現の強さを抑えることで、つながりや愛やサポートが得られると理解すれば、多くの場合、パーツは進んで協力してくれるでしょう。

第9章
トラウマセンシティブ・マインドフルネスの原則 その5

社会的文脈を理解する
違いを超えて

アライシップ^{訳註}と団結は、抑圧されトラウマを経験した人たちに
癒しと変容の空間を提供します。
—— クリス・リンベルトス
（アラブ系支援団体、コミュニティ・オーガナイザー）

「私の父は人種差別のために12月に亡くなりました。まだ53歳だったの
に、人種差別で死んだのです」

私が見回すと、頷いて共感を示している人たちがあちこちで見えました。
立ち見席しかない部屋にいた300人ほどの聴衆は、語り手の話をただ頭で
理解しているだけでなく、心から共鳴していました。私はゆっくりと言葉を
受け取りながら、これほど個人的なことをここまであからさまに語ったス
ピーチをそれまで聴いたことがないと感じていました。

それは2010年にデトロイトで開催された「米国社会フォーラム」（U.S.
Social Forum）でのことです。この集会には、より広範な社会的正義運動を構
築しようとしている何千人もの活動家やオーガナイザーが集まります。講演
者のパトリッセ・カラーズは労働者階級でクィアの黒人女性で、コミュニ
ティ・オーガナイザーだと自己紹介しました。この集会の3年後彼女は、家
事労働者（使用人として働く人）や移民の権利を守るための活動や、有色人種
のクィアとトランスジェンダーへの警察の野蛮な暴力行為を阻止するための

訳註——アライシップ（allyship）とは、自分が属していない社会的に虐げられてい
る集団を理解し、連帯すること。

活動を牽引してきた黒人の活動家アリシア・ガルザとオパール・トメティと共に「ブラック・ライブズ・マター」を立ち上げました。当時、トラウマを抱えながら社会的正義活動に参加する人々の心理療法に携わることが増えた私は、特権者層と被抑圧者層に分断された社会によって自分自身がどのように形成されてきたのか理解を深めたいと思い、フォーラムに参加しました。その日のカラーズの話を聞いて、私にはまだ辿らねばならない長い道のりがあることを教えられました。

　その後の数か月、私は自分が死に言及するときの話し方に注意するようになりました。すると、私が死を話題にするとき、例えば誰かが心臓発作で亡くなったなど、ほとんどが身体的原因による個人的な死について語っていることに気がつきました。社会的、政治的、経済的な事象に起因する死について語ることはほとんどありませんでした。このことを友人に話すと、ポール・キヴェルの著作を読むように勧めてくれました。キヴェルは反人種差別主義の白人の教育者で、私と似た経験をしていました。彼はこう書いています。「老いて平穏な最期を迎えられなかった人々の死の大半が、何らかの搾取と不平等と絶望、そして閉ざされた未来と関連していることを理解するのに、長い時間がかかった」(Kivel, 2004, p.6)

　私はこの時期に、それまでの自分が著しく個人主義的なレンズを通してのみ世界を見るように教育されてきたことに気づきました。私にとって、個人的な問題が政治的な問題だったことはありません。私は、誰もが自力で立ち上がることができると、十分な努力をすれば誰もが人生でやりたいことを達成できると信じて育ちました。でも現実はそうではありません。アッパー・ミドルクラスに生まれ育ったストレートで健常な白人男性の私は社会のシステムに支えられてきましたが、そのシステムは他の人たちを排除していました。私はただそれに気づいていなかったのです。自分の家族が人種差別で死ぬことなどありえず、日常生活でそんなことが起こると心配したことはこれっぽっちもありませんでした。

　第1章で説明したように、私たちの多くはトラウマを個人的な経験として考えるように条件づけられています。そしてトラウマからの回復作業も、その考えをベースに進められる傾向があります。身体の**内部**システム —— 例えば交感神経系（SNS）と副交感神経系（PNS）の関係 —— だけに、あるいはトラウマを負ったあとに分離した異質な自己のパーツだけに注目しがちで

す。しかし、トラウマセンシティブな実践には全体的（ホリスティック）なアプローチが必要であり、身体の外部に存在するシステム、すなわち、個人を取り巻く家族、コミュニティ、社会制度や社会規範も、トラウマを取り巻く要因として考慮しなければなりません※。トラウマからの回復作業の核心となる「統合」も、心的外傷後ストレスに関与する内部システムと外部システムを連結することを私たちに求めます。

　トラウマセンシティブ・マインドフルネスの五つめの原則、**社会的文脈を理解する**はこのことを指します。社会的文脈の理解とは、私たち一人ひとりが独自の歴史を持ち、周囲の社会システムによって特定の方法で形作られていることに目を向けて、その「違い」を認めることを意味します。それはまた、マインドフルネスとトラウマの領域で私たちが「違い」を巧みにかじ取りできれば、人々が安全を感じるのに貢献できることを意味します。その反対に社会的文脈を無視してしまえば、マインドフルネス実践の場において私たち自身がリスク要因になりかねません。

　個人と社会の相互作用を理解していないと、私たちは人々に害を及ぼし、彼らの信頼を失い、支配体制の永続に力を貸してしまうでしょう。私は、ポリティカル・コレクトネスや「正論」の話をしているのではありません。自分たちが関与する人々に真に解放的なフレームワークを提供したいのです。パトリッセ・カラーズがソーシャル・フォーラムで指摘したように、不平等な社会システムは、理念的な水準にとどまらず、深刻な現実的結果をもたらしており、それが人々の健康と安全に影響して最終的にトラウマに至ります。こうした社会システムがどのように機能し、どのようにトラウマに関連しているかを理解することは、トラウマセンシティブな仕事をする上でどうしても学んでおかなければならないことなのです。

※——本書の「序説」と第1章で述べたように、私がこうした捉え方に最初に触れたのはジェネラティブ・ソマティクス（generative somatics）という団体との出会いがきっかけでした（generation FIVE, 2017; generative somatics, 2017; Shenker, et al., 2014 を参照）。

ナリ

　ナリからの最初の連絡はEメールでした。彼女はマインドフルネスのコミュニティで悔しい経験をして、私に話を聞いてほしいと思ったのです。また、誰に相談すればよいのか助言を求めていました。

　あとで知ったことですが、私に連絡する数週間前にナリは初めて瞑想リトリートに参加したそうです。親しい友人と一緒に念願のリトリートに参加できることは喜びでした。瞑想はその半年前から始めており、泊まり込みのリトリートで実践を深めたいと意欲を感じていました。

　しかし、興奮の底には懸念もありました。友人は瞑想参加者のコミュニティについて愛情をもって話しましたが、彼女によるとメンバーのほとんどが白人で年上でした。これ自体は問題ではありませんでしたが、ナリは自分が有色人種なので、グループの中で違和感を覚えたり、望まないストレスを体験したりするのではないかと危惧していました。

　リトリート会場に到着したナリは、懸念が的中したことに気づきました。有色人種は彼女だけのように見受けられたからです。登録を済ませたあと、彼女は外に出て大きく息をつきました。このような疎外感を自分の中で処理する方法はすでに知っています。今回は自身の成長のために参加しているのだし、沈黙のリトリートなのでそれほど不快なことは起きないだろうと自分に言い聞かせました。

　一日の実践を終えたあと、ナリは進捗を確認するための最初の個人面接を講師の一人と行いました。ナリは微笑みながら事務所に入り挨拶しました。面接の相手は年長の白人男性で、ナリはその講師の指導に満足していました。「出身はどこですか」と講師は気軽な調子で聞きました。
「地元の出身です。ここから南に数時間くらいのところに住んでいます」とナリは答えました。
「いえ、あなたの家族はどこの出身なのかと聞いているんです」と講師が言いました。

　ナリはため息をつきました。両親は韓国からアメリカに移住してきて彼女はアメリカで生まれましたが、このような外国人扱いの質問はいつものことです。でもこの講師は —— 多少世慣れていないものの —— ただ会話をしようとしているだけだと自分に言い聞かせました。「両親は韓国の生まれです」

「じゃ、家族と一緒に瞑想をしながら育ったのですか」と講師は聞きました。ナリは床に目をふせ、イライラが募ってくるのを感じました。

「私がアジア人だからそう思うのですか」。ついに顔を上げ、彼女は答えました。

「ええ、というか──」と講師は躊躇して、話題を変えました。ナリは面接を続けましたが、この質問で心が閉じてしまったのを感じました。瞑想するのはただでさえ大変なのに、余計な社会的力学が目の前に立ち現れてしまったのです。瞑想ホールに戻ったあとも、ナリは面接のことを思い返さずにはいられませんでした。このようなコメントは初めてではありません。人種差別は生まれてからずっと受けてきました。でも、自分を育んでくれるはずのリトリートで、またもやこのようなコメントに身構えなくてはならないとは。考えを変えようと努力しましたが、講師への信頼はすでに失われています。その夜彼女は、リトリートへの参加を中止して明朝家に帰ると友人に伝えました。

　メールを読み終えた私は悲しくなりました。民族的出自を問うことや文化的な慣習に関する思い込みは、侵害の意図はなく一見無害に思えるかもしれませんが、力を持つ集団とそうでない集団の力の不均衡を弱者の側に常に想起させるのです。力の弱い集団に属する人々は、自分たちの経験の価値が強者たちによってエキゾチックなものや文化的消費の玩具に貶められることと、常に戦わなければなりません。

　私は自分の生活の中に存在する人種差別に気づけば気づくほど、ナリの経験がどれほど一般的なことかわかるようになり、日常生活のやりとりの水面下に潜む偏見がはっきりと見えるようになりました。とは言え、人種差別という抑圧に根ざした偏見を受けることがどのような気持ちなのかはわかりませんでした。どうすればナリを最もよくサポートできるのか、何を言えば彼女の役に立つのだろうかと思い悩みました。

社会的文脈

　私たちはみな、複数の集団に属しています。その中には、私たちが選択したもの（友人や、興味を共有する人々のグループなど）と、社会から割り当てら

れたもの（生まれた世代、例えばベビーブーム世代やミレニアル世代など）がありま
す。私たちが同一化するか否かにかかわらず、このような集団は私たちのア
イデンティティを形成する土台となり、人生そのものに影響を与えます。

　社会的文脈とは、私たちに関係するもろもろのアイデンティティの網状組
織と考えることができます —— 私たちの人生に影響を与える一連の要因で
す。社会的文脈には、個人の社会的アイデンティティ（年齢、ジェンダー、人種、
民族、階級、性的アイデンティティ、障害／能力、宗教など）、生活の場所（都市か
田舎か郊外か）、仲間、コミュニティ、住む国などがあります。私たちが自ら
の社会的文脈を理解するには、社会集団がどのように機能しているか、それ
がどのような影響を及ぼすか、そしてそれがどうトラウマと関連するかを考
える必要があります。私たちが世界 —— ここに私たち相互の交流も含まれ
ます —— をどのように経験するかは、私たちが所属する社会集団によって
その枠組みが形成されており、トラウマセンシティブな実践者として効果的
な仕事ができるかどうかにも関係してきます。

　現在の北米社会では、特定の社会集団が他の集団よりも多くの権力、手
段、特権を保持しています。アメリカでは、同じ仕事をしても女性は男性
の78％の賃金しかもらえず、しかもこの比率は10年以上変わっていませ
ん[1]。所得格差は人種によっても顕著に異なります。黒人女性は白人男性の
63％、ヒスパニック系とラテン系の女性は白人男性の54％しか収入があり
ません[2]。これは、平均的な白人男性が年間で受け取る給与を稼ぐのに、彼
女たちは7〜8か月余分に働かなければならないことを意味します。

　所属する集団に関係なく、誰もがトラウマを負う可能性があることは言う
までもありません。しかし第1章で説明したように、社会的に周縁化された
集団はトラウマ的な出来事に遭遇しやすい条件下に置かれているという研究
があります。例えば、アメリカの都市部に住む貧困層の家族は、トラウマ的
な出来事に曝される頻度が高く[3]、トランスジェンダーの人はストレートの
人よりも身体的暴力を経験する可能性が28％も高くなります[4]。このよう
に、トラウマ的な出来事は人も場所も時も選ばず起こり得るものの、社会的
文脈はその確率の変数として常にそこに関わっているのです。

　クライエントや学習者の社会的文脈を理解することで、私たちはより的確
にその人に合った対応を取ることができます。これは安全を確保する上で役
立ちます。本書でこれまで説明してきたように、安全はトラウマセンシティ

ブな実践の鍵です。一定レベル以上の安全を感じない限り、自己調整して耐性の窓の枠内にとどまるのはきわめて困難です。クライエントや学習者が、自己に注意を向けることよりも自己防衛に時間とエネルギーを費やさざるを得ない状況では、マインドフルネスの実践はまず不可能でしょう。安全を確立するためには、安全へと導いてくれる人を信頼できることが前提になります。クライエントや学習者は、複雑な自分をありのままに見つめてもらい、ケアされ理解されていることを身体の芯で感じる必要があるのです。

　こうした信頼を得る方法のひとつは、まず私たちがその人の世界を知ろうとすることです。他者がどんな社会的条件の中で形成され、どのような影響を受けてきたかを理解するためには、社会的文脈への意識を高め、この社会で特権と抑圧と権力の力学がどのように展開されているかを熟知する必要があります。相手の社会的アイデンティティに波長を合わせ、自分のアイデンティティとの相互作用を考慮することによって、介入の方法を調整してその人のニーズを効果的に満たせるように努めることができます。これは静的なプロセスではなく、変化を伴う動的なプロセスです。相手の話を聞きながら、社会的文脈がその対話をどのように方向づけているかを絶えず内省的に捉え、それをコミュニケーションに生かすことが求められます。そうしなければ、トラウマの拡散につながる人種差別や性差別やその他の抑圧的な力学の強化に意図せず手を貸すことになってしまいます。私たちと学習者やクライエントだけの話ではありません。これは私たちのコミュニティ、都市、国家の力学に関わるのです。

　ナリとの最初のやりとりでまず私がしたことは、彼女の経験を受け入れることでした。私たちは電話で話し、連絡してくれたことへの感謝の気持ちを伝え、次に彼女の経験についてさらに情報を収集するためにいくつか質問しました —— リトリートでの経験を現在はどのように感じているか、私とどんな会話をすれば役に立つと思うか……といったことです。私は特に男性として、瞑想講師が彼女に言ったことを正当化したり説明を加えたりする誘惑に駆られましたが、思いとどまりました。私たちの社会的立場は違うこと、私は白人男性の心理療法家であり彼女よりも社会的に強い立場にあることを自覚しながら、私が会話を支配するのではなく、会話を通して彼女をエンパワーできるようにと願いました。彼女は自分にとって何が最善かをすでにわかっており、何か理由があって私に連絡してきたのだと心の底で感じていま

した。私のすべきことは、リトリートで起きた出来事を、思い込みを排して
理解することでした。もう一度述べますが、これはポリティカル・コレクト
ネスではなく、異なる社会的文脈に虚心に向き合うことです。彼女が経験し
た抑圧を認め、彼女の社会的文脈に身を置いて、彼女と対話したいと思いま
した。

抑圧

　抑圧は、権力と権威の不当な行使として定義することができます[5]。この
中には、いわれのない残酷な扱いが含まれ、それは人々に重圧と激しい苦痛
を与えます。ベル・フックスは、「抑圧されているとは選択肢がないことを
意味する」と非常に簡潔に述べています（Hooks, 1984, p.5）。

　トラウマと同様に、抑圧においてもミクロな構造とマクロな構造の両方
が関係しています。第1章で説明したように、対人間係のトラウマも搾取
をベースにした社会的抑圧のシステムと切り離して考えることはできませ
ん。個人のレベルでは、その抑圧システムが内面化されてしまうことがあり
ます。自ら帰属する集団と関連するステレオタイプを信じてしまう場合がそ
うです。対人関係のレベルでの抑圧は、イスラム教徒の女性がバス乗車中に
ヒジャーブを着用していることをなじられるような明らかに攻撃的な行為か
ら、普段は友好的な白人地区に引っ越してきた黒人の一家を誰も歓迎しない
という隠然とした差別まで、さまざまな形をとります。大規模な社会的抑圧
は、学校や銀行やメディアといった機関や、時の勢力による行為 ―― 奴隷
制、大量虐殺、植民地化、宗教的迫害など ―― に現われます。こうした抑
圧のシステムはまた、対人関係における抑圧や個人による抑圧の内面化を永
続させ強化する働きをします。対人関係における人種差別から大規模な暴力
まで、抑圧は特権のシステムに守られた人々が特権のない人々に危害を加え
るときに起こり、これにより搾取と支配のパターンが強化されます。

　抑圧のシステムは、一部の人々、特に有利な立場にある人々には見えにく
いものです。フェミニスト研究者のマリリン・フライは、鳥籠の比喩を使っ
てその理由を説明しています[6]。鳥籠を形成する一本のワイヤー（個々の差別
行為）に注目すると、鳥籠のその他すべてのワイヤー（抑圧側の社会勢力）が

見えなくなり、鳥が実際には籠に閉じ込められていることに気づけません。同様に、他者からの不快な当てつけや非礼な眼差しをそれぞれ**個別の事象と見なす**と、その人の辛い経験をより広い文脈で理解できない可能性があります（第3章のイボンヌを思い出してください）。なぜその当てつけをそんなに大きな問題にしてしまうのか、なぜそれを乗り越えることができないのか、と考えてしまうのです。

　籠に入れられた鳥を見るとき、柵を成すワイヤーの一本を見るのでなく、一歩下がって籠を構成している柵の構造を見なければ、鳥が飛び去れない理由はわかりません。抑圧されている人々にとって、特定の不快な発言が重大事件なのは、それが性差別、人種差別、階級差別、障がい者差別、同性愛者差別などの主要な「差別主義」システムの中の小さな噴火に相当するからです。こうした小さな噴火の背後にそびえる「差別主義」システムが、特定の集団の人たちの価値を侵食しているのです。こうした「差別主義」は、私たちの日常生活の背景に存在する法律、政策、基本的経済資源、社会規範と深くつながっています。

社会的アイデンティティ

　抑圧のシステムは、特権を持つ者とその他の者の二つのカテゴリーに集団を分割します。これにより、望ましい社会的アイデンティティと望ましくないアイデンティティの二極が形成されます（ただ、例えば白人の生活困窮者、黒人の健常者などのように、どちらのアイデンティティも持っている例は多々あります）。「これが特権主義の本質だ。ある集団は一貫して価値があるとされ、その小さな特権集団の利益のために他のすべての人の価値が貶められる」と、反抑圧主義の教育者レティシア・ニエトは述べています（Nieto et al., 2010, p.38）。

　社会的アイデンティティは豊かな意義を持つ一方、複雑な問題をはらんでいます。私たちを他の人と繋ぎ、帰属意識を生み出して人生に意味を与えてくれると同時に、人為的な社会的カテゴリーであるがゆえに、多くの場合、自由と選択を制限する時代遅れの概念に基づいています。こうしたカテゴリーは文化によって異なりますが、いずれの社会も違いをどう表現するかに工夫を凝らし、その表出であるカテゴリーは社会に非常に深く根づいたもの

となっています。私たちにとって重要なのは、システムによって特権を与えられている人とそうでない人を分けるカテゴリーの境界線です。それを知ることで現在の社会的文脈への目が開かれ、トラウマ・サバイバーに私たちが介入する際に留意しなければならない基本的情報が与えられます。

　以下に、トラウマワークにおいて社会的文脈を評価する際に着目すべき九つの社会的カテゴリーについて説明します。この分類はニエトの著書『インクルージョンを超え、エンパワーメントを超えて』（"Beyond Inclusion, Beyond Empowerment"）からの引用です。この著書は、抑圧の文脈を変革しようとする際の頼もしい手引きとなります。そこで取り上げられている「ADDRESSING モデル（取り組みモデル）」[7] は、年齢（age）、障害（disability）、宗教文化（religious culture）、民族（ethnicity）、社会階級文化（social class culture）、性的指向（sexual orientation）、土着の（先住民族の）伝統（Indigenous heritage）、出身国（national origin）、ジェンダー（gender）の頭文字から名づけられたもので、私たち全員に関係のある社会的分類をカバーしています。分類はそれぞれ固有の矛盾を孕み、どんな人生を送ってきたかによってさまざまな感情を掻き立てますが、個人の社会的アイデンティティの特定の要素群が、相互作用の中で私たちにどんな影響を与えるかを分析する上で有用です。

年齢　18歳未満と65歳以上の人々は、社会において周縁化されています。社会の大半の領域において成年・中年層が過大に評価され、子どもと高齢者が受難の層になりやすく、これが年齢差別（ageism）と呼ばれる抑圧のシステムにつながっています。年齢差別の例としては、解雇や就業拒否、旅行保険や健康保険への加入拒否、受けられるサービスの質の低下などがあります。

障害　筋ジストロフィーや局部的麻痺のような目に見える身体障害も、認知障害や慢性疾患などの目に見えない障害も、障がい者差別（ableism）の対象になります。障がい者差別に反対するパティ・バーン、ステーシー・ミルバーン、リサ・ワイナー＝マフューズ（Berne, Milbern, Weiner-Mahfuz, 2015）が主張するように、障害のある人々は、自身の身体的・知的な現実的制限よりも、彼らの能力に関する一連の社会的信念体系によって抑圧されています。障がい者差別の例としては、障がい者がアクセスできない公共スペース、障がい者への暴力、安定した雇用の乏しさ、意図的・無意識的に投げかけら

れる差別的な言葉（「びっこ」「知恵遅れ」など）、そして医療機関や精神科病院におけるモノ扱いなどがあります。

宗教文化　生まれ育った家庭の宗教、あるいは自分の意思で入信した宗教の文化を指します。アメリカでは、キリスト教徒は非キリスト教徒よりも特権を与えられています。クリスマスやイースター（復活祭）などのキリスト教の祝日は、国に指定された休日として職場や学校が休みになりますが、他の宗教の祝祭日は同等の扱いを受けません。多くの学校では（少なくとも歴史的には）教室でのキリスト教の祈りが義務づけられてきました。社会的文脈を考慮する上でキリスト教の覇権を認識することは、信仰そのものを批判することではありません。アメリカの市民生活におけるキリスト教の制度と価値観の普及を認識して、それがキリスト教の伝統文化を共有しない人々にどう作用するかを検討したいのです。殊にイスラム教徒は社会的抑圧の標的となっており、アメリカ国内・国外で国家が許容する暴力がますます広範化している現実を体感しています[8]。また女性の生殖に関する権利（出産にまつわる権利、性と生殖に関する健康への権利）についても、特に貧困層や有色人種の女性はキリスト教的価値観の支配に直面しています[9]。

民族　民族集団ないし人種グループへの所属を意味し、白人として認識される人々に特権が付与されています。この白人特権主義に付随する有色人種の抑圧は人種差別（レイシズム）として知られ、有色人種ゆえに警察に嫌疑をかけられたり、就職できなかったり、特定の人種的アイデンティティのために朝から晩まで幾度となく対人関係上の差別行為に直面したりします。植民地主義の歴史を通じて、人種にまつわる社会通念は有色人種を非人間化し、人としての基本的な尊厳において劣るとしてきました。また、そうした「価値の低い人々」から資源を搾取する特権を白人に与えたのです[10]。

社会階級文化　その人がどんな階級の出身であるかに基づいて決められる諸制度へのアクセス権に関係します。中流から上流の人々に特権が与えられ、貧困層や労働者階級出身の人々はその特権から除外されます。階級差別の例として、階級に属する人々の知的レベルに関する根拠のない思い込みや、貧困層や労働者階級の子どもたちの教育の機会の否認などがあります。現在のアメリカは、多くの労働者が少数の特権層のために富を生産する構造になっています。彼らは多くの場合、自らの労働によって生産された財にアクセスできません。この「社会階級文化」というカテゴリー名に「文化」が

含まれることに注意すべきです。これは、特権が単なる富にのみ制限されていないことを示します。中・上流階級であることは、その人が高収入であろうとなかろうと、高等教育、土地所有、何らかの権力機構での影響力などへのアクセスにつながるのです。

　性的指向　恋愛ないし性の領域において、惹かれる対象、嗜好、選択に関連しています。ソーシャル・キャピタル（社会関係資本）の観点からは、性的指向は、①異性愛者、②他のすべての人々、の二つのグループに分けられます。②の周縁化されたグループには、レズビアン、ゲイ、バイセクシュアル、トランスジェンダー、クエスチョニング、インターセックス、無性（アセクシャル）の人々が含まれます。この人たちには、異性愛主義、同性愛嫌悪（ホモフォビア）、トランスジェンダー嫌悪（トランスフォビア）による抑圧が加えられます。それは例えば、異性愛以外の関係を有効であると認めない行政機関や、住居、雇用、公共サービスへのアクセスの拒否などに見て取れます。最近の同性婚に関する法的な進歩は抑圧のシステムを緩和するものですが、異性愛は依然としてこの社会の標準であり、より自然で正常な状態と考えられています。

　土着の（先住民族の）伝統　アメリカにおいては、植民地化以前の南北アメリカ大陸に居住していた先住民を祖先に持つ人々の経験を指します。ネイティブ（ネイティブ・アメリカン、ファーストネーション）の人々は、反先住民主義による組織的な抑圧の標的にされており、これはヨーロッパ人によるアメリカ大陸の植民地化と組織的な大量虐殺の歴史に端を発します。今日、先住民の伝統的な土地は廃棄物の保管や核実験のために乱用され、埋葬地などの文化遺物は破壊され続けています。その他の土地も継続的に侵略され、多くの先住民が強制退去を強いられています。現代の抑圧の分析にこのカテゴリーを適用することで、先住民支配は歴史上の話でなく現在も継続中であり、世界中の先住民族と彼らの土地が絶えず資源の搾取の的になっていることが見えてきます。一方、その過程で先住民の伝統は理想化され、商品化されてきたのです。

　出身国　生まれた国の国籍を意味します。アメリカでは、アメリカで出生した人は特権を持ち、そうでない人は差別を受けます。この力学は、しばしば反移民的抑圧[11]、またはクリミグレーション（crimmigration）[12] 訳註などと呼ばれ、移民が直面するさまざまな障壁、法的トラブルや突然の国外追放の

脅威となって現われます。人類は太古の昔から移住し続けたにもかかわらず、近代資本主義国家はより良い生活を求める移住者を制限し、非難し、罰するようになりました。その一方で、より安い労働力と大きな利益を求める企業の国外移転を奨励しています。近代国家は誰を所属メンバーとして特権（例えば安全に生きる権利）を与えるか、誰がメンバーでないか（例えば犯罪者と見なすか）を規定します。

　ジェンダー　男性性と女性性に関連した —— いずれかに区別される —— さまざまな特性（差異）で、どちらでもない（非バイナリの）性も含まれます（例えば自らを男性、女性、両方の性、どちらでもない性、まったく別のアイデンティティであると自認する人たちがいます）。私たちは出生時に外性器や内部の生殖構造などの身体的属性によって性別を指定されますが、ジェンダーは私たちが自分のアイデンティティをどう表現しどう理解するかで決めることができます。性差別（セクシズム）は、生物学的な男性の優位のもとに女性やトランスジェンダーやインターセックスの人々を区別して抑圧するものです。例えば職業の領域では、能力主義 —— 社会的アイデンティティとは無関係に能力と才能だけで判断される —— の採用を謳う職場でも、実際には男性がより高い賃金とより多くの権威と昇進の機会を享受している現実があります。また、シスジェンダーの人（ジェンダー・アイデンティティが出生時に割り当てられた性別と一致する人）はトランスジェンダーの人よりも特権があります。言葉による虐待を恐れずに（男性なら男性用の）公衆トイレを使用できることや、嫌がらせを受けずに公共施設（ジムの更衣室など）を使用できることなどはシスジェンダーの特権です。一方でトランスジェンダーの人は、自らのジェンダーを自然に表出すると差別を受けてしまうことが多くあります。

　以上、九つのカテゴリーを紹介し、それぞれが意味するものをごく簡単に説明しました。お気づきのように、私たちのアイデンティティは各カテゴリーにおいて特権があるかないかの二元に単純化されています。この中で、特権と抑圧の複雑な力学 —— あるカテゴリーの抑圧が別のアイデンティティによって緩和されるなど —— が働きます。オードリー・ロードが言う

　訳註——「クリミグレーション」とは「クライム（crime ／犯罪）」と「イミグレーション（immigration ／移民）」の合成語。移民を犯罪者扱いする傾向を指す。

ように、「問題がひとつだけという人生を送っている人がいない以上、問題がひとつだけという困難もない」(Lorde, 1984, p.138) のです。重要なのは、抑圧が人々の生活に現実的かつ物質的な影響を与えるということです。抑圧がどのように作用し、私たち自身が社会の「特権－抑圧」の構図のどこに位置しているかを理解した上でこの問題を詳しく調べていけば、社会的文脈がどのような現状にあるか、それがトラウマを受ける人にどのように影響するかを正確に読み取ることができるでしょう。

真実と現実

「でも、このクライエントの人種は関係ないはずだ」と私の向かいに座っていた男性が少し昂った調子で言いました。私がトラウマ分野の専門家たちにナリとのセッションについて話していたときのことです。ナリは私と電話で話したあと、面接を予約しました。そのあとで私は、彼女と私の人種間の力学についてコンサルテーション・グループで相談していたのです。このグループはいろいろな人種が混在しており、ナリと私の人種の違いについて、私が最初にそれを持ち出すべきか、あるいはナリに任せたほうがよいかで意見が分かれました。声を上げた男性は白人で、私が人種の問題に触れれば彼女の感情を害すると信じていました。「私はすべての人間は平等だと信じて育ちました。だから誰が白人で誰がそうでないかは気にしません。気にするのは人種差別だと思う」と彼は言いました。

社会的アイデンティティはある矛盾を私たちに突きつけます。上述した九つのカテゴリーは、すべて社会的に構築された概念にすぎませんが、私たち全員に――特に抑圧されている人々に――実質的な影響を及ぼします。これがレティシア・ニエトの言う**真実**と**現実**の間の緊張です[13]。私たちのアイデンティティはADDRESSINGモデルが提起するカテゴリーよりもはるかに複雑であるというのが**真実**です。しかし、私たちの生活はこれらのカテゴリーによってさまざまな形で甚大な影響を受けているのが**現実**です。

人種を例に挙げましょう。科学的研究は、任意の二人の人間のDNAは99.9％同一であることを示しています。私たちはみな同じ遺伝子群を共有しており、生物学的レベルでは遺伝子的差異は極小ないしゼロです[14]。しか

し現実には、人種差別は紛れもなく存在し、抑圧された人々の健康に悪影響を及ぼします[15]。ニエトは、「人種を分類することにはそもそも問題がある。しかし、この分類が馬鹿げていると知るだけでは、人種差別の影響をなくすことはできない」と述べています（Nieto et al., 2010, p.41）。

　この真実と現実の両方を保持することは困難ですが、トラウマセンシティブな実践ではこれに取り組まなければなりません。セラピストや教師が、コンサルテーションで発言した男性のように「真実」（人間はみな同じである）を強調しすぎると、クライエントが生きてきた現実を無視してしまうことになり、うまく働きかけることができなくなるでしょう。白人の反人種差別活動家ティム・ワイズは、インタビューで次のように述べています。

> 白人が、有色人種も一人の人間としてしか見ないと言えるのは、白人の特権の証だ。人種に目を向けなければ、有色人種の人生をあるがままに見ることはできない。彼らを抽象的な「人間」として捉えることで、彼らの経験を具体的に考えなくなる。そうなると、私はその経験が彼らをどのように形作ったかを見逃し、誤解することにつながる。
> 　　　　　　　　　　　　　　　　　　　　　　　　　　　　　　　　　（Nieto et al., 2010, p.42）

　一方、現実の側に傾き過ぎると、社会的な概念に過ぎないものを現実であるかのごとく思い込み、自分が内在化したステレオタイプを鵜呑みにしてしまう可能性があります。例えば、障害を持つ人にはひとつの定型的な経験があると思い込めば、暗黙の仮定に基づいた型通りのアドバイスを与えてしまうでしょう。ここで求められるのは、真実と現実の最適なバランスです。そのためには、他者の経験に虚心に耳を傾け、自分自身の意識に作動するステレオタイプに批判的な注意を払い続けなければなりません。

　好むと好まざるとにかかわらず、私たちは社会的な違いを意識するという調査結果があります。私たちは**暗黙のバイアス**（それぞれの社会集団に対する無意識の態度やステレオタイプ）により、他者に関する判断を瞬時に下しているのです。神経学と社会・認知心理学の研究では、自分で公表している信条とも内的価値観とも合致しない暗黙のバイアスを私たちが保持していることが確認されています[16]。私たちは自らの決定が意識された信念と一致していると信じていますが、実は多くの場合、判断は無意識のプロセスによって支配されています。私たちは暗黙のバイアスによって自分の所属する集団を支

持[17]し、社会的スティグマを与えられた集団（例えば LGBT や肥満の人々）に対して**反感を抱く**のです[18]。これは私たちの背後で働いている大きな抑圧システムの力によるものと考えられます。私たちは他者に対するステレオタイプを暗黙裡に内在化しており、意識することなく日常生活の中でそれを作動させているのです。

　私たちがこの社会的文脈に振り回されないようにするためには、他者に対して抱いている「暗黙のバイアス」の中身を吟味する必要があります。自分が無意識に信じ込んでいることを正直に見つめて訂正することで、誰かのトラウマからの回復を助けられるかもしれません。また、小さな一歩ではあっても、このようなバイアスを形成した社会の抑圧システムを変えていく可能性にも通じるでしょう。自分のバイアスを認めることは、トラウマ・サバイバーへの介入方法に基盤を与え、共感能力を高め、真実と現実の間にある中道を見つけるのに役立ちます。

　ナリとの最初の電話でのやりとりで、私は「真実」と「現実」の間の緊張関係を自覚しました。「真実」は、私は人種的な違いを障壁とは感じなかったことです。この違いは社会的に構築された仮象にすぎないと信じることができました。しかし「現実」には、私とナリの人種的違いは明白な差異を生んでいました。二人は社会的に異なる扱いを受けてきたし、それは治療関係にも反映されることを私は知っていました。私はナリとの心理療法に対してオープンでしたが、私が決めることではありません。私に課せられた仕事は、この緊張関係を保持し、ナリの気持ちに同調し、ナリに自由な選択を保証することでした。

　話し合いの結果、ナリと私は心理療法を行わないことにしました。アメリカで有色人種として生きることの意味を理解している人からサポートを受けるのが彼女にとって重要であると気づいたからです。ナリに深く共感し、これまでの人種差別の体験とリトリートでの出来事の関連を理解できる専門家が必要でした。私たちは肯定的で互いを尊重したやりとりができました。比較的短い時間でしたが、私が二人の話し合いを的確にうまく進められたのは、それまでのワークと学びのおかげであったことは間違いありません。ではここで、本章の原則に関する四つのモディフィケーションと、社会的文脈の理解をトラウマセンシティブな実践に取り入れるための実用的な方法について述べておきたいと思います。

社会的文脈を理解する —— トラウマセンシティブなモディフィケーション

（1）社会的文脈に巧みに取り組む

　トラウマセンシティブ・マインドフルネスの最初のモディフィケーションは、より的確に社会的文脈と取り組むことです。これは自分が所属している社会集団を自覚し、あらゆる瞬間に垣間見える力学に気づきを向け、それが対人関係の相互作用にどう影響するかを認識することです。特権と抑圧の構図にあまり馴染みがない場合は、下記の質問を自分に尋ねてみるとよいでしょう。

- 社会的文脈は、目の前の状況ないし人間関係の力学にどのように影響しているだろうか。
- 自分の行動は、いま起きている事象とは無関係な自分の信念や価値観や思い込みにどのように影響されているだろうか。
- 自分は社会的文脈のどの側面をより深く理解する必要があるだろうか（例えば、人種差別、ジェンダーの抑圧）。

　自らの社会的アイデンティティにもよりますが、自分に特権があることには意識が向きにくく、一方で自由と選択が制限される経験には気づきやすいものです。ここで避けたいのは、自分の特権に気づかないことによって抑圧の力学の永続化に手を貸してしまうことです。そのためには、学習者やクライエントのために安全な環境を作り出そうと積極的に努めることです。

　多くの特権を有している人にとって、こうした抑圧の力学の追跡がなぜ重要なのでしょう。ニエトは、兵士と上官の関係を例に、抑圧がどのように働くかを説明し、その力学を社会的アイデンティティとの関連で学ぶ必要について述べています[19]。軍では、士官が部屋に入ってくると兵士は作業を中断して立ち上がり敬礼します。兵士が士官に気づくほうが、士官が兵士に気づくよりもずっと頻度が高いはずです。なぜなら、兵士は権力の力学に敏感に反応して行動するように入念に訓練されているからです。私たちの社会体制においても、権力を持つ人はその場の力関係に比較的無頓着でいられます。特権を持つ人々は、自らを標準とみなすよう教育され、自分個人の目標と関心を追求するためにエネルギーを費やすことができます。自分に与えら

205

れた権力とその影響について考える必要はないのです。一方抑圧の対象となっている人たちは、あらゆる障害や大小の困難な状況に直面します。社会の構造や制度は彼らの選択と動きを制限し、彼らの価値を下げるようなメッセージを送ってきます。このような社会的文脈の中で、私たちはトラウマセンシティブな実践を行おうとしているのです。

　社会的文脈を読み解く能力を高めようとするときの落とし穴があるとすれば、それは恥辱と自己検閲です。「文脈的気づき」を向上させることは大事ですが、自分の内面に潜む偏見を羞恥心から奥底に押し込んでしまわないよう注意が必要です。仮にそんなことをしても、その偏見は思いがけないときにひょっこり頭をもたげるでしょう。リズ・グッドウィンは次のように述べています。

> 偏見のある表現を制御し罰する「政治的に中立な（ポリティカリー・コレクトな）環境」を作り出すことに熱心になっても、差別的な行動を一時的に抑えるだけに終わってしまうだろう。抑圧的な行動の根にある抑圧のシステムは何も変わらない。私たちはみな自らの偏見を隠そうとするが、根底にある優越的な思考や態度は存続し、さらに強まる可能性すらある。　　　　　　　　（Nieto et al., 2010）

　ここでの課題は、自分自身に正直に、思いやりを持って自らの課題に向き合うことです。抑圧を免れてきた人たちは、人間を「正常」と「異常」とに分けてレッテルを貼ろうとする社会の力学から目を逸らしてはなりません。自らの生育環境によっては、社会的文脈を理解するためのたゆまぬ学びと実践が必要なのです。

　ここに耐性の窓の概念を適用して考えてみましょう。窓の上にはカオスの領域があったことを思い出してください。この領域では世界は苛烈すぎて、自分の周囲の情報をすべて取り込むことができません。過度のストレスがのしかかり、不安になって努力を続けられなくなります。一方、窓の下の領域にあるのは停滞と退屈です。私たちは何も学ばず、何の変化もなく、現状にとどまったままです。これら上下の両極端の間に耐性の窓があります。持続可能な方法で成長するのに役立つ、発達の最近接領域です。この中道を歩いていれば、自分の関心事に落ち着いてつながり続けることができるでしょう。私たちは自分が何を知っているかは知っています。しかし重要なのは、

自分が何を知らないかを知ろうとすることです。それがトラウマセンシティブな実践に役立ちます。

(2) マインドフルネスの系譜と「文化の盗用」について話し合う

　本章で紹介する二つめのモディフィケーションは、最初のモディフィケーション —— 社会的文脈に巧みに取り組む —— に基づきます。それは、私たちが実践する特定のマインドフルネスの伝統や癒しの方法の歴史的系譜について、学習者やクライエントと会話することです。そうすることによって私たちは相互の信頼を築き、抑圧的な力学を阻み、歴史に学び、人々の癒しに選択と主体性の感覚を与えることができます。このモディフィケーションを説明するために、ひとつのストーリーから始めましょう。

　私の同僚は以前、大学の心理学のクラスで目にしたやり取りについて話してくれました。担当の教員はいつも授業の最初と最後にシンギングボウル（仏具のおりんの一種）を鳴らしたそうです。いくつかの（仏教の）伝統において瞑想の補助として使用されるシンギングボウルは、部屋全体に美しい音色を響かせます。教員は授業の最初にこれを鳴らすことで学生の集中を助け、授業の終わりにも鳴らすことで彼らが再び慌ただしい日常に戻る前に一呼吸する機会を与えられると考えていました。

　ある日、授業が終わると一人の学生がその教員のところに来て、シンギングボウルをどのように入手したのか、それはもともとどこのものなのかと尋ねました。教員は、どこのものかはわからないが、地元の書店で購入したと話し、この音が気に入っていると言いながら学生にボウルを手渡しました。「私もこの音が好きです」と彼女はボウルの底を調べながら答えました。

　その直後、彼女の顔から笑顔が消えました。「ここに書いてある漢字から判断すると、このボウルは日本の、それも私の家族の出身地からそれほど遠くないところから来たものです。この種のボウルは日本ではもっぱら伝統的な葬儀や先祖を拝むときに使われます」

　教員は彼女に授業でこれを使ってよいものかどうか尋ねました。「先生のお好きにどうぞ」と彼女は言ってボウルを置き、首を左右に振りながら立ち去りました。上述したように、学習者やクライエントが安心できるようにするには、社会的文脈を理解する必要があります。それには知らないことに謙虚になる力も必要です。すべてを完璧に知ろうとするのではなく、他の

人々、他の文化、他の社会的条件について、知らないことを学びたいという純粋な気持ちを培っていくのが望ましいでしょう。そうした態度と力をある程度身につけると、一見しただけでは見落としがちな事柄に関連性を見い出せるようになります。トラウマを扱うときに私たちが特に注意を払うべきは、特権や抑圧や危害につながる力学が働いていないかという点です。それについての気づきを介入に活かし、自らの仕事をより深めることができます。

　上記の例では、教員はシンギングボウルに関する背景（文脈）について実質的な情報を提供できず、学生の信頼を失いました。社会的文脈を考慮することなく、他の文化における神聖な用具を使用していたことになります。意図的で悪意ある行為ではなかったものの、起源に関する不十分な知識が負の影響を及ぼしたことは間違いありません。

　この章で説明している抑圧のシステムは、大規模な暴力から微細な差別行為に至るまでさまざまな支配の形をとります。抑圧のもうひとつの形は**文化の盗用**です。これは自分の属さない他の文化から特定のものだけを搾取することを意味します。文化間の相互的なやり取りは歴史上常に行われてきた自然な現象ですが、文化の盗用は、支配グループが体制的に抑圧されている人々の物や儀式を取り出し、自分たちに有利になるように使い、その物や儀式を保持していた人々から搾取する力学のことを指します。周縁化されたグループは、自分たちの慣習や儀式がどのように利用されるかについて選択権を与えられません。例えば、アメリカの（非先住民の）企業が先住民の髪飾りやウォーボンネット^{訳註}をハロウィーン用の商品として販売しています。これは文化の盗用の典型的なケースです。

　文化の盗用がトラウマとマインドフルネスにどう関連するのでしょうか。まずトラウマとの関係では、文化を盗用する行為はトラウマと関連する何世代にもわたる暴力的な歴史的抑圧の軽視につながります。アメリカのスポーツ分野ではマスコットとして先住民の戦士のイメージが頻繁に使われ、非先住民がウォーボンネットなどのシンボルを着用したりします。これは植民地主義や虐殺の歴史を思い起こさせるものです。こうした行為の中心にあるの

訳註——ウォーボンネット war bonnet は、米国の先住民（ネイティブ・アメリカン）のかぶる羽根の冠。精神的・政治的に非常に重要なものと見なされている。

は、ひとつの強力なグループが別の文化的伝統から欲しいものだけを取り出そうとする力学です。その伝統を創り上げた人々や状況には何の敬意も払われませんし、そうした行為が社会の抑圧のシステムに加担することになる可能性についても考えすらしません。

　西洋の仏教徒は、東洋からマインドフルネスの教えを盗用し、雑誌を売ったり講座を開いたりして利益を上げていると非難されてきました。しかし言うまでもなく、これはそう単純な話ではありません。仏教は何千年にもわたってインドから中国を経ていくつもの国々に広がり、多様な人々や場所の文化を取り入れてきました。西洋において最初に仏教を説いた人たちは、1960 年代から 70 年代にビルマやタイなどの国でマインドフルネスを学び、現地の 僧侶たちの励ましを受けてアメリカにその教えを持ち帰り、歴史的な伝統に敬意を表しながら布教しました。しかし時間の経過とともに、実践の慣習は実践者たちのニーズに合わせて変化しています。とすれば、今やあらゆる場で実践されているマインドフルネスが文化の盗用と文化の共有のどちらに当たるかを、どのように決められるでしょうか。それともそれは、両方の要素を持つと言うべきでしょうか。

　ひとつ確かなことは、世俗的なセラピーも、仏道修行の一環としてのマインドフルネスも、どちらも文化の盗用が発生しかねない社会的文脈の中で行われているということです。もし私たちが、文化の盗用が支配体制に根ざしていることや、それが人々への危害を存続させ、トラウマを誘発したり悪化させたりする危険性を有していることを意識していないのであれば、私たちの仕事の誠実さが損なわれてしまいます。

　どのようにすれば学習者やクライエントの安全を確保して信頼関係を築き、基本的なマインドフルネスの指導を適確なメソッドに基づいて行うことができるでしょうか。鍵となるのは、あなたが実践しているマインドフルネスの系譜を知り、教えの由来に透明性を持たせ、人々がどの程度参加するかを決める際の判断材料にしてもらうことです。マインドフルネスの系譜とそこに含まれるかもしれない矛盾をオープンにすることは、学習者やクライエントにその伝統のマインドフルネスを実践するかしないか選択する主体性を与えます。「文化の盗用」の可能性について曖昧にしておくよりも、マインドフルネスの複雑さと多様性をはっきりさせるほうが人々に選択の自由を与えます。少し時間を割いて自分たちの教えの系譜を伝え、質問があればそれ

に答え、マインドフルネスについてできるだけ正直かつ透明であるのが望ましいと言えます。

（3）行動を起こす

　第3章では、学習者やクライエントが経験する社会的・経済的抑圧に根ざした対人間係のトラウマに遭遇したとき、私たち実践者が取りうる選択肢について言及しました。こうした場面で、私たちは抑圧者と被抑圧者の対立に直面し、どちらかの側を選ばざるを得ません。

　被抑圧者の側に立つことを選ぶならば、いくつかの方法で行動を起こすことができます。以下に五つほど挙げておきます。

- **自己を省察し、行動を起こす**　あなたの所属する組織や地域社会、個人的な習慣、プライベートな生活を批判的に精査し、バイアスのあるもの、中立を維持しようとして知らぬ間に抑圧する側に加担している可能性のあるものを探索してください。そうした不公正をどう是正できるかを考え、段階的に実行に移します。例えば、社会的抑圧に対する意識を高め、平等を求める多くの運動の認知度が上がるような環境を作り出し、広げていくために何ができるだろうかと自問してみてください。
- **不正義に対して声を上げる**　マインドフルネスのコミュニティで抑圧的な行為を目撃した場合でも、何らかの制度化された抑圧と向き合っているにしても、自分で声を上げたり、話し合いを始めたり、他から支援を求めたりすることができます。そうした行動の中で、抑圧を阻止する方法が見えてくるでしょう。
- **地元の草の根活動に参加して体制的な不正義と戦う**　抑圧のシステムを変革するための運動を行っている組織を探して参加すれば、トラウマを永続させる力学の阻止に貢献できます。
- **不正義と戦っている人々の声を支える**　ソーシャルメディアや個人的なつながりを使って、抑圧の暴露に貢献している人々の文章や声を広めることができます。
- **意識を根本的に高める**　マインドフルネスのトレーニングと同様に、自分よりも経験豊富な人たちと交わることで私たちは多くのことを学びます。社会的意識を高めるのも同じです。自分と価値観を同じくする組織

や、より効果的な仕事ができるようサポートしてくれる教師やメンターと接することで、抑圧のシステムへの意識を高めることができます。

（4）社会的・環境的正義運動を支援する

　最後のモディフィケーションは、トラウマセンシティブな実践家が社会的正義を推進する運動を支援することで、トラウマを引き起こし続ける抑圧のシステムに挑戦しようというものです。草の根組織に毎月寄付するという方法でも、規模の大きな活動をしている機関のメンバーになるのでもよいでしょう。社会的正義のために戦う運動を支援すれば、それが巡り巡って今度は私たちのトラウマセンシティブな実践を支えることになります。

　本書の中心的な命題のひとつは、トラウマを社会的抑圧の視点から見ることで、私たちトラウマインフォームドな実践家はより大きな力と説明責任能力を持てるということです。対人関係のトラウマを単に個人の悲劇として捉えれば、人種差別やトランスフォビア、貧困、国家による暴力など、トラウマの根源にしばしば横たわる抑圧の影響が見えなくなります。本章で説明したように、トラウマと抑圧との関係を理解することは、人々の生きてきたトラウマ体験に対応し、マインドフルネスの社会的文脈をつかむのに役立ちます。

　歴史を振り返れば、コミュニティは常に団結し、集団的なトラウマを生み出し永続させる抑圧システムに抵抗し立ち向かってきました。社会的・環境的正義運動は人々の生活の具体的な改善を勝ち取り、富や土地や権力が共有される人種的・経済的に公正な世界の実現を思い描いてきたのです。これらの運動を率いてきたのは、貧しい労働者階級や有色人種のコミュニティ出身の人々です。その身体と労働が社会の経済を回しているだけでなく、抑圧のシステムの終止に最大の利害関係を持つのが彼らです。こうした革新運動にはさまざまな種類の癒しの実践者たちも関与し、彼らはコミュニティがトラウマから癒され、回復と幸福と自由がもたらされるように支援しています。

　トラウマインフォームドの実践は、このような社会運動のニーズに応答することを私たちに求めています。特に資源を共有し、資金面で協力することは運動の力になるでしょう。現状の資本主義体制下では、社会運動には市民からの直接的な財政的支援が不可欠です。アメリカの社会革新団体や宗教団体を含む非営利組織は、現在その資金の72％が個人からの寄付であり、慈

善団体からの援助は 15％にしかなりません 20)。調査によると、アメリカで
寄付される資金のほとんどが中所得層、労働者階級、貧困家庭から寄せられ
ます 21)。社会・環境的正義運動組織はさまざまな人々からの幅広い寄付を
頼りにしており、トラウマインフォームドの実践家である私たちも、経済状
況に応じて毎年ないし毎月の寄付を行い、自分が選んだ運動をサポートする
ことができます。

　支援にはその他にもさまざまな形態があります。抑圧のシステムから直接
的な影響を被るコミュニティ出身のトラウマセンシティブな実践家であれ
ば、社会変革を目指す地元の組織に参加して協力するのもひとつの方法で
す。人種的・社会階層的に特権を与えられているなら、このような組織を個
人的に支援すると同時に、自らの属するコミュニティに働きかけて支援を促
すことができます。また実践家は、金銭的な制約がある人たちの経済力に合
わせて料金体系を調整し、トラウマを引き起こす社会システムによって最も
被害を受ける彼ら（特に社会変革のために働く組織のメンバー）が、私たちの提
供する治療や指導にアクセスしやすいよう配慮することもできるでしょう。

結語

トラウマを変容させる

　アラバマ州モンゴメリーには、奴隷貿易に言及した記念碑が今世紀の初めまでありませんでした。公民権運動や南部連合国について伝えるサインボードはあちらこちらにあるものの、米国内の奴隷貿易にモンゴメリーが果たした重大な役割について公的に認めた碑だけは存在しなかったのです。

　しかし、これは 2013 年に変わります。大量投獄や人種および経済的不平等に抗議する非営利組織イコール・ジャスティス・イニシアチブ（Equal Justice Initiative: EJI）の創設者兼エグゼクティブ・ディレクターであり活動家兼法学教授のブライアン・スティーブンソンが、奴隷貿易におけるモンゴメリーの関与を記した歴史標識を立てるよう働きかけを始めたのです[1]。EJI は、アメリカの人種差別や奴隷制といったトラウマ的な史実について、住民や訪問者をはじめ誰もが触れることのできる場を作るのはみなに有益で、そうすることにより、歴史を否定し抑圧し繰り返すのではなく、まっすぐ向き合うことができると主張しました[2]。「奴隷制や奴隷貿易がモンゴメリーのような場所に与えた影響を認識しなければ、市民権や南北戦争を理解することはできない。これについて語るのは簡単ではないが、必要なことだ」とスティーブンソンは述べています。（Kachmar, 2013）

　私がスティーブンソンと EJI の活動について知ったのは 2015 年の夏です。その数週間前、21 歳の白人至上主義者ディラン・ルーフがサウスカロライナ州チャールストンのエマニュエル・アフリカ系メソジスト監督教会で発砲し、9 人を殺害するという事件が起こりました。このとき私は、この憎しみに満ちた殺人と奴隷制の歴史的トラウマとの関連についてスティーブンソンが語ったインタビュー記事を見つけたのです。「奴隷制の歴史がどれほ

ど広範な影響を及ぼし、アメリカを弱体化させ破壊したかを理解している人は、この国にほとんどいない」と彼は述べています。「奴隷制は 1865 年に終わったのではなく、ただ形を変えただけだ」

トラウマはしばしば、葬られ抑え込まれ押しやられることを拒否します。事実から目をそらしたり、思考を麻痺させたりしようと私たちがどれだけ努めても、トラウマの破片は最終的に表面に浮かびあがってきます。時にこれは個人のレベルで起こりますが、より集合的な目覚めの場合は、トラウマの現実が人々の認識に広く表面化します。例えば、著名人から受けた暴行について一人の女性が告白することが、性差別とそれに付随する暴力に関する議論へと発展することがあります[3]。または、環境的レイシズムへの先住民グループによる小さな抗議行動が国中に伝播し、開拓者による植民地主義が残したトラウマの長い歴史を掘り起こすこともあります[4]。

トラウマを癒すには、まずそれと向き合わなければなりません。これは、スティーブンソンと EJI がモンゴメリーで展開した主張の一部でもあります。人種差別と奴隷制が今に与える影響と対峙するには、開かれた議論の場が必要でした。それなしには、史実をなかったことにする空気が支配し続けたでしょう。もちろん、こうしたトラウマに直面するのは簡単なことではありません。決意と献身、勇気、そして適切なサポートが必要です。より特権を持つ私たちが、自らが関与している歴史的トラウマと対峙する際には、アカウンタビリティが求められます。それはつまり、私たちがいまの瞬間にとどまる力を高めること、そして、解離したり、他者を非難したり、苦しみを前に責任を回避したりしたくなる自分自身に抗うことです。

どうすればこれが可能になるでしょうか。身動きせず、感覚を麻痺させ、無力感に陥るのではなく、トラウマに目を向け続けるにはどのような働きかけが必要でしょうか。ニュースで繰り返し伝えられるたくさんのトラウマ的暴力の重圧の下で、どう対応するのが最良の方法なのでしょう。この痛みに対し、意味のある変容的な方法で向き合い続けるために、私たちに何ができるでしょうか※。

この本で私が論じたように、マインドフルネスは私たちが自らの経験をありのまま受け入れる力を高めます。そこには、喜びや愛や心的外傷性ストレスなど、あらゆるものが含まれます。マインドフルネスを実践することは、現実をクリアに見ることを学び、それぞれの瞬間の経験をフィルターなしで

見ようと意図することです。意識の領域（私たちをかたちづくる思考、記憶、経験）において、極めて些細なことから大きな状況に至るまで、勇敢な心とぶれない物差しで測ることをマインドフルネスは可能にしてくれます。それは、私たちの勇気を奮い立たせ、最も困難な瞬間に私たちを支えてくれるスキルと実践です。まるで、あなたのそばにいて、足りないものはないと静かに安心させてくれる友人のようです。マインドフルネスは、耐性の窓を広げ、人生を最大限に生きるためのスペースをくれます。痛みにとどまる力を強くすればするほど、私たちはより多くの喜びや平和を迎え入れることができるでしょう。

　言うまでもなく、マインドフルネスもお手軽な応急処置ではありません。トラウマを癒す簡単な治療法はないのです。この本で私が示した通り、マインドフルネスは自己制御の力を育て、それによりトラウマを統合する可能性を高めます。トラウマ治療の補佐役として、マインドフルネスは精神的な安定や自己制御の能力を向上させ、制御不全の症状が現れたときに勇気や思いやりを高めることで、トラウマと向き合うことを助けてくれます。

　さらに言えば、トラウマセンシティブ・マインドフルネスのフレームワークを採用することは、治療のツールとしてマインドフルネスを導入すればよいという単純な話ではありません。トラウマセンシティブ・マインドフルネスは、週末のワークショップで学び、その後すぐに提供プログラムのリストに加えられるような簡単なものではないのです。マインドフルネスのスキルと深さと感性が時間の経過とともに向上し、絶え間ない実践を通じて習得さ

※──「白人」（生物学的ではなく社会的なカテゴリーであることが明らかになっているため、流動的なものとされている）として扱われながら成長した実践家にとって、これらの問いへの取り組みは多くをもたらします。クライアントによりよいサービスを提供し、仲間とさらに協力し、家族や友人をより深く愛するためだけではありません。自分自身をよりよく理解するためだけでもありません。こうしたことも非常に重要で、人生の肯定につながりますが、その根底にはさらに深い意味があります。自分や他者が何者であるかについて、人種差別が私たちに植えつけた巧妙な嘘や明らかな偽りなど、これまでの人生でずっと当たり前のように信じてきたことを問い直すには勇気が必要でしょう。長年にわたって条件づけられてきた行動を私たちが変えるには、決意とサポートが必要かもしれません。その壁を越えたとき、私たちは何を得るのでしょうか。人種差別の歴史的起源であり、アメリカ大陸で現在も推し進められている分割統治への加担をやめることができます。平等や正義という価値観を自らに取り込むことで、集団レベルと個人レベル双方における真の癒しの可能性に向かって、私たちは一歩を踏み出すことができるのです。

れるのと同じく、トラウマセンシティブな実践も、継続的に向き合う姿勢や常に学び続ける献身が不可欠です。それが、私がこの本で伝えたかったことにほかなりません。一般の人々にマインドフルネスを教える実践者たちに、個人的なトラウマから制度的なトラウマや抑圧の影響まで包括するトラウマセンシティブ・マインドフルネスのトレーニングをぜひ受けて欲しいのです。

　このプロジェクトを始めてからの数年で、マインドフルネスの潜在的な副作用についての認識は広まりました。マインドフルネスを一般に向けて提供している実践者たちも、マインドフルネスだけですべてを解決することはできないと気づき始めています。一部の研究が明らかにしたように、学習者やクライエントに困難を引き起こす可能性があり、時にトラウマ症状を増幅してしまうこともあります。本書の考えに沿って言い換えると、マインドフルネスがトラウマを引き起こすのではなく、マインドフルネスによってトラウマが明らかになることがあると表現できるでしょう。トラウマに取り組むサバイバーのニーズを満たすには、マインドフルネスへの繊細なアプローチが必要です。このことを理解している熟練したマインドフルネス講師を学習者やクライエントは必要としています。

　広い視点から見ると、トラウマインフォームドな実践は大きな分岐点にきています。一方の道をたどれば、すべてはチェックリストに集約されてしまうでしょう。これは、対人間の言動にのみ注目し、集合的条件を無視した「ダイバーシティ・トレーニング」に似ています。効率を重視すれば、「言ってはいけないことだけ教えてください」という態度や、「ポリティカル・コレクトネス」に帰結してしまうのです。もう一方の道は、人種間の平等に向けた取り組みへとつながります。これは、より大きな構造が互いにどう関係しているか、その全体像の中で自分がどこに位置するかを知ることから始まります。この道を歩くことで、私たちは自分自身と他者の尊厳や価値をより深く認識でき、また自分たちが暮らすこの社会の変革に貢献するためにどのような行動を取るにせよ、その選択において主体的であるよう求められます。トラウマセンシティブな実践に、個人と集団両方のウェルビーイングへの献身が含まれることを考えれば、私たちが進まなければければならない道が後者であるのは明らかです。

　変容的でトラウマインフォームドな実践とは、個人のトラウマに向き合う

だけでなく、私たちを取り巻くより大きな社会のありようにも関心を払うことを意味します。この本の中で私は、個人の変容と社会の変化は切り離せないものであると述べました。マインドフルネスを伝える立場にある者として、私たちは社会というシステムがどのように機能するか、また、これらのシステムにおける自分自身の特権や不利な立ち位置を理解する必要があります。特権的な立場にある人は特に慎重でなければなりません。全体像に目を向け、その献身が成就するためにも、この本が紹介するトラウマセンシティブ・マインドフルネスの実用的な提案を役立てていただけたら幸いです。

　私はこの本を、トラウマというトピックに真正面から取り組むために、そして、トラウマ・サバイバーやマインドフルネス指導者、トラウマ専門家の間の継続的な対話を促すために書きました。時間をかけて協力すれば、私たちが直面している深刻な問題をダイナミックかつ創造的な方法で解決できると信じています。私たちの多くにとって鍵となる問いは、トラウマに取り組むことがなぜそれほど重要なのか、その根底にある状況を直視することを含め、社会全体としてトラウマに向きあうことがなぜそれほどまでに重要なのか、ということかもしれません。

　分割統治の体制がどれだけ打ち消そうとしても、互いに依存し助け合いながら生きていくのが人間本来の姿です。私たちが自らの価値観に沿うよう努めるなら、自分の身体の神経系から近隣コミュニティ、経済や社会福祉制度、国家が綴る物語、私たちの願いや困難に至るまで、私たちの内外にあるすべてが継続的な対話の中にあり、常に変化していることを忘れてはなりません。奴隷制が残した負の遺産[5]、大量投獄[6]、イスラム嫌悪、移民に対する人種差別[7]などといった未だに癒えない傷を認めれば、個人だけでなく、一人ひとりがメンバーである社会そのものが、癒しと変容を必要としていることが見えてくるでしょう。

　EJIのブライアン・スティーブンソンは、人々の尊厳と社会的正義のためにアメリカの奴隷制の歴史に目を向けました。間違いなく彼には、そのトラウマ的な史実を陽の光に晒すために、困難をものともせず前進するための動機があったことでしょう。私たち一人ひとりも、自分なりのやり方で貢献できるものを見つけ、より公正で思いやりに満ちた未来に向けて責任ある行動を取り続けていく必要があるのです。

謝 辞

耳をすまして
夜の帳が下りるなか、私たちはありがとうを言う。
—— W・S・マーウィン

私にとって大事なのは、彼らの名前を伝えること。
一人では何も達成できなかったことを知ってもらうために。
—— タナハシ・コーツ

　この本を可能にしてくれた人たちの愛と労力に感謝します。
　デボラ・マルムッド、このプロジェクトを信じてくれてありがとうございます。ノートン社のチームと一緒に仕事ができて幸せでした。
　私の編集者たちへ。マティ・バンマン、あなたのビジョンと私に与えてくれた針路に感謝します。ソフィ・ハーゲン、賢明な助言と登山を始める足がかりを提供してくれてありがとうございました。ケンドラ・ワード、素晴らしい編集と20年間の友情に感謝します。あなたと一緒に仕事をする夢を実現することができました。トニ・バーバンク、寛大な精神と知性と、複雑なアイデアを理解しやすくできることを教えてくれてありがとうございます。ロビン・ラッセル、何を探せばよいかではなく、どこを探せばよいか教えてくれてありがとう。力強いあなたに出会えたことにとても感謝しています。
　私が「ファミリー」と呼ぶ男性たちへ。ダニエル・レヒトシャッフェン、扉を開け、道中私を愛してくれてありがとう。デイビッド・コーツ、私の足下を明かりで照らし、目標と道筋から逸れないよう守ってくれてありがとう。スティーブ・セト、私が最も必要としていたときに洞察に満ちた助言を

くれたことに感謝します。デイビッド・ヤデガー、あなたの笑顔と愛情のこもった励ましに感謝します。ゴヴィンダ・ベーダー、このプロジェクトを信じてくれたこと、そして愛と友情に感謝します。エイドリアン・クラファク、あなたの明るく美しい心を分かちあってくれてありがとう。

　ジェネラティブ・ソマティクスのコミュニティへ。より公正でコンパッションのある世界を築く活動に感謝します。ステイシー・ヘインズ、揺るぎないサポートと私が望んでいた人間になるのを手伝ってくれてありがとう。スペンタ・カンダワラ、あなたのリーダーシップと、教師、ヒーラー、友人として私を支えてくれたことに感謝します。ヒラリー・ムーア、可能性に気づかせてくれたこと、そして不変の愛に感謝します。クリス・リンボルトス、あなたがあなたであること、そしてあなたが成すことすべてに感謝します。フェイザ・ブンダリ、あなたの友情と障がい者の正義への献身に感謝します。ダニエル・フェリス、私がリソースの考え方を変えるのを手伝ってくれてありがとう。スミ・ラクジュクマール、すぐれた才気をシェアしてくれてありがとう。エイドリアン・マリー・ブラウン、私が愛について別の見方ができるように手伝ってくれてありがとう。ジェニファー・イアニエッロ、友情、フィードバック、オリーブの薫製に感謝します。さらに、アルタ・スター、モーガン・バシチス、ゲシーン・ウェンツェル、リユ・ホイ＝マン、ララ・バース、ネーサン・シャラ、パオラ・レアード、R・J・マカーニ、ヴァシ・ジョーリ、ソチール・ベルヴェラ、デニース・ペリー、ラケール・ラヴィナ、プレンティス・ヘンフィル、リサ・トーマス・アデイェモに感謝します。

　親しい友人がいなければ道に迷っていたでしょう。アシュリー・バウマン、あなたの愛とパートナーシップに感謝します。エイミー・ラリマーとドリュー・クラフィク、私を迎え入れ、家族と無条件の愛について教えてくれてありがとう。クレア・キメル、あなたの魔法と恵みに感謝します。キャサリン・ウィルコクス、生涯にわたる友情に感謝します。メイガン・ウィラン、これをすべて可能にしてくれてありがとう。カービー・フミヌク、心理学と社会的正義の交点で同志になってくれてありがとう。そしてリサ・ウッドラフ、私に最も重要なことを思い出させてくれてありがとう。ジェシカ・ガーフィールド＝カバラ、あなたの強い同盟と、私が全体像を見るのをいつも手伝ってくれることに感謝します。テイラー・レヒトシャッフェン、勇気を示

してくれてありがとう。ヌリア・ゴメズ、揺るぎないサポートをありがとう。ヴァレリー・チャフォグラク、動くのと祈るのを同時にすることを教えてくれてありがとう。シャヴァン・ロジンバム、愛と休息について教えてくれてありがとう。ダニエル・ベザイレ、私の手を取り、決して放さないでくれて感謝します。

　専門知識の豊富な同僚や友人は、数え切れないほどの贈り物を与えてくれました。ウィロビー・ブリトンとジャレッド・リンダール、画期的な研究と広大で愛情深い心に感謝します。アヤ・チアイト、癒しの正義への献身に感謝を。テンペル・スミス、マインドフルネス、トラウマ、癒しについて洞察を共有してくれて感謝します。ブレット・ウィーラー、ジョン・ロス、ジル・シェパードには仏教徒としての強力なフィードバックに感謝し、リチャード・ストロッツィ・ヘックラーには、ものの見方と求め方を教えてくれたことに感謝します。クレア・バヤード、このプロジェクトを信じてくれてありがとう。トラウマ、抑圧、集団的解放についてのあなたの洞察のおかげで、この本は説得力のあるものになりました。ノース・アトランティック・ブックスのエリン・ウィーガンドの助言と理解に感謝します。2015年のアン・ブレイデン反人種差別オーガナイジングのトレーニング・プログラムを開催してくれたキャタリスト・プロジェクトのドナ・ウィルモット、ディラン・クック、アイザック・レヴ・シモンコ、モリー・マクルーア、ラフーラ・ジャノウスキー、ウィル・ドミニにも感謝します。あなたがた一人ひとりからたくさん学びました。

　私の恩師たちへ。バベット・ロスチャイルド、あなたの指導と励ましに感謝します。ホルヘ・フェレール、あなたの愛と厳しさと、私がこのアイデアを実現するのを助けてくれたことに感謝します。ドン・ハンロン・ジョンソンとロバート・マスターズ、博士論文執筆のプロセスを通して巧みに指導してくれたことに感謝します。そして論文の書き方を教えてくれたボニータ・ロング、スーザン・ダヒンテン、アン・キャリア、トム・ブロム、そしてベス・ハヴァーカンプに感謝します。タラ・ブラックとリック・ハンソン、私を信じてくれてありがとう。そしてケリー・ブレイディ、トラウマを癒すことが可能であると私に示してくれてありがとう。そして、私が多くを学んだ素晴らしいクライエントたちにも感謝します。

　友人たちはさまざまに支えてくれました。デイビッド・ヤング、エリザベ

ス・フッサール、ザイン・キャボット、ブレット・シェアナウ、ラニ・ヤデガー、キャット・コノア、キャサリン・クリチュトン、アリシャ・ガード、ケリー・ブラー、R・J・ジェニングス、ティム・トリヴァー、アレックス・ポートノイ、デイビッド・ニコル、パット・ギャリー、ジェフリー・ランダー、ボブ、ローラ、クリストファー、ケイティ・クリメス、ウェスリー・ロサカー、カースティン・パーキンズ、ジョイ・メーゾア、トーマス・フィリングハム、エラン・フレイデンソン、スコット・フィッシャー、ジェイミー・ストーン、ベン・シック、タイラー・メイヨ、クレア・ウィトマー、アンドリュー・ラティー、ドナルド・ロスバーグ、ジャクリン・リチャーズ、マイケル・ダザンスキー、ケイト・ギャフニー、モリー・ジョンストン、ピア・バネルジー、リック・シュナイダー、サラワング・パリク、セフォラ・レイ、スティーヴン・ジュリック、ウィル・カバットジン、ダラ・シルバーマン、マーズ・ショプマン、テレーゼ・ノエル・アレン、キサエ・ピータセン、ピア・バネルジー、ポール・キヴェル。サラ・アボット、私の心を開き、月を見せてくれてありがとう。

エイミー・ウッドラフ、ターニャ・ベハルディエン、ディラン・ボッソウ、ブリアナ・ハーマン＝ブランド、ザラ、ゾーイ、ソリー、私をあなたたちの人生に迎え入れ、愛情を教えてくれて感謝します。私の弟のライアン・トレリーヴェンと義理の妹のナディン・アルビー、あなたたちの親切に胸を打たれます。祖母のビアトリス、自分の白髪を笑えるくらい軽やかな気分でいられるよう明るく応援してくれたことに感謝します。

最後に、本書を両親に捧げます。子どもの頃、「それいけ、ワンちゃん」を毎晩読んでくれて、これまでの人生を支えてくれてありがとう。母のローレンは教師としての私を信じ、文筆家としての私を励ましてくれました。父のウェスリーはつまずいた時はいつも起こしてくれて、本書の各章にフィードバックをくれました。二人をとても愛しています。

文 献

AAUW. (2017). The pay gap is even worse for black women, and that's everyone's problem. Retrieved from http://www.aauw.org/2015/07/21/black-women-pay-gap/

Alexander, M. (2010). *The new Jim Crow: Mass incarceration in the age of colorblindness.* New York, NY: The New Press.

Allen, M., Dietz, M., Blair, K. S., van Beek, M., Rees, G., Vestergaard-Poulsen, P., & Roepstorff, A. (2012). Cognitive-affective neural plasticity following active-controlled mindfulness intervention. *The Journal of Neuroscience,* 32(44), 15601-15610.

American Association of University Women. (2017). *The simple truth about the gender pay gap.* Washington, DC: Author. Retrieved from http://www.aauw.org/resource/the-simple-truth-about-the-gender-pay-gap/

American Psychiatric Association. (2013). *Diagnostic and statistical manual of mental disorders* (5th ed.). Washington, DC: Author.

Anda, R. F., Felitti, V. J., Bremner, J. D., Walker, J. D., Whitfield, C. H., Perry, B. D., & Giles, W. H. (2006). The enduring effects of abuse and related adverse experiences in childhood. *European Archives of Psychiatry and Clinical Neuroscience,* 256(3), 174-186.

Anzaldúa, G. (1987). *Borderlands: la frontera.* San Francisco, CA: Aunt Lute.

Anzaldúa, G. (ed.). (1990). *Making faces, making Soul/Haciendo caras: Creative and critical perspectives of feminists of color.* San Francisco, CA: Aunt Lute Books.

Bachman, R., Zaykowski, H., Kallmyer, R., Poteyeva, M., & Lanier, C. (2008). Violence against American Indian and Alaska Native women and the criminal justice response: What is known. Washington, DC: *National Institute of Justice.*

Baer, R. (2003). Mindfulness training as a clinical intervention: A conceptual and empirical review. *Clinical Psychology: Science and Practice,* 10(2), 125-143.

Baer, R. (2016). Assessment of mindfulness and closely related constructs: Introduction to the special issue. *Psychological Assessment,* 28(7), 787-790.

Baer, R. A. (ed.). (2015). *Mindfulness-based treatment approaches: Clinician's guide to evidence base and applications.* New York, NY: Academic Press.

Baker, A., Goodman, J. D., & Mueller, B. (2015). Beyond the chokehold: The path to Eric Garner's death. *The New York Times.* Retrieved from https://www.nytimes.com/2015/06/14/nyregion/eric-garner-police-chokehold-staten-island.html?_r=0

Baker, K. J. M. (2016). Here is the powerful letter the Stanford victim read aloud to her attacker [Web post]. Retrieved from https://www.buzzfeed.com/katiejmbaker/heres-the-powerfulletter-the-stanford-victim-read-to-her-ra?utm_term=.mfZMn5GyY#.rfeOqNJxe

Baldwin, J. (1962). As much truth as one can bear. *New York Times Book Review*, 11, pp. 35-38.

Baldwin, J. (1963). *The fire next time.* New York, NY: Dial Press.

Banitt, S. P. (2012). *The trauma tool kit: Healing PTSD from the inside out.* New York, NY: Quest Books.

Banks, S. J., Eddy, K. T., Angstadt, M., Nathan, P. J., & Phan, K. L. (2007). Amygdalafrontal connectivity during emotion regulation. *Social cognitive and affective neuroscience*, 2(4), 303-312.

Becker, C. B., Zayfert, c., & Anderson, E. (2004). A survey of psychologists' attitudes towards and utilization of exposure therapy for PTSD. *Behaviour Research and Therapy*, 42(3), 277-292.

Benson, H., Beary, J. F., & Carol, M. P. (1974). The relaxation response. *Psychiatry*, 37(1), 3-46. （中尾睦宏・熊野宏昭・久保木富房（訳）(2001). リラクセーション反応. 星和書店）

Berne, P., Milbern, S., & Weiner-Mahfuz, L. (2015). *Disability justice: New intersections between race, justice, and disability.* Retrieved from http://www.sinsinvalid.org/PDFs/DJBriefing_Powerpoint.pdf

Biakolo, K. (2016). How to explain cultural appropriation to anyone who just doesn't get it. *Alternet.* Retrieved from http://www.alternet.org/culture/cultural-appropriation-pho-lionel-shriver-jamie-oliver-Tim-jacobs

Black, M. C., Basile, K. C., Breiding, M. J., Smith, S. G., Walters, M. L., Merrick. M. T., . . . Stevens, M. R. (2011). *The National Intimate Partner and Sexual Violence Survey (NISVS): 2010 summary report.* Atlanta, GA: National Center for Injury Prevention and Control, Centers for Disease Control and Prevention.

Boon, S., Steele, K., & van der Hart, O. (2011). *Coping with trauma-related dissociation.* New York, NY: Norton.

Boorstein, S. (1995). *It's easier than you think: The Buddhist way to happiness.* New York, NY: Harper.

Bradley, R., Greene, J., Russ, E., Dutra, L., & Westen, D. (2005). A multidimensional meta-analysis of psychotherapy for PTSD. *American Journal of Psychiatry*, 162(2), 214-227.

Briere, J., & Scott, C. (2014). *Principles of trauma-therapy: A guide to symptoms, evaluation, and treatment* (2nd ed., DSM-5 update). Thousand Oaks, CA: Sage.

Brown, K. W., & Ryan, R. M. (2003). The benefits of being present: mindfulness and its role in psychological well-being. *Journal of personality and social psychology*, 84(4),

Brown University. (2017). *Thevarietiesofcontemplativeexperience:Projectoverview.* Accessed at https://www.brown.edu/research/labs/britton/research/varieties-contemplativeexperience

Bubar, R. (2010). Cultural competence, justice, and supervision: Sexual assault against Native women. *Women and Therapy*, 33, 55-72.

Camp of the Sacred Stones. (2017). Standing Rock Sioux tribe DAPL resolution. Retrieved from http://sacredstonecamp.org/resolution/

Capelouto, S. (2014). Eric Garner: The haunting last words of a dying man. *CNN.* Retrieved from http://www.cnn.com/2014/12/04/us/garner-last-words/

Carson, C. (1981). *In Struggle: SNCC and the Black Awakening of the 1960s.* Cambridge, MA: Harvard University Press.

Carson, J. W., Carson, K. M., Gil, K. M., & Baucom, D. H. (2006). Mindfulness-based relationship enhancement (MBRE) in couples. In R. A. Baer (ed.) *Mindfulness-based treatment approaches: Clinician's guide to evidence base and applications* (pp. 309-331). New York, NY: Academic Press.

Carter, R. T. (2007). Racism and psychological and emotional injury: Recognizing and assessing race-based traumatic stress. *The Counseling Psychologist*, 35(1), 13-105.

Center for Disease Control and Prevention. (2016). *Injury prevention and control: Data and statistics*. Washington, DC: Author. Retrieved from https://www.cdc.gov/injury/wisqars/facts.html

Chou, T., Asnaani, A., & Hofmann, S. G. (2012). Perception of racial discrimination and psychopathology across three U.S. ethnic minority groups. *Cultural Diversity and Ethnic Minority Psychology*, 18(1), 74-81.

Coates, T. (2014). The case for reparations. *The Atlantic*. Retrieved from https://www.theatlantic.com/magazine/archive/2014/06/the-case-for-reparations/361631/

Collins, K., Connors, K., Davis, S., Donohue, A., Gardner, S., Goldblatt, E., & Thompson, E. (2010). Understanding the impact of trauma and urban poverty on family systems: Risks, resilience, and interventions. *Baltimore, MD: Family Informed Trauma Treatment Center*. Retrieved from www.nctsnet.org/sites/default/files/assets/pdfs/understanding_the_impact_of_trauma.pdf

Cook, J. L. & Cook, G. (2005). *Child development: Principles and perspectives*. Boston, MA: Allyn and Bacon.

Corcoran, K. M., Farb, N. A., Anderson, A., & Segal, Z. V. (2009). Mindfulness and emotion regulation: Outcomes and possible mediating mechanisms. In A. M. Kring & D. M. Sloan (eds.), *Emotion regulation and psychopathology: A transdiagnostic approach to etiology and treatment*(pp. 339-355). New York, NY: Guilford Press.

Creswell, J. D., Way, B. M., Eisenberger, N. I., & Lieberman, M. D. (2007). Neural correlates of dispositional mindfulness during affect labeling. *Psychosomatic Medicine*, 69(6), 560-565.

Cullen, M. (2011). Mindfulness-based interventions: An emerging phenomenon. *Mindfulness*, 2(3), 186-193.

Damasio, A. R. (1994). *Descartes' error*. New York, NY: Random House.

Daniels, A. (2014). As wealthy give smaller share of income to charity, middle class digs deeper. *The Chronicle of Philanthropy*. Retrieved from https://www.philanthropy.com/article/As-Wealthy-Give-Smaller-Share/152481

DeGruy, J. (2005). *Post traumatic slave syndrome: America's legacy of enduring injury and healing*. New York, NY: HarperCollins.

Deitz, M. F., Williams, S. L., Rife, S. C., & Cantrell, P. (2015). Examining cultural, social, and self-related aspects of stigma in relation to sexual assault and trauma symptoms. *Violence Against Women*, 21(5), 598-615.

De Jong, J. T. V. M., Komproe, L H., Van Ommeren, M., El Masri, M., Araya, M., Khaled, N., van de Put, W. & Somasundaram, D. (2001). Lifetime events and posttraumatic stress disorder in 4 postconflict settings. *Journal of the American Medical Association*, 286, 555-562.

Desbordes, G., Negi, L. T., Pace, T. W., Wallace, B. A., Raison, C. L., & Schwartz, E. L. (2012). Effects of mindful-attention and compassion meditation training on amygdala response to emotional stimuli in an ordinary, non-meditative state. *Frontiers in Human Neuroscience*, 6, 292-303.

Disha, I., Cavendish, J. C., & King, R. D. (2011). Historical events and spaces of hate: Hate crimes against Arabs and Muslims in post-9/11 America. *Social Problems*, 58(1), 21-46.

Dreier, P. (2016). Caught on camera: Police racism. *Prospect*. Retrieved at http:// prospect.org/

article/caught-camera-police-racism

Dube, S. R., Anda, R. F., Felitti, V. J., Chapman, D. P., Williamson, D. F., & Giles, W. H. (2001). Childhood abuse, household dysfunction, and the risk of attempted suicide throughout the life span: Findings from the Adverse Childhood Experiences Study. *Journal of the American Medical Association, 286*(24), 3089-3096.

East Bay Meditation Center. (2017). Mission and history [Web post]. Retrieved from https://eastbaymeditation.org/about/mission-history/

Eisen, A. (2014). *Operation ghetto storm: 2012 Annual Report on the extrajudicial killings of 313 Black people by police, security guards, and vigilantes.* Retrieved from http:// www. operationghettostorm.org/uploads/1/9/1/1/19110795/new_all_14_11_04.pdf

Elliott, D. M. (1997). Traumatic events: Prevalence and delayed recall in the general population. *Journal of Consulting and Clinical Psychology, 65,* 811-820.

Emerson, D., Hopper, E., & Levine, P. A. (2011). *Overcoming trauma through yoga: Reclaiming your body.* Berkeley, CA: North Atlantic Books. (伊藤久子 (訳) (2011). トラウマをヨーガで克服する. 紀伊國屋書店)

Epstein, M. (2013). *The trauma of everyday life.* New York, NY: Penguin.

Equal Justice Initiative (EJI). (2013). Slavery in America: The Montgomery slave trade (Report). Retrieved at http://eji.org/sites/default/files/slavery-in-america-summary.pdf

Feagin, J., & Bennefield, Z. (2014). Systemic racism and US health care. *Social Science & Medicine, 103,* 7-14.

Fine-Dare, K. S. (2002). *Grave injustice: the American Indian repatriation movement and NAGPRA.* Lincoln, NE: Univerity of Nebraska Press.

Foa, E. B., Chrestman, K. R., & Gilboa-Schechtman, E. (2008). *Prolonged exposure therapy for adolescents with PTSD: Emotional processing of traumatic experiences: Therapist guide.* London: Oxford University Press. (金吉晴・中島聡美・小林由季・大滝涼子 (訳) (2014). 青年期 PTSD の持続エクスポージャー療法―― 治療者マニュアル. 星和書店)

Foa, E. B., & Kozak, M. J. (1986). Emotional processing of fear: exposure to corrective information. *Psychological bulletin, 99*(1), 20.

Frans, Ö., Rimmö, P. A., Åberg, L., & Fredrikson, M. (2005). Trauma exposure and post-traumatic stress disorder in the general population. *Acta Psychiatrica Scandinavica, 111*(4),291-290.

Freud, S. (1896). The aetiology of hysteria. In *The standard edition of the complete psychological works of Sigmund Freud,* trans. J. Strachey (pp. 187-221). London: Hogarth Press.

Frye, M. (1983). *The politics of reality: Essays in feminist theory.* New York, NY: Crossing Press.

Gallup, G. G. (1977). Tonic immobility: The role of fear and predation. *Psychological Record, 27,* 41-61.

Gardner-Nix, J., & Costin-Hall, L. (2009). *The mindfulness solution to pain: Step-by-step techniques for chronic pain management.* Oakland, CA: New Harbinger.

Garfield, J. L. (1995). *The fundamental wisdom of the middle way: Nagarjuna's Mulamadhyamakakarika.* London: Oxford University Press.

generationFIVE. (2017). Ending child sexual abuse: A transformative justice handbook. Retrieved from http://www.generationfive.org/wp-content/uploads/2017/06/ Transformative-Justice-Handbook.pdf generative somatics. (2017). What is somatics? Retrieved from http://www.generative somatics. org/content/what-somatics

GLAAD (2017). Retrieved from https://www.glaad.org/reference/transgender

Goldin, P. R., & Gross, J. J. (2010). Effects of mindfulness-based stress reduction (MBSR) on emotion regulation in social anxiety disorder. *Emotion,* 10(1), 83-91.

Gray, E. (2016). This letter from the Stanford sex offender's dad epitomizes rape culture. *Huffington Post.* Retrieved from http://www.huffingtonpost.com/entry/broclvturner-dad-letter-is-rape-culture-in-a-nutshel_us_57555bace4bOed593f14cb30

Green, A. R., Carney, D. R., Pallin, D. J., Ngo, L. H., Raymond, K. L., Iezzoni, L. I., & Banaji, M. R. (2007). Implicit bias among physicians and its prediction of thrombolysis decisions for Black and White patients. *Journal of General Internal Medicine,* 22(9), 1231-1238.

Greenwald, A. G., & Krieger, L. H. (2006). Implicit bias: Scientific foundations. *California Law Review,* 94(4), 945-967.

Gunaratana, B. (2011). *Mindfulness in plain English.* London: Simon and Schuster. （出村佳子（訳）(2012). マインドフルネス —— 気づきの瞑想. サンガ）

Haines, S. (2007). *Healing sex: A mind-body approach to healing sexual trauma.* San Francisco: Cleis Press.

Hanson, R. (2009). Buddha's brain: The practical neuroscience of happiness, love, and wisdom. Oakland, CA: New Harbinger. （菅靖彦（訳）(2019). ブッダの脳 —— 心と脳を変え人生を変える実践的瞑想の科学. 草思社文庫）

Hays, P. A. (1996). Addressing the complexities of culture and gender in counseling. *Journal of Counseling & Development,* 74, 332-338.

Healing Collective Trauma. (2013). Kindred collective: Cara Page. Retrieved from http://www.healingcollectivetrauma.com/cara-page.html

Heartland Trans Wellness Group. (2017). *Gender neutral bathrooms.* Retrieved from http://transwellness.org/resources/educational-materials/gender-neutral-bathrooms/

Hemphill, P. (2017). Healing justice is how we can sustain Black lives. *Huffpost.* Retrieved from http://www.huffingtonpost.com/entry/healing-justice_us_589ge8ade4bOc1284f282ffe

Herbermann, C. G. (Ed.). (1922). *The Catholic encyclopedia: Supplement I.* New York, NY: Encyclopedia Press.

Herman, J. L. (1997). *Trauma and recovery.* New York, NY: Basic Books. （中井久夫（訳）(1999). 心的外傷と回復（増補版）. みすず書房）

Hernandez, C. C. G. (2014). Creating crimmigration. *Brigham Young University Law Review.* Retrieved from https://ssrn.com/abstract=2393662 or http://dx.doi.org/10.2139/ssrn.2393662

Hochman, D. (2013). Mindfulness: Getting its share of attention. *The New York Times.* Retrieved from http://www.nytimes.com/2013/11/03/fashion/mindfulness-and-meditation-are-capturing-attention.html

Hollis-Walker, L., & Colosimo, K. (2011). Mindfulness, self-compassion, and happiness in non-meditators: A theoretical and empirical examination. *Personality and Individual differences,* 50(2), 222-227.

Hölzel, B. K., Carmody, J., Evans, K. C., Hoge, E. A., Dusek, J. A., Morgan, L., . . . & Lazar, S. W. (2009). Stress reduction correlates with structural changes in the amygdala. *Social Cognitive and Affective Neuroscience,* 5(1), 11-17.

Hölzel, B. K., Lazar, S. W., Gard, T., Schuman-Olivier, Z., Vago, D. R., & Ott, U. (2011). How does mindfulness meditation work? Proposing mechanisms of action from a conceptual and neural perspective. *Perspectives on psychological science,* 6(6), 537-559.

hooks, b. (1984). *Feminist theory: From margin to center* (2nd ed.). Cambridge, MA: South End Press.

Hughes, D. (2013). Intersubjective mindfulness. In D. J. Siegel & M. Solomon (eds.), *Healing moments in psychotherapy* (pp. 17-33). New York, NY: Norton.

Hülsheger, U. R., Alberts, H. J., Feinholdt, A., & Lang, J. W. (2013). Benefits of mindful-ness at work: The role of mindfulness in emotion regulation, emotional exhaustion, and job satisfaction. *Journal of Applied Psychology,* 98(2), 310-325.

Jackson-Dwyer, D. (2013). *Interpersonal relationships* (Vol. 10). New York, NY: Routledge.

Janet, P. (1911). L'Etat mental des hystériques (2nd ed.). Paris: Felix Alcan.

Johnson, C. G. (2015). Bryan Stevenson on Charleston and our real problem with race. *The Marshall Project.* Retrieved from https://www.themarshallproject.org/2015/06/24/bryan-stevenson-on-charleston-and-our-real-problem-with-race#.oYAIK9UUp

Kabat-Zinn, J. (1994). *Wherever you go, there you are: Mindfulness meditation in everyday life.* London: Hachette. (田中麻里（監訳）松丸さとみ（訳）(2012). マインドフルネスを始めたいあなたへ —— 毎日の生活でできる瞑想. 星和書店)

Kabat-Zinn, J. (2011). Some reflections on the origins of MBSR, skillful means, and the trouble with maps. *Contemporary Buddhism,* 12(01), 281-306.

Kachmar, K. (2013). New Markers document Ala. city's role in slave trade. *USA Today: The Montgomery (Ala.) Advertiser.* Retrieved from https://www.usatoday.com/story/news/nation/2013/12/11/slave-trade-historic-markers-alabama/3989611/

Kearney, D. J., McDermott, K., Malte, C., Martinez, M., & Simpson, T. L. (2012). Association of participation in a mindfulness program with measures of PTSD, depression and quality of life in a veteran sample. *Journal of clinical psychology,* 68(1), 101-116.

Kelley, R. D. G. (2017). What did Cedric Robinson mean by racial capitalism? *Boston Review.* Retrieved from http://bostonreview.net/race/robin-d-g-kelley-what-did-cedric-robinson-mean-racial-capitalism

Kilpatrick, D. G., Resnick, H. S., Milanak, M. E., Miller, M. W., Keyes, K. M., & Fried-man, M. J. (2013). National estimates of exposure to traumatic events and PTSD prevalence using DSM-IV and DSM-5 criteria. *Journal of Traumatic Stress,* 26(5), 537-547.

King, A. P., Erickson, T. M., Giardino, N. D., Favorite, T., Rauch, S. A., Robinson, E., Kulkarni, M., & Liberzon, I. (2013). A pilot study of group mindfulness-based cognitive therapy (MBCT) for combat veterans with posttraumatic stress disorder (PTSD). *Depression and anxiety,* 30(7), 638-645.

Kivel, P. (2004). *You call this a democracy? Who benefits, who pays, and who really decides?* New York, NY: Apex Press.

Kraus, D. (1993). *Concepts of modern biology.* Englewood Cliffs, NJ: Globe Book Company.

Lazar, S. W., Kerr, C. E., Wasserman, R. H., Gray, J. R., Greve, D. N., Treadway, M. T., McGarvey, M. Quinn, B., Dusek, J. A., Benson, H., Rauch, S. L., Moore, C. I., & Fischl, B. (2005). Meditation experience is associated with increased cortical thickness. *Neuroreport,* 16(17), 1893-1897.

Lebron, D., Morrison, L., Ferris, D., Alcantara, A., Cummings, D., Parker, G., & McKay, M. (2015). *Facts matter! Black lives matter! The trauma ofracism.* New York, NY: New York University Silver School of Social Work. Retrieved at http://www.mcsilver.org/ wp-content/

uploads/2015/04/Trauma-of-Racism-Report.pdf

LeDoux, J. (1998). *The emotional brain: The mysterious underpinnings of emotional life.* New York, NY: Simon and Schuster. (松本元・小幡邦彦・湯浅茂樹・川村光毅・石塚典生（訳）(2003). エモーショナル・ブレイン —— 情動の脳科学. 東京大学出版会)

Levine, P. A. (1997). *Waking the tiger: Healing trauma.* Berkeley, CA: North Atlantic Books.

Levine, P. A. (2010). *In an unspoken voice: How the body releases trauma and restores goodness.* Berkeley, CA: North Atlantic Books. (池島良子・西村もゆ子・福井義一・牧野有可里（訳）(2016). 身体に閉じ込められたトラウマ —— ソマティック・エクスペリエンシングによる最新のトラウマ・ケア. 星和書店)

Lichtblau, E. & Fausset, R. (2016). US. warns North Carolina that transgender bill violates civil rights laws. *The New York Times.* Retrieved from https://www.nytimes.com/2016/05/05/us/north-carolina-transgender-bathroom-bill.html

Lindahl, J. R., Fisher, N. E., Cooper, D. J., Rosen, R. K., & Britton, W. B. (2017). The varieties of contemplative experience: A mixed-methods study of meditation-related challenges in Western Buddhists. *PLoS ONE,* 12(5): e0176239.

Lodhi, H. (2015). Does systemic oppression really exist? *Huffpost.* Retrieved from http://www.huffingtonpost.com/humera-Iodhi/a-muslim-at-mizzou-does-s_b_8539080.html

Lorde, A. (1984). *Sister outsider: Essays and speeches.* Berkeley, CA: Crossing Press.

MacLean, P. D. (1990). *The triune brain in evolution: Role in paleocerebral functions.* New York, NY: Springer Science. (法橋登（訳）(2018). 三つの脳の進化（新装版）. 工作舎)

Magyari, T. (2016). Teaching individuals with traumatic stress. In D. McCown, D. K. Reibel, & M. S. Micozzi (eds.), *Resources for teaching mindfulness: An international handbook* (pp. 339-358). New York, NY: Springer.

Mahler, J. (2016). For many women, Trump's 'locker-room talk' brings memories of abuse. *The New York Times.* Retrieved from https://www.nytimes.com/2016/1O/11/us/politics/sexual-assault-survivor-reaction.html?action=click&contentCollection=Politics&module=RelatedCoverage&region= Marginalia&pgtype=article

Manna, A., Raffone, A., Perrucci, M. G., Nardo, D., Ferretti, A., Tartaro, A., & Romani, G. L. (2010). Neural correlates of focused attention and cognitive monitoring in meditation. *Brain Research Bulletin,* 82(1), 46-56.

Massachusetts Institute of Technology. (2015). Kids corner-brain gear, the Gabrrieli Lab [web post]. Retrieved from http://gablab.mit.edu/index.php/14-sample-data-articles/149-kids-corner-brain-gear

McCown, Reibel, & Micozzi (eds.) (2016). *Resources for teaching mindfulness: An international handbook.* New York, NY: Springer.

Merckelbach, H., & Muris, P. (2001). The causal link between self-reported trauma and dissociation: A critical review. *Behavior Research and Therapy,* 39(3), 245-254.

Mitchell, K. S., Dick, A. M., DiMartino, D. M., Smith, B. N., Niles, B., Koenen, K. c., & Street, A. (2014). A pilot study of a randomized controlled trial of yoga as an intervention for PTSD symptoms in women. *Journal of Traumatic Stress,* 27(2), 121-128.

Movement for Black Lives. (2016). *A vision for Black lives: Policy demands for Black power, freedom, & justice.* Retrieved from https://policy.m4bLorg/wp-content/uploads/2016/07/20160726-m4bl-Vision-BookletV3.pdf

Movement Generation Justice and Ecology Project. (2012). *From banks and tanks to cooperation and caring: A strategic framework for a just transition.* Retrieved from http://movementgen.electricembers.net/wp-content/uploads/2016/11/JT_booklet_English_SPREADs_web.pdf

National Center for Charitable Statistics. (2015). Charitable giving in america: Some facts and figures. Retrieved from http://nccs.urban.org/data-statistics/charitable_giving-america-some-facts-and-figures

National Coalition of Anti-Violence Programs. (2014). *Lesbian, gay, transgender, queer, and HIV-affected intimate partner violence in 2013*. New York, NY: Author. Retrieved from http://www.avp.org/storage/documents/ncavp2013ipvreport_webfinaLpdf

National Network to End Domestic Violence. (2015). *'14 domestic violence counts national summary*. Washington, DC: Author. Retrieved from http://nnedv.org/downloads/Census/DV-Counts2014/DVCounts14_NatlSummarv-Color_2.pdf

Nieto, L., Boyer, M. E, Goodwin, L., Johnson, G. R., Smith, L. C. & Hopkins, J. P. (2010). *Beyond inclusion, beyond empowerment: A developmental strategy to liberate everyone*. Olympia, WA: Cuetzpalin.

Nsiah-Jefferson, L. (1989). Reproductive laws, women of color, and low-income women. In *Reproductive Laws for the 1990s* (pp. 23-67). New York, NY: Humana Press.

Nyanamoli, B. (1972). *The life of the Buddha, as it appears in the Pali canon, the oldest authentic record*. Kandi, Sri Lanka: Buddhist Publication Society.

O'Connell, B., & Dowling, M. (2014). Dialectical behavior therapy (DBT) in the treatment of borderline personality disorder. *Journal of Psychiatric and Mental Health Nursing*, 21(6), 518-525.

Ogden, P. (2015). *Sensorimotor psychotherapy: Interventions for trauma and attachment*. New York, NY: Norton.

Ogden, P. & Fisher, J. (2015). *Sensorimotor psychotherapy: Interventions for trauma and attachment*. New York, NY: Norton.

Ogden, P., Minton, K., & Pain, C. (2006). *Trauma and the body: A sensorimotor approach to psychotherapy*. New York, NY: Norton. (太田茂行（訳）(2012). トラウマと身体——センサリーモーター・サイコセラピー（SP）の理論と実際. 星和書店）

Olive, V. C. (2012). Sexual assault against women of color. *Journal of Student Research*, 1, 1-9.

Oppression. (2017). In Merriam-Webster.com. Retrieved from https://www.merriam-webster.com/dictionary/oppression?utm_campaign=sd&utm_medium=serp&utm_source=jsonld

Orenstein, D. (2017). Study documents range of challenging meditation experiences. Retrieved from https://news.brown.edu/articles/2017/05/experiences

Ortner, C. N., Kilner, S. J., & Zelazo, P. D. (2007). Mindfulness meditation and reduced emotional interference on a cognitive task. *Motivation and Emotion*, 31(4), 271-283.

Ostafin, B. D., Robinson, M. D., & Meier, B. P. (eds.). (2015). *Handbook of Mindfulness and Self-regulation*. New York, NY: Springer.

Ozer, E. J., & Weiss, D. S. (2004). Who develops posttraumatic stress disorder? *Current Directions in Psychological Science*, 13(4), 169-172.

Pickert, K. (2014, February 3). The mindful revolution. *TIME Magazine*, pp. 34-48.

Pierce, C., Carew, J., Pierce-Gonzalez, D., & Willis, D. (1978). An experiment in racism: TV commercials. In C. Pierce (ed.), *Television and education* (pp. 62-88). Beverly Hills, CA: Sage.

Pole, N., Best, S. R., Metzler, T., & Marmar, C. R. (2005). Why are Hispanics at greater risk for

PTSD? *Cultural Diversity and Ethnic Minority Psychology,* 11(2), 144-161.

Porges, S. W. (2004). Neuroception: A subconscious system for detecting threats and safety. *Zero to Three,* 24(5), 19-24.

Porges, S. W. (2011). *The polyvagal theory: Neurophysiological foundations of emotions, attachment, communication, and self-regulation.* New York, NY: Norton.

Poynting, S., & Mason, V. (2007). The resistible rise of Islamophobia: Anti-Muslim racism in the UK and Australia before 11 September 2001. *Journal of Sociology,* 43(1), 61-86.

Quigley, W. P. (2003). *Ending poverty as we know it: Guaranteeing a right to a job at a living wage.* Philadelphia, PA: Temple University Press.

Raffo, S. (2011). Resourcing: Fundraising as part of supporting and building community. *Grassroots Fundraising Journal.* Retrieved at http://www.amyvarga.com/wp-content/uploads/2017/02/Resourcing-Fundraising-as-Part-of-Supporting-and-BuildingCommunity.pdf

RAINN. (2017). Effects of sexual violence. Retrieved from https://www.rainn.org/effectssexual-violence

Ray, R. A (2008). *Touching enlightenment: Finding realization in the body.* Boulder, CO: Sounds True.

Rinfrette, E. S. (2015). From trauma to healing: A social worker's guide to working with survivors. *Health & Social Work,* 40(1), 65-66.

Roberts, A L, Gilman, S. E., Breslau, J., Breslau, N., & Koenen, K. C. (2011). Race/ethnic differences in exposure to traumatic events, development of posttraumatic stress disorder, and treatment-seeking for posttraumatic stress disorder in the United States. *Psychological Medicine,* 41(01), 71-83.

Rocha, T. (2014). The dark knight of the soul. *The Atlantic.* Retrieved from https://www.theadantic.com/health/archive/2014/06/the-dark-knight-of-the-souls/372766/

Rogers, K. L. (1994). Trauma redeemed: the narrative construction of social violence. In McMahan, E. M. & Rogers, K. L (eds.) *Interactive Oral History Interviewing* (pp. 31-46). New York, NY: Routledge.

Rothbaum, B. O., Hodges, L., Alarcon, R., Ready, D., Shahar, E, Graap, K., & Baltzell, D. (1999). Virtualreality exposure therapy for PTSD Vietnam veterans: A case study. *Journal of Traumatic Stress,* 12(2), 263-271.

Rothman, E., Hathaway, J., Stidsen, A & de Vries, H. (2007). How employment helps female victims of intimate partner abuse: A qualitative study. *Journal of Occupational Health Psychology,* 12(2), 136-143.

Rothschild, B. (2000). *The body remembers: The psychophysiology of trauma and trauma treatment.* New York, NY: Norton. （久保隆司（訳）（2009）．PTSD とトラウマの心理療法——心身統合アプローチの理論と実践．創元社）

Rothschild, B. (2010). *8 keys to safe trauma recovery: Take charge strategies to empower your healing.* New York, NY: Norton.

Rothschild, B. (2011). *Trauma essentials: The go-to guide.* New York, NY: Norton. （久保隆司（訳）（2015）．これだけは知っておきたい PTSD とトラウマの基礎知識．創元社）

Rothschild, B. (2017). *The body remembers, volume 2: Revolutionizing trauma treatment.* New York, NY: Norton.

Russell, D. E. (1984). *Sexual exploitation: Rape, child sexual abuse, and workplace harassment.* Thousand Oaks, CA: Sage.

Samuelson, M., Carmody, J., Kabat-Zinn, J., & Bratt, M. A (2007). Mindfulness-based stress reduction in Massachusetts correctional facilities. *The Prison Journal,* 87(2), 254-268.

Sapolsky, R. M. (1994). *Why zebras don't get ulcers.* New York, NY: W. H. Freeman. (栗田昌裕（監修）森平慶司（訳）(1998). なぜシマウマは胃潰瘍にならないか――ストレスと上手につきあう方法. シュプリンガー・フェアラーク東京)

Scaer, R. (2001). *The body bears the burden.* New York, NY: Routledge.

Scalora, S. (2015). Mindfulness-Based Stress Reduction: An interview with Jon Kabat-Zinn. *Huffington Post.* Retrieved from http://www.huffmgtonpost.com/suza-scalora/mindfulnessbased-stress-r_b_6909426.html

Schnurr, P. P., Friedman, M. J., Engel, C. C., Foa, E. B., Shea, M. T., Chow, B. K., & Turner, C. (2007). Cognitive behavioral therapy for posttraumatic stress disorder in women: A randomized controlled trial. *Journal of the American Medical Association,* 297(8), 820-830.

Schwartz, R. (1994). *The internal family systems model.* New York, NY: Guilford Press.

Schwartz, R. C. (2013). Moving from acceptance toward transformation with internal family systems therapy (IFS). *Journal of clinical psychology,* 69(8), 805-816.

Selye, H. (1973). The evolution of the stress concept: The originator of the concept traces its development from the discovery in 1936 of the alarm reaction to modern therapeutic applications of syntoxic and catatoxic hormones. American *Scientist,* 61(6), 692-699.

Shapiro, S. L., Schwartz, G. E., & Bonner, G. (1998). Effects of mindfulness-based stress reduction on medical and premedical students. *Journal of behavioral medicine,* 21(6), 581-599.

Shaver, P. (2011). *Cosmic heritage: Evolution from the big bang to conscious life.* New York, NY: Springer Science.

Shenker, J., Viturro, M., Haines, S., Kandawalla, S., & Lavina, R. (2014). *Transforming lives, transforming movement building: Lessons from the National Domestic Workers Alliance strategy - organizing - leadership (SOL) initiative.* Retrieved from http:// www.soltransforminglives.org/pdf/sol-transforming-lives-executive-summary-4.pdf

Sheppard, B. (2016). New battles at standing Rock for water and life. *Green Left Weekly,* 14.

Shilony, E., & Grossman, F. K. (1993). Depersonalization as a defense mechanism in survivors of trauma. *Journal of Traumatic Stress,* 6(1), 119-128.

Siegel, D. J. (1999). *The developing mind* (Vol. 296). New York, NY: Guilford Press.

Siegel, D. J. (2007). *The mindful brain: Reflection and attunement in the cultivation of well being.* New York, NY: Norton.

Siegel, D. J. (2010). *Mindsight: The new science of personal transformation.* New York, NY: Bantam. (山藤奈穂子（監訳）小島美夏（訳）(2013). 脳をみる心、心をみる脳――マインドサイトによる新しいサイコセラピー 自分を変える脳と心のサイエンス. 星和書店)

Silliman, J., Fried, M. G., Ross, L., & Gutierrez, E. (2016). *Undivided rights: Women of color organizing for reproductive justice.* Chicago, IL: Haymarket Books.

Sobsey, D., & Doe, T. (1991). Patterns of sexual abuse and assault. *Sexuality and Disability,* 9(3), 243-259.

Solomon, M. F. & Siegel, D. J. (eds.). (2003). *Healing trauma: Attachment, mind, body, and brain.* New York, NY: Norton.

Staas, C. (2014). *State of the science: Implicit bias review 2014.* Columbus, OH: Kirwan Institute.

Stand With Standing Rock. (2017). For Native 'water protectors,' Standing Rock protest has become fight for religious freedom, human rights. Retrieved from http://standwithstandingrock.net/native-water-protectors-standing-rock-protest-become-fight-religious-freedom-human-rights/

Stolberg, S. G. & Bidgood, J. (2016). Freddie Gray died from 'rough ride,' prosecutors assert. *New York Times*. Retrieved from https://www.nytimes.com/2016/06/10/us/caesar-goodson-trial-freddie-gray-baltimore.html?r=0

Stotzer, R. L. (2009). Violence against transgender people: A review of United States data. *Aggression and Violent Behavior*, 14(3), 170-179.

Strozzi-Heckler, R. (2014). *The art of somatic coaching: Embodying skillful action, wisdom, and compassion*. Berkeley, CA: North Atlantic Books.

Sue, D. W., Capodilupo, C. M., Torino, G. C., Bucceri, J. M., Holder, A, Nadal, K. L., & Esquilin, M. (2007). Racial microaggressions in everyday life: Implications for clinical practice. *American Psychologist*, 62(4), 271-286.

Tang, Y., Holzel, B., & Posner, M. I. (2015). The neuroscience of mindfulness meditation. *Nature Reviews Neuroscience*, 16, 213-225.

Taren, A. A., Creswell, J. D., & Gianaros, P. J. (2013). Dispositional mindfulness covaries with smaller amygdala and caudate volumes in community adults. *PLoS One*, 8(5), e64574.

Tartakovsky, M. (2016). Using mindfulness to approach chronic pain. *Psych Central*. Retrieved from http://psychcentral.com/lib/using-mindfulness-to-approach-chronic-pain/

Taylor, V. A., Grant, J., Daneault, v., Scavone, G., Breton, E., Roffe-Vidal, S., . . . Beauregard, M. (2011). Impact of mindfulness on the neural responses to emotional pictures in experienced and beginner meditators. *Neuroimage*, 57(4),1524-1533.

Teasdale, J. D., Segal, Z. V., Williams, J. M. G., Ridgeway, V. A., Soulsby, J. M., & Lau, M. A. (2000). Prevention of relapse/recurrence in major depression by mindfulness-based cognitive therapy. *Journal of Consulting and Clinical Psychology*, 68(4), 615.

Terr, A. I. (1993). Multiple chemical sensitivities. *Annals of Internal Medicine*, 119(2), 163-164.

Thompson, R. W., Arnkoff, D. B., & Glass, C. R. (2011). Conceptualizing mindfulness and acceptance as components of psychological resilience to trauma. *Trauma, Violence, & Abuse*, 12(4), 220-235.

Timm, J. C. (2013). PTSD is not a disorder, says medal of honor winner. *MSNBC*. Retrieved from http://www.msnbc.com/morning-joe/ptsd-not-disorder-says-medal-honor

Tirman, J. (2012). Why do we ignore civilians killed in American wars? *The Washington Post*. Retrieved from https://www.washingtonpost.com/opinions/why-do-we-ignore-the-civilians-killed-in-american-wars/2011/12/05/gIQALCO4eP_story.html?utm_term=.bcdcc990bf66

Treleaven, D. (2010). Meditation, trauma, and contemplative dissociation. *Somatics*, 16(2), 20-24.

Turow, R. G. (2017). *Mindfulness skills for trauma and PTSD: Practices for recovery and resilience*. New York, NY: Norton.

U.S. Department of Justice. (2015). *Bureau of Justice Statistics: National Crime Victimization Survey, 2010-2014*. Washington, DC: Author.

U.S. Department of Veterans Affairs. (2016). *How common is PTSD?* Washington, DC: Author. Retrieved from http://www.ptsd.va.gov/public/PTSD-overview/basics/how-common-is-ptsd.asp

U.S. National Center for Trauma-Informed Care. (2016). *Trauma-informed approach and trauma-specific interventions*. Washington, DC: Author. Retrieved from https://www.samhsa.gov/nctic/trauma-interventions

Vago, D. (2012, October). Understanding the neurobiological mechanisms of mindfulness [Video file]. Retrieved from https://www.youtube.com/watch?v=WPHgxYkgDbk

van der Kolk, B. (2014). *The body keeps the score: Brain, mind, and body in the healing of trauma*. New York, NY: Viking.（柴田裕之（訳）(2016). 身体はトラウマを記録する―― 脳・心・体のつながりと回復のための手法. 紀伊國屋書店）

Vygotsky, L. S. (1980). *Mind in society: The development of higher psychological processes*. Cambridge, MA: Harvard University Press.

Wagner, H. L. (2007). *Elie Wiesel, messenger for peace*. New York, NY: Infobase Publishing.

Waller, N. G., Putnam, F. W., & Carlson, E. B. (1996). Types of dissociation and dissociative types: A taxometric analysis of dissociative experiences. *Psychological Methods, 1*, 300-321.

Watts, M. J. (2000). Contested communities, malignant markets, and gilded governance: justice, resource extraction, and conservation in the tropics. In C. Zerner (ed.) *People, plants, and justice: The politics of nature conservation* (pp. 21-51). New York, NY: Columbia University Press.

Welwood, J. (2002). *Toward a psychology of awakening: Buddhism, psychotherapy, and the path of personal and spiritual transformation*. Boulder, CO: Shambhala Publications.

Williams, M. (2013). Can racism cause PTSD? Implications for DSM-5. *Psychology Today*. Retrieved at https://www.psychologytoday.com/blog/culturally-speaking/201305/ can-racism-cause-ptsd-implications-dsm-5

Wilson, J. (2013). *Mindful America: Meditation and the mutual transformation of Buddhism and American culture*. London: Oxford University Press.

Wineman, S. (2003). *Power-under: Trauma and nonviolent change*. (n.p.): Steve Wineman.

Women's Timh. (2017). Unity Principles. Retrieved from www.womensTimh.com/principles

Woods, B. (2016). "I hear the screams every night": Freddie Gray's death haunts man who shot video. *The Guardian*. Retrieved from https://www.theguardian.com/us-news/2016/jul/20/ freddie-gray-death-haunts-man-filmed-video-baltimore

World Health Organization. (2014). *Injuries and violence: The facts 2014*. Geneva, Switzerland: Author. Retrieved from http://apps.who.int/iris/bitstream/10665/149798/1/9789241508018_ eng.pdf?ua=l&ua=l&ua=1

Wylie, M. S. (2015). The mindfulness explosion: The perils of mainstream acceptance. *Psychotherapy Networker, 39*, 19-25.

Young, E. (2012). Gut instincts: The secrets of your second brain. Retrieved from https:// www.newscientist.com/article/mg21628951.900-gut-instincts-the-secrets-of-yoursecond-brain/

Zeidan, F., Johnson, S. K., Gordon, N. S., & Goolkasian, P. (2010). Effects of brief and sham mindfulness meditation on mood and cardiovascular variables. *The Journal of Alternative and Complementary Medicine, 16*(8), 867-873.

Zweifach, B. W. (1959). The microcirculation of the blood. *Scientific American, 200*(1), 54-60.

註

序説　なぜ、トラウマセンシティブ・マインドフルネスなのか

1）Treleaven, 2010
2）Elliott, 1997; Kilpatrick et al., 2013
3）スティーブ・ワインマンがその著書『パワー・アンダー——トラウマと暴力なき社会変動』（*"Power-Under: Trauma and Nonviolent Social Change"*）（Wineman, 2003）で述べるように、「抑圧、つまり権力の体系的な濫用は人々を無力にします。そして無力こそトラウマ体験の特徴です。それゆえ支配によって組織化された社会ではトラウマの蔓延は避けられません。なぜなら、抑圧は無数の目に見えない支配行為を生み出し、体制自体が無力とトラウマを生み出すからです」。
4）Levine, 2010
5）Haines, 1999
6）ジェネレーション・ファイブ（Generation Five）は、「変容的正義（Transformative Justice）とは、私たち、すなわち個人、家族、コミュニティ、社会が、世界で起きている危害を防止し、危害に対応し、危害を変容するアプローチである」と述べています。
7）Shenker, Viturro, Haines, Kandawalla, & Lavina, 2014
8）Brown & Ryan, 2003
9）https://vimeo.com/37880309
10）Magyari, 2016

第1章　遍在するトラウマ ——目に見えるものと見えないもの

1）Baker, 2016
2）Baker, 2016
3）Gray, 2016
4）フレディー・グレイ（Freddie Gray）は、警察が違法であると主張した飛び出しナイフを所持していたとしてボルチモア警察に拘束されてから7日後の2015年4月

19 日に死亡しました。この飛び出しナイフはのちに合法であることが示されました。グレイは警察の車で護送されている間に昏睡状態に陥り、その後亡くなりました。死因は重度の脊髄損傷であることが判明し、検死官の報告がグレイの死を殺人と断定したあと、6 人の警察官に対して刑事告発が行われました（Stolberg & Bidgood, 2016）。

5) Black et al., 2011

6) Eisen, 2014

7) レイプを「20 分間の行動」と表現したターナーの父親に対するの私の友人の反応は、家父長制にかたどられた世界に生まれ育ったことによります。この世界では、男性による女性への暴力は正常と見なされ、男らしさとして肯定されます。同様に、警察官による有色人種の殺害も、まれな事故だとか少数の「汚職警官」の犯行だろうと願っても、実際には体制的要因や歴史的要因と切り離すことはできません。

8) Kearney, McDermott, Malte, Martinez, & Simpson, 2012; King et al., 2013; Thompson, Arnkoff, & Glass, 2011; Turow, 2017

9) Hollis-Walker & Colosimo, 2011; Turow, 2017

10) Lindahl, Fisher, Cooper, Rosen, & Britton, 2017; Rocha, 2014

11) U.S. National Center for Trauma-Informed Care, 2016

12) Hochman, 2013

13) Cullen, 2011

14) Wylie, 2015

15) 抑圧のシステムの標的にされている人々は、白人至上主義などの体制によりトラウマを体験します。インド系イスラム教徒のジャーナリスト、ヒュメラ・ロディ（Humera Lodhi）(2015) は、アメリカでの経験についてこう書いています。「制度的抑圧は、まさしく現実であり、まさしく恐怖です —— それは、道を歩いているときに浴びせられる人種的中傷が私を悩ませるからでも、人々が私の苦境に共感するのが難しいからでも、権威ある人々が外見から無知な判断を下すからでもありません。自分の街も自分のコミュニティでさえも危険で、どこにいても疎外され無力であると感じる恐怖です」

16) Stotzer, 2009

17) 第 4 章で探求するように、心的外傷性ストレスを経験しているとき、私たちの「休息と消化」を助ける脳と身体の部分は、絶えず活性化する身体の警報システムによって抑え込まれてしまいます。その結果、サバイバーは頻繁に食欲不振を経験します。

18) Selye, 1973

19) Woods, 2016

20) 「心的外傷後ストレス〈障害〉」と表現することについては賛否両論があります。退役軍人の多くは、PTSD の「障害」という表現は彼らの体験にスティグマを与え、それに苦しんでいる人々を傷つけ、排斥することになると主張しています。米軍の退役軍人タイ・カーター（Ty Carter）は、MSNBC テレビ局のインタビューで次

のように述べています。「ただストレスと表現すればその通りなので、トラウマ体験に対する自然な反応であるという事実の説明となる。出来事の詳細を想い起こして同じ状況を回避しようとするのは、私たちの心と身体の自然な反応だ」(Timm, 2013)

21）Kilpatrick et al., 2013; Ozer & Weiss, 2004

22）Rothschild, 2011

23）こうした質問に対する答えは、私たちの社会的な立ち位置によって影響されます。ヘイトスピーチは黒人やユダヤ人や障がい者といったグループに異なる影響を与える可能性があります。過去にヘイトスピーチが組織的で大規模な暴力や大量虐殺を伴ったコミュニティでは、そのインパクトは大きくなります。

24）Siegel, 2010. 統合について、トラウマやマインドフルネスと関連したより詳細な議論は、『マインドフル・ブレイン』(*The Mindful Brain*)(Siegel, 2007)、『脳をみる心、心をみる脳 —— マインドサイトによる新しいサイコセラピー 自分を変える脳と心のサイエンス』(*Mindsight: The New Science of Personal Transformation*)(Siegel, 2010)、そして特に、『トラウマの癒し』(*Healing Trauma: Attachment, Mind, Body, and Brain*)(Solomon & Siegel, 2003)の冒頭の章を参照してください。

25）統合に伴うひとつの問題は、あらゆる出来事にトラウマのラベルが貼られ始めることです。例えば、「スーパーの行列はトラウマだった」などという表現に対しては常識を適用する必要があります。「トラウマ」は私たちの安全を根本的に脅かす出来事に限定して使うべきです。

26）Carter, 2007

27）Frans, Rimmö, Åberg, & Fredrikson, 2005

28）Anda et al., 2006

29）World Health Organization, 2014

30）Center for Disease Control and Prevention, 2016

31）Black et al., 2011

32）U.S. Department of Justice, 2015

33）National Network to End Domestic Violence, 2015

34）Rothman, Hathaway, Stidsen, & de Vries, 2007

35）戦争はもちろんトラウマを生み出します。米国退役軍人省（2016）は、退役軍人の11〜20％が破壊的なトラウマ症状を抱えて帰国すると推定しており、毎日平均20名が自死していると発表しています。退役軍人のなかには、戦争の代償を最小限に見せるために、このような統計の数値は人為的に下げられていると信じている人もいます。戦争はまた、政治的暴力、死傷、飢饉、占領や強制移動のトラウマ的な出来事を通じて、民間人にも残忍な仕打ちをします。米国医学会の機関誌（*Journal of the American Medical Association*）には、戦争を経験した国のトラウマ発生率は、経験しなかった国と比較して3倍から5倍高いという研究結果が発表されています(DeJong et al., 2001)。包囲された都市や難民キャンプの衝撃的な映像は、大規模な紛争の代償がいかに大きいかを私たちに絶えず思い起こさせます。さらに、民間

人の戦争サバイバーは故郷が危険な場所となります。トラウマ体験の現場から去ることはできず、継続的な脅威に曝されることになります。戦争が終結してもトラウマ的出来事が止まない可能性もあります。

36) Capelouto, 2014

37) 冒頭で述べたように、トラウマに関する私の体系的な理解は、個人的変容と社会的変容の共通分野で活動しているジェネラティブ・ソマティクス（Generative Somatics）から多くを得ています。ジェネラティブ・ソマティクスは、社会的・環境的正義に取り組むリーダーや組織（全国家事労働者同盟、アジア太平洋環境ネットワーク）、そして彼らが「政治的ヒーラー」と呼ぶ人たちと協力して、トラウマの個人的形態と社会的形態の両方に取り組む必要性について説得力のある議論を行っています。［www.generativesomatics.org］を参照してください。

38) Dreier, 2016

39) Baker, Goodman, & Mueller, 2015

40) 例えば、子どもたちは特にトラウマに脆弱です。米国疾病予防管理センターと健康維持機関カイザー・パーマネンテは、1995 年から 1997 年にかけて逆境的小児期体験（Adverse Childhood Experiences: ACE）の大規模な共同研究を実施しました。生涯にわたる身体的健康への小児期トラウマの影響に関する調査は 17,000 人を超える参加者を対象とした「後ろ向き研究」で、参加者のほとんどは医療保険を利用できる経済的に安定した白人たちでした。逆境的小児期体験研究では、子ども時代のトラウマは予想よりもはるかに一般的で、10 人に 1 人が親または継母に暴力的に扱われ、4 人に 1 人が身体的に虐待されていたことが判明しました（Anda et al., 2006）。子どもたちを経時的に追跡した研究では、初期のトラウマ的体験が後年の人生に打撃を与えることが明らかになりました。複数のトラウマ的体験を持つ子どもたちは、そうでない子どもと比べ、うつ病に苦しみ、重大な健康問題を経験する可能性がはるかに高く、自殺未遂の可能性が 3 ～ 5 倍でした（Dube et al., 2001）。ヴァン・デア・コーク（van der Kolk, 2014）が主張したように、トラウマは公衆衛生上の問題なのです。

41) Black et al., 2011

42) Black et al., 2011

43) Bubar, 2010; Olive, 2012

44) Stotzer, 2009

45) Sobsey & Doe, 1991

46) Bachman, Zaykowski, Kallmyer, Poteyeva, & Lanier, 2008

47) Roberts, Gilman, Breslau, Breslau, & Koenen, 2011

48) Pole, Best, Metzler, & Marmar, 2005

49) World Health Organization, 2014

第 2 章　瞬間と向き合う ── マインドフルネスとトラウマによるストレス

1) Deitz, Williams, Rife, & Cantrell, 2015

2) Baer, 2016

3) Zeidan, Johnson, Gordon, & Goolkasian, 2010

4) Ostafin, Robinson, & Meier, 2015

5) これらの要素と自己制御の強化の概念は、マインドフルネスのメカニズムを探求した二つの論文（Hölzel Lazar, Gard, Schuman-Olivier, Vago, & Ott, 2011; Tang, Hölzel, & Posner, 2015）を基にしています。

6) Hülsheger, Alberts, Feinholdt, & Lang, 2013

7) Goldin & Gross, 2010

8) 一部のサバイバーは、特定の出来事を想起せずに身体的な兆候を経験します。これは、想起なしの情動と呼ばれることもあります。トラウマの内臓兆候の経験は、「経験の不在」、つまり無と空虚、無感覚を含む衰弱性の解離（感情の鈍化）、あるいは「自己の不在」、つまり離人症と現実感喪失と言い換えることもできます。サバイバーは、断片化され、全体がなく、「自己」もなく、ただ消滅していくように感じます。

9) Baer, 2003; Tang, Hölzel, & Posner, 2015

10) Foa, Chrestman & Gilboa-Schechtman, 2008; Foa & Kozak, 1986

11) Bradley, Greene, Russ, Dutra, & Westen, 2005; Schnurr et al., 2007

12) 曝露（エクスポージャー）療法とトラウマの関係について、より詳細な議論は、van der Kolk, 2014, pp.220-223; Becker, Zayfert, & Anderson, 2004; Rothbaum et al., 1999; and Foa, Chrestman, & Gilboa-Schechtman, 2008

13) 仏教の講師でトラウマの専門家である同僚のテンペル・スミス（Tempel Smith）は、これがマインドフルネスの三番目の基盤として知られる心（mind）あるいは意識（consciousness）の例（パーリ語とサンスクリット語では *citta*）であると指摘してくれました。

第3章　現在を形作る過去 ── マインドフルネスとトラウマの歴史

1) 戦争と兵士について語るとき、戦争によって無名の民間人が壊滅的でトラウマ的な影響を受けたことを無視するべきでありません。米国によるイラク、韓国、ベトナム、カンボジアでの戦争で大量の人々が亡くなったにもかかわらず、米国軍以外の犠牲者についてはほとんど言及されません。ジョン・ティアマン（Tirman, 2012）はワシントン・ポストの論説で、「なぜアメリカの戦争で殺された民間人を無視するのか」と問いかけました。「1945年の日本の降伏以来、韓国、インドシナ、イラク、アフガニスタンにおいてアメリカが戦った戦争は大虐殺をもたらしました。これらの戦争の犠牲者の正確な数字はわかっていませんが、少なくとも600万人の民間人と兵士が殺害されたと予想されます。この私たちの認識不足は、見落としというよりも習慣であり、戦争の恐怖を自らに問うた結果の反応であり、何十年も前から続くアメリカの伝統なのです」

2) Fine-Dare, 2002

3) Carson, 1981; Rogers, 1994

4) Hemphill, 2016

5) Russell, 1984

6) Lorde, 1984

7) Anzaldúa, 1990

8) 例えばここに、ドナルド・トランプの就任直後に行われた抗議デモ「ウィメンズ・マーチ」(2017年)の「統一の原則」(Unity Principles)の一節があります。「私たちは、女性の権利は人権であり、人権は女性の権利であると信じています。黒人の女性、先住民の女性、貧しい女性、移民の女性、障害のある女性、イスラム教徒の女性、レズビアン、クィア、トランスの女性を含むあらゆる女性が、どのような形態の家族であろうと安全で健康的な環境で家族をケアし、大切にできる社会を創らなくてはなりません」

9) Lebron et al., 2015

10) DeGruy, 2005

11) Williams, 2013

12) Chou, Asnaani, & Hofmann, 2012

13) ムーブメント・ジェネレーション・ジャスティス・アンド・エコロジー・プロジェクト (Movement Generation Justice and Ecology Project) は、白人至上主義を以下のように定義しています。「白人は本質的に地球上の他のあらゆる人々よりも優れているという考え。白人至上主義は人種と優生学の疑似科学を基盤に、生態系全体と民族（特にアフリカ系の人々）への前例のない暴力と破壊を正当化するためにヨーロッパ人の少数のエリートグループによって構築された。アフリカの人々とアフリカ系の人々を「劣った」人間として位置づける人種階層は、白人至上主義とともに世界中の人々の意識と文化に —— 植民地化された人々にさえ —— 蔓延する可能性がある。白人至上主義は、地球上の多様なあらゆる知の方法よりも〈白人的意識〉とヨーロッパ文化を高く位置づける」(2012, p.11)

14) Quigley, 2003, p.8

15) Vago, 2012

16) Nyanamoli, 1972

17) ヴェーダナー Vedanā は、「情動」や「感情」ではなく、体験の快、不快、中立の感覚そのものを意味します。

18) Rothschild, 2010

19) Kabat-Zinn, 2011

20) Benson, Beary, & Carol, 1974

21) Wylie, 2015

22) Baer, 2015

23) マインドフルネスを応用する治療には、マインドフルネス認知療法（MBCT）と弁証法的行動療法（DBT）があり、それぞれうつ病の再発予防（Teasdale et al., 2000）と境界性パーソナリティ障害への対応（O'Connell & Dowling, 2014）について効果が実証されています、マインドフルネスはまた、カップル関係（例えば、

マインドフルネス関係強化療法（Mindfulness-Based Relationship Enhancement）（Carson, Carson, Gil, & Baucom, 2004））にも、医療従事者とその患者との関係（Shapiro, Schwartz, & Bonner, 1998）にも応用されています。

24）Samuelson, Carmody, Kabat-Zinn, & Bratt, 2007

25）これは西洋による、西洋における文化の盗用の歴史を背景として発生しています。文化的な観念や慣習の盗用は植民地化の歴史に組み込まれており、そこでは慣習は文脈から切り離され、意味が取り除かれ、しばしば利益に転換されます。もちろんこれは文化の盗用・流用と、文化の共有・鑑賞・交換の区別の問題にも影響を及ぼします。コヴィ・ビアコロ（Biakolo, 2016）がこのテーマに関する論文で書いているように、文化の共有と文化の盗用の区別は権力と特権に関係しています。この問題とトラウマセンシティブな実践との関係については第9章で詳しく説明します。

26）Pickert, 2014; Wilson, 2013

27）論者たちは同時に、仏教への深い関与は多様な文化的伝統に共通する複雑で難解で対立する考え方を露呈させるとも指摘しています。例えば MBSR は、心理学と文化の盗用と資本主義の緊張関係を示す現代的なプラクティスですが、同時に古来より続く人間的な癒しの伝統から抽出された役立つ何かを提供しているようにも見えます。

28）Brown University, 2017

29）Lindahl, Fisher, Cooper, Rosen, & Britton, 2017

30）ブラウン大学プレスリリース（Orenstein, 2017）の報告より —— 著者らが言うには、この研究では科学的文献で過小評価される「難しい体験」が意図的に探し求められた。したがってこの「瞑想的体験の多様性」研究の目的は、瞑想者の間で難しい体験が一般的かどうかを推定するためのものではなく、体験の詳細を記述し、その解釈、発生理由と、瞑想者と講師がどのようにその体験に対応しているかについて、その理解の端緒となることであった。

31）Briere & Scott, 2014

32）Gardner-Nix & Costin-Hall, 2009

33）Tartakovsky, 2016

34）Scalora, 2015

第4章　トラウマとマインドフルネスにおける脳と身体

1）Gallup, 1977

2）Levine, 2010

3）LeDoux, 1998

4）Allen et al., 2012

5）Hölzel et al., 2009; Taren, Creswell, & Gianaros, 2013

6）Banks, Eddy, Angstadt, Nathan, & Phan, 2007; van der Kolk, 2014

7）Creswell, Way, Eisenberger, & Lieberman, 2007; Ortner, Kilner, & Zelazo, 2007

8）Taylor et al., 2011

9）Desbordes et al., 2012

10）Desbordes et al., 2012

第5章　原則その1　耐性の窓にとどまる —— 覚醒の役割

1）Garfield, 1995

2）Siegel, 1999

3）Vygotsky, 1980

4）Ogden et al., 2006

5）Rothschild, 2011

6）Rothschild, 2010

7）Damasio, 1994

8）Rothschild, 2011

第6章　原則その2　安定のために注意をシフトする —— 恐怖と不動性のサイクルを回避する

1）Levine, 2010

2）ローマの詩人オウィディウスによって語られた神話では、メデューサはもともとギリシャの神ポセイドンにレイプされた美しい娘でした。自分の寺院でこの暴行が行われたことを知ったアテナは怒り、メデューサを怪物に変身させました。オウィディウス版のこの神話は、加害者の行為のために被害者が罰せられる状況を描いています。

3）Lichtblau & Fausset, 2016

4）Stotzer, 2009

5）詳しくは第7章を参照してください。外受容（外部）と内受容（内部）の感覚の違いと、マインドフルネスの文脈においてサバイバーが内受容感覚を強調することによる影響について説明します。

6）Levine, 1997

7）このビデオは、［https://www.youtube.com/watch?v=lHVNUDPMeSY&ab_channel=ExperiencesReflections］で視聴することができます。（2021年8月15日現在）

8）Levine, 2010

9）Manna et al., 2010

10）Turow, 2017

11）Healing Collective Trauma, 2013

第7章　原則その3　身体を常に意識する —— 解離への働きかけ

1）Ray, 2008

2）van der Kolk, 2014

3）Rothschild, 2017

4）Scaer, 2001

5）Kraus, 1993

6）Massachusetts Institute of Technology, 2015

7）Zweifach, 1959

8）Strozzi-Heckler, 2014

9）Rothschid, 2000

10）Young, 2012

11）Rothschild, 2000

12）Boon, Steele, & van det Hart, 2011

13）Waller, Putnam, & Carlson, 1996

14）Boon, Steele, & van der Hart, 2011

15）Shilony & Grossman, 1993

16）Merckelbach & Muris, 2001

17）Magyari, 2016

18）Mitchell et al., 2014

19）Welwood, 2002

20）Boon et al., 2011

21）Magyari, 2016

22）Magyari, 2016

23）このモディフィケーションの案は、『マインドフルネス指導者ハンドブック』（*"Resources for Teaching Mindfulness: An International Handbook"*）（McCown, Reibel, & Micozzi, 2016）の、トリシュ・マグヤリによる「トラウマを抱えた人へのマインドフルネスの教え方」の章（Magyari, 2016）に基づいています。

24）Terr, 1993

25）Stotzer, 2009

第8章　原則その4　関係性の中で実践する —— サバイバーの安全と安定をサポートする

1）Jackson-Dwyer, 2013

2）Magyari, 2016

3）Schwartz, 1994; Schwartz, 2013

第9章　原則その5　社会的文脈を理解する —— 違いを超えて

1）American Association of University Women, 2017

2）AAUW, 2017

3）Collins et al., 2010

4）National Coalition of Anti-Violence Programs, 2014

5）Oppression, 2017

6）Frye, 1983

7）Hays, 1996; Nieto et al., 2010

8）Disha, Cavendish, & King, 2011

9）Nsiah-Jefferson, 1989; Silliman, Fried, Ross, & Gutiérrez, 2016

10）Watts, 2000

11）Rinfrette, 2015

12）Hernandez, 2014

13）Nieto et al., 2010

14）Shaver, 2011

15）Feagin & Bennefield, 2014

16）Staas, 2014

17）Greenwald & Krieger, 2006

18）Green et al., 2007

19）Nieto et al., 2010

20）National Center for Charitable Statistics, 2015

21）Daniels, 2014

結語　トラウマを変容させる

1）Equal Justice Initiative, 2013

2）EJI は、アメリカの 12 の州における 3,959 か所の黒人へのリンチの現場を記録する
プロジェクトを展開しました。さらなる情報は［https://lynchinginamerica.eji.org/
report］と、コーリー・ジョンソンの記事（Johnson, 2015）を参照してください。

3）Mahler, 2016（さらに参考として、RAINN, 2017）

4）Camp of the Sacred Stones, 2017; Stand With Standing Rock, 2017

5）DeGruy, 2005

6）Alexander, 2010

7）Poynting, & Mason, 2007

訳者あとがき

　本書は、DAVID A. TRELEAVEN *"Trauma-Sensitive Mindfulness: Practices for Safe and Transformative Healing"* の全訳です。2018 年に刊行されて以来、本書は欧米における「トラウマに配慮したマインドフルネスの実践」、すなわち、トラウマセンシティブ・マインドフルネスの普及に重要な役割を果たしてきました。現在、アメリカでマインドフルネス瞑想を教えている指導者で、本書やデイビッドの存在を知らない人はいないと言っても過言ではないでしょう。

　マインドフルネス瞑想は、1970 年代にインド、スリランカ、タイなどの国々で仏教の修行をしたアメリカ人たち、そして、今年（2022 年）1 月に遷化されたベトナム人禅僧で平和活動家のティク・ナット・ハンによって、世に広く紹介されました。また、1979 年にジョン・カバットジンがマインドフルネス・ストレス低減法（Mindfulness-Based Stress Reduction: MBSR）を開発し、慢性疼痛、ストレスや不安の低減、対人関係の改善と幸福感の向上に効果があることを科学的に示したことにより、マインドフルネスが医療分野で受け入れられるようになりました。この結果、マインドフルネス認知療法（MBCT）、マインドフル・セルフ・コンパッション（MSC）、マインドフル・イーティングなどといった関連プログラムが次々に生まれ、それぞれに有用性が実証されています。

　米国では瞑想を実践する人たちが年々増加しています。米国疾病予防管理センターの統計によれば、瞑想を少なくとも一度は体験したことのある成人は、2012 年から 2017 年の 5 年間で 4 パーセントから 14 パーセントに上昇

しました。子どもたちにマインドフルネスを教える学校や、グーグル社のようにマインドフルネス瞑想を社内研修に取り入れる企業も増えています。また、2019 年には瞑想アプリの売り上げが 2 億ドル (2022 年 8 月現在で約 265 億円) に達したとメディアが報じたことからも、アメリカ社会におけるマインドフルネスの認知度が確実に上がっていることがわかるでしょう。

　一方、マインドフルネスの肯定的な側面だけが強調され、瞑想による副反応の可能性が無視されてきたと指摘する研究者もいます。瞑想中にトラウマが活性化し、フラッシュバック、自己や身体の感覚の喪失、不安、睡眠障害、抑うつ症状などを体験する人たちがいることが研究で報告されています。数日間にわたって沈黙の中で瞑想するサイレント・リトリートのような合宿型の実践に限らず、MBSR のような週一回のプログラムへの参加でも、トラウマ症状再発の引き金となりうるのです。

　PTSD の診断基準を満たさない、いわゆる一般の人であっても、マインドフルネス瞑想の実践中に過去の苦しみが思い起こされ、苦痛を感じることがあります。訳者たちは MBSR および MSC の講師として講座の提供を行なっていますが、プログラム中に受講者が精神的に難しい感情を経験する場面に幾度となく出会ってきました。例えば、MBSR と MSC では上座部仏教の伝統を引き継ぐ「慈愛を育む瞑想 (メッタ瞑想)」の実践を行いますが、自分に優しさを向け始めるとさまざまな記憶がよみがえり、自分はこれまで愛されてこなかったと強く感じたりすることがあります。これが引き金となって過去の傷が再び疼きだし、場合によってはパニックを体験したり不安に陥ったりすることがあるのです。受講生がこのような苦しみに遭遇したときに、マインドフルネス瞑想を教える者はどう対応すればよいのでしょう。また、トラウマ体験のある人たちが、再トラウマ化のリスクを抑えながらマインドフルネス瞑想の肯定的な側面を自身の癒しの糧とするには、どのように実践すればよいでしょうか。指導者だけでなく、マインドフルネスを実践する当事者がぶつかるであろうこうした問いに、本書は理解と思いやりを持って寄り添い、具体的かつ実用的な答えを与えてくれます。

　本書は 2 部から構成されています。第 I 部では、トラウマがいかに遍在し

ているかを示した上で、これまで社会においてトラウマがどのように理解され、扱われてきたかの変遷を辿ります。また、ピーター・ラヴィーン、パット・オグデン、ベッセル・ヴァン・デア・コークらの研究をもとに、瞑想がトラウマ症状を活性化するプロセスを神経生理学と脳科学の観点から解説します。トラウマと社会の関係性や、トラウマとは一体何なのかという本質的な問いを紐解きつつ、読者の視野を広げてくれるでしょう。第Ⅱ部では、トラウマ症状の再発を防ぎながら瞑想を続けるための方法を「五つの原則」にまとめ、トラウマに配慮が必要な場面で活用できるモディフィケーション（応用・修正）として具体的に提示しています。マインドフルネス指導者やトラウマ・サバイバーがすぐに採用できるヒントが見つかるはずです。

　この本の著者であるデイビッドは、2016 年から世界各地を回り、トラウマセンシティブ・マインドフルネスを多くの人に伝えています。彼の献身的な活動の輪は広がり、3 年間にわたって彼が毎月主宰していた無料オンライン・ミーティングには、毎回 150 名から 200 名ほどの瞑想指導者やセラピスト、心理療法家、ヨガ講師などがあらゆる国や地域から集い、マインドフルネスとトラウマの関係性についての経験や課題を共有しました。その人気の高さは、ワークショップやレクチャーの内容そのものの素晴らしさに加え、穏やかで安心感を与えるデイビッドの人となりが要因として挙げられるでしょう。2020 年には、彼の構築したトレーニングが 38 時間のビデオ教材としてまとめられ、より多くの人がトラウマセンシティブ・マインドフルネスのフレームワークを体系的に学び、そのスキルを習得できるようになりました。発売から 2 年ですでに 1,000 名近くが受講しているこのオンデマンド・プログラムは、2021 年以降は日本語でも受講可能になっています。（https://tsmj.mindfulness-japan.org/）

　トラウマセンシティブ・マインドフルネスのアプローチは、著者自身の個人的体験がベースにあります。心理療法家として男性性犯罪者の治療に従事していたデイビッドは、自らのバーンアウト（燃え尽き症候群）をきっかけにマインドフルネス瞑想を実践するようになりました。当初は仕事のストレスを癒すのに役立ちましたが、長期間の瞑想リトリートに参加した際に、突然、犯罪者たちが語った性暴力のエピソードが頭を離れなくなり、リトリート終

了後も二次的トラウマの症状に苦しむようになりました。自身がトラウマセラピーを受けるうち、広く提供されている治療はトラウマを「個人の悲劇」としてのみ扱い、社会的文脈や構造的圧力が私たちに与える影響をまったく考慮していないことに気づきます。従来のアプローチの限界を痛感した彼は、トラウマを社会的抑圧の視点から考察するための学びと探索を続け、そこで得た知見と既存の理論を融合させることで、トラウマセンシティブ・マインドフルネスのフレームワークを確立しました。彼のこれまでの活動の集大成ともいえる本書は、トラウマとマインドフルネスの関係性を理解する上で欠かせない一冊であると同時に、マインドフルネスの枠をはるかに超え、トラウマそのものを複眼的視点から理解する上でも重要な気づきを与えてくれるでしょう。

　全米で2013年に広がったブラック・ライブズ・マター運動は、アフリカ系アメリカ人に対する社会的差別や抑圧が現代においてもいかに深刻かということを明らかにしました。武器を持たない黒人が白人警官により殺害されるケースは後を絶たず、「車を運転中に警官に止められた無実の黒人男性が、走って逃げたために背後から射殺される」といった悲劇が繰り返し起きています。こうしたニュースに触れた日本人は、「やましいことがないなら、なぜ走って逃げたのか」と疑問に思うかもしれません。しかし、自分と同じ肌の色をした罪のない同胞たちが繰り返し警察に命を奪われている事実が頭をよぎったとき、その男性が恐怖に駆られ、逃走反応が起動し、反射的に走り出したとしても何の不思議もありません。本書でも繰り返し言及される通り、マイノリティとしてアメリカで生きていくのは、現実問題として容易ではないのです。

　翻って日本では、このあとがき原稿を執筆中に、元首相が演説中に背後から撃たれて命を落とすという前代未聞の事件が起きました。その直後は多くの政治家が「民主主義への挑戦だ」と言いたてましたが、容疑者の動機や犯行に及んだ経緯が明らかになるにつれ、彼の過酷な人生がおぼろげながら見えてきました。母親のカルト教団入信が家庭崩壊を招いた幼少期、父親の自死、がんと闘病した末に自ら命を絶った兄……。彼が要人暗殺という凶行に及んだ背後には、自分たち家族を救ってくれなかった社会への絶望や、悲惨

な生い立ちの傷跡としてのトラウマがあったでしょう。他者の命を奪う行為が決して正当化されるべきでないのはいうまでもありませんが、しかしその一方で、彼が抱えていた壮絶なトラウマを「ある男の悲劇」として片づけてしまうことへの違和感は拭えません。近年の日本では、あまりに惨めな自身の人生を終わらせるために、無関係の他者を道連れにする無差別殺人が頻発しています。こうした犯行に及んでしまうほど深く傷ついた人々が跡を絶たない背景には、一体何があるのでしょうか。政治にはびこる不平等や不正義、弱者が支援されるどころか食い物にされる社会構造、自己責任の名の下に互いを糾弾し合う文化や価値観が、人生を諦めた凶悪犯罪者を生み出しているとは言えないでしょうか。

　デイビッドがこの本で強調するのは、マインドフルネスを指導したり、トラウマ・サバイバーを支援したりする人々が、自身の立ち位置を理解し、自らが社会を見るレンズの偏りに気づき、寛容さを持って他者の視点から見ようとするあり方の重要性です。彼は言います。「変容的でトラウマインフォームドな実践とは、個人のトラウマに向き合うだけでなく、私たちを取り巻くより大きな社会のありようにも関心を払うことを意味します。（中略）マインドフルネスを伝える立場にある者として、私たちは社会というシステムがどのように機能するか、また、これらのシステムにおける自分自身の特権や不利な立ち位置を理解する必要があります。特権的な立場にある人は特に慎重でなければなりません」。そうすることにより、「個人だけでなく、一人ひとりがメンバーである社会そのものが、癒しと変容を必要としていることが見えてくるでしょう。（中略）私たち一人ひとりも、自分なりのやり方で貢献できるものを見つけ、より公正で思いやりに満ちた未来に向けて責任ある行動を取り続けていく必要があるのです」（引用はいずれも本書 pp.216-217 より）

　トラウマを抱える人たちにとって、適切な方法で実践するマインドフルネスや瞑想は大きな助けとなり得ます。しかし、トラウマ・サバイバーが安全を感じながら実践を行うためには、彼らを導く立場にある指導者が社会の構造を認識していることが不可欠です。トラウマを個人の問題としてのみ捉えるのではなく、社会の抑圧によって生み出された神経生理的な症状として理解するには、瞑想を教える私たち自身が、自らの社会的な立場や、それが生

み出す盲点や偏見と真正面から向き合わなければなりません。一人でも多くのサバイバーがマインドフルネスの利点を活用できるようになるためにも、たくさんの指導者の勇気ある一歩が求められています。この本を読まれた方がその輪に加わってくれることを期待します。

　最後に、翻訳の出版にあたってご支援下さった金剛出版の髙島徹也氏に心から感謝いたします。日本語としての読みやすさを重視される髙島さんには的確な助言をいただきました。ありがとうございました。

　マインドフルネスとトラウマの理解が深まり、トラウマに配慮したマインドフルネスの実践の場が増えること、そして、過去にトラウマを経験した方々が安心してマインドフルネスを学び、その素晴らしい恩恵を十分に受けられることを願ってやみません。

2022 年 8 月
渋沢田鶴子・海老原由佳

索引

※「註」の参照頁は「頁[章-註番号]」と表記した。

事項索引

《著者》

デイビッド・A・トレリーヴェン
(David A. Treleaven, Ph.D.)

トラウマとマインドフルネスと社会正義の交差する領域に焦点を当て、教育とセラピーに携わる。ブリティッシュ・コロンビア大学でカウンセリング心理学を学び、カリフォルニア・インスティテュート・オブ・インテグラル・スタディーズで心理学の博士号を取得。20年以上にわたりマインドフルネス研究に従事し、サンフランシスコのベイエリアで個人開業している。

《訳者》

渋沢 田鶴子
(しぶさわ たづこ)

ニューヨーク大学大学院社会福祉学部（2006-2019年）およびコロンビア大学大学院社会福祉学部（1997-2006年）准教授を歴任。カリフォルニア大学ロサンゼルス校（UCLA）修士・博士号（MSW, Ph.D.）取得。専門は臨床ソーシャルワーク、家族療法、高齢者福祉。マサチューセッツ州立大学医学部およびブラウン大学公衆衛生学部 Center for Mindfulness MBSR 指導者養成コース修了、MBSR 認定講師（Certified Teacher）およびティーチャー・トレイナー（Teacher Trainer）。Center for Mindful Self-Compassion, MSC Trained Teacher. Japan Mindfulness Collaborative 共同代表。主な著訳書：Contemporary Clinical Practice with Asian Immigrants: A Relational Framework with Culturally Responsive Approaches（I. Chung との共著、Routledge）、Asian American Elders in the 21st Century: Key Indicators of Psychosocial Well-being（A. Mui との共著、Columbia University Press）、マクゴールドリックほか『ジェノグラム：家族のアセスメントと介入』（監訳、金剛出版）。

海老原 由佳
(えびはら ゆか)

セルフ・コンパッション・サークル代表。マインドフル・セルフ・コンパッション（MSC）認定講師（Certified Teacher）。David Treleaven 氏の日本向けワークショップ通訳およびビデオ教材の字幕翻訳を始め、日本初の MBSR 講師養成トレーニング通訳など、マインドフルネス関連の通訳・翻訳を数多く手がける。ジェンダー平等な政治の実現を目指して若手女性へのトレーニングを行う一般社団法人パリテ・アカデミーにトレーナーとして参画。1995年から2000年にかけては、FM ラジオ J-WAVE ナビゲーターとして平日ワイド番組を担当するかたわら、テレビ朝日キャスター、NHK 番組ナレーション、雑誌コラム執筆など、多方面で活動した。東京大学大学院卒（社会心理学修士）。

トラウマセンシティブ・マインドフルネス
安全で変容的な癒しのために

2022 年 11 月 10 日　発行
2023 年 7 月 20 日　2 刷

著　者　デイビッド・A・トレリーヴェン
訳　者　渋沢田鶴子・海老原由佳
発行者　立石正信
発行所　株式会社 金剛出版

〒 112-0005 東京都文京区水道 1 丁目 5 番 16 号升本ビル二階
電話 03-3815-6661　振替 00120-6-34848

装幀　臼井新太郎
印刷・製本　音羽印刷株式会社

ISBN 978-4-7724-1903-1 C3011 ©2022

トラウマ・リカバリー・グループ
実践のための手引き

[著]=ミカエラ・メンデルソン ジュディス・L・ハーマン エミリー・シャッザウ ほか
[訳]=杉山恵理子 小宮浩美

●B5判 ●並製 ●256頁 ●定価3,740円
● ISBN978-4-7724-1833-1 C3011

暴力によるトラウマの主要な痛手は
被害者と社会の関係が崩壊し被害者が孤立させられることにある。
ジュディス・ハーマンが示す
対人的つながりを取り戻すためのグループ療法。

マインドフルな先生、マインドフルな学校

[著]=ケビン・ホーキンス [編訳]=伊藤 靖 芦谷道子

●A5判 ●並製 ●304頁 ●定価3,520円
● ISBN978-4-7724-1941-3 C3011

教師のセルフケアに役立ち、
学校文化を変え、生徒の人生を豊かにする
教育現場のマインドフルネス・ガイドブック。

ADHD の若者のための
マインドフルネスワークブック
あなたを"今ここ"につなぎとめるために

[著]=メリッサ・スプリングステッド・カーヒル
[監訳]=中野有美 [訳者]=勝野飛鳥

●A5判 ●並製 ●204頁 ●定価2,970円
● ISBN978-4-7724-1947-5 C3011

ADHD をもつ若者たちが健康で幸せな生活を送るために
マインドフルネスの実践を8つのステップで学ぶワークブック。

価格は 10% 税込みです。